Kinder krebskranker Eltern

Kinder krebskranker Eltern

Manual zur kindzentrierten Familienberatung nach dem COSIP-Konzept

herausgegeben von

Georg Romer, Corinna Bergelt
und Birgit Möller

Autorinnen und Autoren:

Lena Barth, Volker Beierlein, Corinna Bergelt, Elmar Brähler, Romuald Brunner,
Stefanie Dieball, Peggy Dörr, Jochen Ernst, Johanna Christine Ernst,
Hans-Henning Flechtner, Daniel Führer, Heide Götze, Juliane Groß, Insa Härtel,
Wolfgang Herzog, Vanessa Jantzer, Monika Keller, Kai von Klitzing, Gabriele Koch,
Uwe Koch-Gromus, Kerstin Krauel, Nadine Krause-Hebecker, Franziska Kühne,
Sabine Lange, Ulrike Lehmkuhl, Caroline Linn, Birgit Möller, Franz Resch,
Georg Romer, Bärbel Schuller-Roma, Andrea Simon, Fridrike Stute, Sascha Weis,
Heike Weschenfelder-Stachwitz, Andreas Wiefel und Eva Willmann

Wissenschaftliche Redaktion:
Franziska Kühne

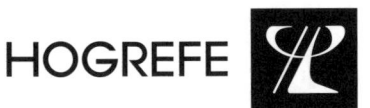

HOGREFE

GÖTTINGEN · BERN · WIEN · PARIS · OXFORD · PRAG
TORONTO · BOSTON · AMSTERDAM · KOPENHAGEN
STOCKHOLM · FLORENZ · HELSINKI

Prof. Dr. med. Georg Romer, geb. 1963. Studium der Medizin in Freiburg im Breisgau. Facharzt für Kinder- und Jugendpsychiatrie und -psychotherapie, psychoanalytischer Paar- und Familientherapeut. 2008-2010 kommissarischer Direktor der Klinik für Kinder- und Jugendpsychiatrie und -psychotherapie am Universitätsklinikum Hamburg-Eppendorf. 2012-2013 Chefarzt der Abteilung für Kinder- und Jugendpsychiatrie und Psychotherapie der Asklepios Klinik Harburg in Hamburg. Seit 2013 Direktor der Klinik für Kinder- und Jugendpsychiatrie, -psychosomatik und -psychotherapie am Universitätsklinikum Münster.

PD Dr. Corinna Bergelt, geb. 1971. Studium der Psychologie in Hamburg. Seit 1999 wissenschaftliche Mitarbeiterin am Institut und der Poliklinik für Medizinische Psychologie des Universitätsklinikums Hamburg-Eppendorf. 2003-2005 Mitarbeiterin am Institut für Krebsepidemiologie der Dänischen Krebsgesellschaft in Kopenhagen, Dänemark. Seit 2008 Leiterin der Forschungsgruppe Psychoonkologie, Rehabilitation und psychosoziale Nachsorge. 2009-2013 Weiterbildung in systemischer Beratung und systemischer Supervision.

Dr. Birgit Möller, geb. 1971. Studium der Psychologie in Hamburg. 2006 Promotion. 2002-2005 Visiting Scholar an der University of Calfiornia at Los Angeles sowie University of California at San Francisco. 1999-2014 Mitarbeiterin in der Klinik für Psychiatrie,Psychotherapie und Psychosomatik des Kindes- und Jugendalters am Universitätsklinikum Hamburg-Eppendorf. Seit 2014 Mitarbeiterin in der Klinik für Kinder- und Jugendpsychiatrie,-psychosomatik und -psychotherapie am Universitätsklinikum Münster. Seit 2006 Leiterin der Arbeitsgruppen „Kinder und Jugendliche mit Problemen der geschlechtlichen Entwicklung" sowie „Kinder krebskranker Eltern". 2003-2004 Weiterbildung in psychodynamischer Psychotherapie.

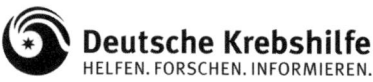

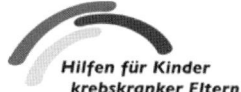

Bibliografische Information der Deutschen Nationalbibliothek

Die Deutsche Nationalbibliothek verzeichnet diese Publikation in der Deutschen Nationalbibliografie; detaillierte bibliografische Daten sind im Internet über http://dnb.dnb.de abrufbar.

© 2014 Hogrefe Verlag GmbH & Co. KG
Göttingen · Bern · Wien · Paris · Oxford · Prag · Toronto · Boston
Amsterdam · Kopenhagen · Stockholm · Florenz · Helsinki
Merkelstraße 3, 37085 Göttingen

http://www.hogrefe.de
Aktuelle Informationen · Weitere Titel zum Thema · Ergänzende Materialien

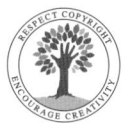
Umschlagabbildung: © Jana Behr - Fotolia.com
Satz: ARThür Grafik-Design & Kunst, Weimar
Druck und Bindung: Media-Print Informationstechnologie GmbH, Paderborn
Printed in Germany
Auf säurefreiem Papier gedruckt

ISBN 978-3-8017-2499-3

Inhaltsverzeichnis

Vorwort der Herausgeber

„Krebs ist eine Familienangelegenheit!" und *„Kinder sind Angehörige!"*

Diese beiden schlichten Aussagen drücken im Kern die Herausforderung und Verpflichtung einer zukunftsweisenden familiengerechten psychosozialen Onkologie aus. Minderjährige Kinder und Jugendliche sind als Angehörige erwachsener Krebspatienten im vergangenen Jahrzehnt zunehmend ins Blickfeld des Interesses der Fachöffentlichkeit geraten. Dies drückt sich u. a. darin aus, dass zum Zeitpunkt der Drucklegung dieses Manuals bundesweit mittlerweile 29 spezielle Versorgungsangebote existieren, die sich gezielt an Kinder krebskranker Eltern bzw. an Familien mit einem krebskranken Elternteil richten (Ernst, Beierlein, Romer, Möller, Koch & Bergelt, 2011). Auch in der Patientenöffentlichkeit hat das Thema Elternschaft und Krebs bzw. die Frage, wie Kinder im Angesicht einer möglicherweise lebensbedrohlich verlaufenden Erkrankung eines Elternteils angemessen in ihren Ängsten und Sorgen gesehen und begleitet werden können, an Bedeutung gewonnen. Dies spiegelt sich in einer zunehmenden Nachfrage nach gezielten professionellen Hilfsangeboten wider.

Diese Situation hat die Deutsche Krebshilfe 2008 bewogen, einen neuen Förderschwerpunkt zum Thema „Psychosoziale Hilfen für Kinder krebskranker Eltern" einzurichten. In Übereinstimmung mit der gleichnamigen Ausschreibung wurde das multizentrische Projekt konzipiert, in dessen Verlauf dieses Manual entstanden ist. Einem dezidierten Anliegen der Deutschen Krebshilfe entsprechend, sollte in der Versorgungslandschaft zu dieser Thematik, die bislang von kreativer Vielfalt bei gleichzeitig noch weitgehend fehlenden überprüfbaren Qualitätsstandards gekennzeichnet ist, ein Interventionskonzept entwickelt werden, das den Anforderungen an empirische Überprüfbarkeit gerecht wird, die an jede neue in der Patientenversorgung angewandte Intervention gestellt werden müssen. Neben selbstverständlichen allgemeinen Qualitätsstandards wie ausreichender psychotherapeutischer Qualifikation der Anwender, regelmäßiger Supervision, Patientenorientierung und hinreichend erprobter Akzeptanz auf Seiten der Patienten und ihrer Angehörigen geht es dabei insbesondere um folgende drei Aspekte: (1) Die Methode muss in ihrer theoretischen Fundierung und praktischen Vorgehensweise klar und nachvollziehbar definiert und beschrieben sein *(concept clarity)*. (2) Die Methode muss auch unabhängig von ihren ursprünglichen Erfindern an verschiedenen Orten durch verschiedene darin geschulte Anwender[1] praktikabel umsetzbar sein *(feasibility)*. (3) Für die Methode sollten neben unspezifischen erwünschten Effekten wie einer guten *allgemeinen Prozessqualität* (z. B. messbar durch Fragebogenitems wie „Ich fühlte mich in den Gesprächen gut verstanden") und einer guten *allgemeinen Ergebnisqualität* (entsprechend z. B. „Die Gespräche waren hilfreich für mich") möglichst anhand vorab umschriebener Interventionsziele eigene spezifische Erfolgskriterien definiert sein, anhand derer ihre *spezifische Wirksamkeit* messbar sein sollte.

---

1 Aus Gründen der besseren Lesbarkeit wird auf eine Differenzierung der männlichen und weiblichen Genusform verzichtet. Selbstverständlich gelten die verwendeten Bezeichnungen jeweils für beide Geschlechter. Wenn möglich, wurden geschlechtsneutrale Begriffe verwendet.

Die Grundlage dieses Manuals bildet das im Rahmen eines EU-geförderten Projektes zur Entwicklung von Konzepten der familienbasierten seelischen Gesundheitsvorsorge für Kinder körperlich kranker Eltern („MENTAL HEALTH PREVENTION IN A TARGET GROUP AT RISK: CHILDREN OF SOMATICALLY ILL PARENTS – COSIP", 2002–2004)[2] entstandene *Hamburger COSIP-Konzept*. Dieses Versorgungskonzept einer kindzentrierten medizinischen Familienberatung und -therapie wurde vom Erstherausgeber und Frau Dr. med. Miriam Haagen in mehrjähriger gemeinsamer therapeutischer und wissenschaftlicher Arbeit in der seit 1999 am Universitätsklinikum Hamburg-Eppendorf bestehenden Beratungsstelle „Kinder körperlich kranker Eltern" entwickelt und in Form eines Praxishandbuches 2007 publiziert (Romer & Haagen, 2007). Für die Entwicklung der dort beschriebenen psychotherapeutisch konzipierten Vorgehensweisen in der Familienberatung war die langjährige Erfahrung der beiden Autoren als Ärzte, psychodynamisch orientierte Kinder- und Jugendpsychotherapeuten und psychoanalytische Paar- und Familientherapeuten gleichermaßen maßgebend und wegweisend. An der Weiterentwicklung dieses Konzeptes zum vorliegenden für den psychoonkologischen Versorgungskontext spezifizierten Manual waren 36 Koautoren an den fünf Projektstandorten Hamburg, Berlin, Leipzig, Heidelberg und Magdeburg beteiligt, von denen die überwiegende Mehrzahl im gleichen Zeitraum auch als geschulte klinische Anwender praktische Erfahrungen mit diesem Manual[3] gemacht hat. Diese umfangreichen Erfahrungen sind in die Ausarbeitung des vorliegenden Manuals eingeflossen. Sie wurden in einem strukturierten dreijährigen Prozess des multizentrischen Erfahrungsaustausches in regelmäßigen, dreimonatlich abgehaltenen klinischen Workshops zusammengetragen und unter Beteiligung aller Anwender diskutiert. Die in den folgenden Kapiteln 1 bis 6 ausgeführten Grundlagen und Vorgehensweisen (Basismanual und Anleitungen zur Sterbe- und Trauerbegleitung) entsprechen in weitgehenden Teilen den Ausführungen im genannten Praxishandbuch *Kinder körperlich kranker Eltern*. Aus Gründen der redaktionellen Darstellung wurde auf die wiederholte Kenntlichmachung übernommener Textpassagen durch wörtliche Zitation verzichtet. Stattdessen wurde die Bezugnahme auf diesen für diese genannten Kapitel des Manuals grundlegenden Buchtext immer wieder durch einfache Zitationen hervorgehoben. Die in den Kapiteln 7 bis 10 ausgeführten Module und praktischen Hinweise beziehen sich allesamt in spezifischer Weise auf den psychoonkologischen Versorgungskontext und wurden in multizentrischer Abstimmung von den im Autorenverzeichnis genannten Autoren für dieses Manual neu entwickelt. Da die neuen Beiträge in einem gemeinsamen koordinierten Arbeitsprozess aufeinander abgestimmt wurden, sind die Module nicht kapitelweise als eigenständige Buchbeiträge einzelner Autoren gekennzeichnet, sondern als Teil dieses Manuals, das sich „aus einem Guss" versteht, in den Gesamttext integriert.

Ziel des Manuals ist, eine solide Grundlage für klinische Schulungen im Rahmen qualitätsgesicherter Versorgungskonzepte zu bieten. Hierfür sollte es insbesondere aufgrund seiner umfassenden Praxiserprobung an mehreren Zentren und die breite Basis seiner

---

2 Es handelte sich hierbei um ein internationales multizentrisches Projekt der Versorgungsforschung, an dem acht Partnerzentren aus verschiedenen Regionen Europas beteiligt waren und das vom Erstherausgeber dieses Manuals am Universitätsklinikum Hamburg-Eppendorf initiiert und koordiniert wurde.

3 Zu Projektbeginn stand ein Studienmanual als Basis für die klinischen Schulungen zur Verfügung.

bisherigen Anwender als geeignet ausgewiesen sein. Standardisierte Schulungen mit dem angestrebten Ergebnis hoher Praktikabilität und Akzeptanz sind wiederum eine wesentliche Voraussetzung, um bei künftigen Interventionsstudien, bei denen dieses Manual Anwendung finden soll, eine hohe Manualtreue bei den Anwendern (Treatment Integrity) erreichen zu können. In diesem Sinne hoffen wir, durch dieses vorgelegte Manual sowohl einen wichtigen Beitrag zur qualitätsgesicherten psychosozialen Versorgung von Familien mit einem krebskranken Elternteil, als auch zu ihrer nachhaltigen Evidenzbasierung leisten zu können.

Danksagung

Der besondere Dank der Herausgeber dieses Manuals gilt dem 2008 vorzeitig an Krebs verstorbenen langjährigen Ärztlichen Direktor der Klinik für Kinder- und Jugendpsychiatrie und Psychotherapie am Universitätsklinikum Hamburg-Eppendorf, Prof. Dr. med. Peter Riedesser, der wegweisend die Notwendigkeit der Entwicklung präventiver Konzepte für Kinder körperlich kranker Eltern erkannt hat und über viele Jahre zu einem klinischen und wissenschaftlichen Arbeitsschwerpunkt der von ihm geleiteten Klinik gemacht hat. Er hat uns mit seinen fachlichen Anregungen als Arzt, Psychotherapeut und Traumaforscher sowie als Mensch mit seinem authentischen Interesse an einer stetigen Weiterentwicklung dieser Thematik in unschätzbar wertvoller Weise inspiriert.

Ebenso zu tiefem Dank verpflichtet sind wir unserer Kollegin Frau Dr. med. Miriam Haagen. Sie hat das diesem Manual zugrunde liegende COSIP-Beratungskonzept maßgeblich mitentwickelt und über die Projektlaufzeit die Anwender des Manuals geschult und supervidiert. Aus der kritischen Distanz, die ihre Arbeit als niedergelassene ärztliche Psychotherapeutin für Erwachsene und Kinder ihr ermöglicht, hat sie die Weiterentwicklung des COSIP-Konzeptes zu einem für den psychoonkologischen Kontext spezifischen Beratungsmanual durch wertvolle Kommentare und Anregungen in sehr unterstützender Weise begleitet.

Hamburg, im Januar 2014

Georg Romer
Birgit Möller
Corinna Bergelt

1 Grundlagen

1.1 Einführung

Eine Krebserkrankung geht in der Regel mit einer intensiven Behandlung einher, die zusätzlich zu tumorbedingten Einschränkungen, zu behandlungsbedingten Funktionsstörungen und Nebenwirkungen führen kann. In vielen Fällen wird der Tumor zunächst operativ entfernt und gegebenenfalls chemo-, strahlen- oder hormontherapeutisch weiterbehandelt. Häufige Begleiterscheinungen dieser Behandlungen sind z. B. Übelkeit, Erbrechen, Haarausfall, Erschöpfung, Gewebeschädigungen, Narbenbildung etc. Neben den körperlichen Begleiterscheinungen der Krebserkrankung und ihrer Behandlung sind viele Krebspatienten psychisch belastet und erleben Einschränkungen in ihrer sozialen Funktionsfähigkeit, die sich auf das Selbst- und Körperbild und die Rollenerfüllung in Familie, Beruf und Freizeit beziehen können. Auf psychischer Ebene stehen in unterschiedlichen Phasen der Erkrankung und ihrer Behandlung unterschiedliche Belastungen und Themen im Vordergrund (Reuter, 2010), die häufigsten psychischen Begleiterscheinungen sind Ängste, Depressivität und Anpassungsstörungen. Schätzungen gehen davon aus, dass etwa ein Drittel der Patienten klinisch relevant belastet ist, dass professionelle psychosoziale Unterstützung benötigt wird (Schwarz & Götze, 2008), wobei sich der Anteil der unterstützungsbedürftigen Patienten abhängig vom Stadium der Erkrankung (z. B. Ersterkrankung vs. Rezidiv) und dem Behandlungskontext (z. B. Akutbehandlung vs. Rehabilitation) unterscheidet. Vor dem Hintergrund der psychosozialen Belastungen der Patienten sehen aktuelle onkologische Behandlungsleitlinien den Einbezug psychoonkologischer Angebote als integralen Bestandteil einer integrierten Versorgung regelhaft vor (Kreienberg, 2008; Schmiegel et al., 2008). Ein Bedarf an psychoonkologischer Unterstützung kann in jeder Erkrankungs- und Behandlungsphase vorhanden sein, in bestimmten Phasen ist jedoch mit spezifischen Belastungsspitzen zu rechnen, die besondere Anforderungen an die Krankheitsverarbeitung stellen und damit mit einem höheren Bedarf einhergehen (Reuter & Weis, 2007). Zum Standard einer qualitätsgesicherten psychoonkologischen Versorgung gehört es auch, dass sich diese gleichermaßen an Patienten und Angehörige richtet, was sich auch in aktuellen Leitlinien widerspiegelt (Deutsche Krebsgesellschaft, 2004). Die Angehörigenarbeit richtet sich bislang jedoch in sehr vielen Fällen vor allem an die Partner der Erkrankten oder an pflegende Angehörige (Baik et al., 2011). Auch wenn die Titel vieler wissenschaftlicher Publikationen vermuten lassen, dass die Perspektive aller Kernfamilienmitglieder untersucht wird, werden minderjährige Kinder als Angehörige bislang überwiegend nicht berücksichtigt (Friðriksdóttir et al., 2011).

Tritt die Erkrankung im mittleren Erwachsenenalter auf und hat der Betroffene Kinder, so ist nicht nur die eigene körperliche Integrität bedroht oder beschädigt – die Erkrankung wirkt sich oft tiefgreifend auf das bisherige Selbst- und Weltverständnis aus. Die Begrenztheit der eigenen körperlichen Existenz wird erfahren, Sinnfragen werden neu gewichtet, bisherige Lebensentwürfe revidiert. Auch medizinische Eingriffe, Kranken-

hausaufenthalte, Veränderungen des körperlichen Erscheinungsbildes und die Auseinandersetzung mit der unter Umständen lebensbedrohlichen Situation sind nicht nur für
den erkrankten Elternteil selbst belastend, sondern werden von allen Familienangehörigen miterlebt. Eltern minderjähriger Kinder sind oftmals wenig auf diese Situation vorbereitet und fühlen sich in ihrer Elternrolle verunsichert oder zusätzlich durch die Vorstellung belastet, ihre Kinder könnten unter der Situation leiden. Es stellen sich daher
folgende Fragen:
- Wie kann und soll der kranke und der gesunde Elternteil sein Kind durch die belastende Lebenssituation begleiten?
- Wie können Eltern Halt und Orientierung vermitteln, wenn sie sich vielleicht selbst
  oft halt- oder orientierungslos fühlen?
- Wie können sich Eltern sowohl den eigenen seelischen Nöten und Bedürfnissen widmen und gleichzeitig seelische Belastungen ihrer Kinder im Blick behalten?

Erkrankung vor dem Hintergrund des Lebenszyklusmodells

Ist in einer Familie mit minderjährigen Kindern ein Elternteil an Krebs erkrankt, können
durch dieses Ereignis Selbst- und Weltverständnis aller Familienmitglieder auf mehreren Ebenen nachhaltig in Frage gestellt werden. Der Großteil der aktiven Elternschaft
fällt in westlichen Industrieländern in aller Regel in die Lebensphase mittleren Erwachsenenalters. Im *Lebenszyklusmodell* von Erikson (1966) wird das mittlere Erwachsenenalter als die Lebensspanne zwischen dem 30. und 50. Lebensjahr definiert, in der im Falle
einer erfolgten Familiengründung u. a. bestimmte idealtypische Entwicklungsaufgaben
für die erwachsene Lebensgestaltung von vorrangiger Bedeutung sind. Demzufolge gehört es etwa zum üblichen Selbstbild eines in die aktive Elternschaft eingetretenen Erwachsenen, sein Leben selbstbestimmt zu planen und zu führen sowie die eigene öko-
nomische Existenz dauerhaft sichern zu können. Im Hinblick auf die heranwachsenden
Kinder geht es dann darum, diesen im Rahmen des geschaffenen familiären Lebensbe-
zuges eine stabile Beziehung und Bindung anbieten zu können, sie zu versorgen, zu be-
treuen und ihnen auf dem Weg, selbst verantwortungsbewusste und möglichst glückliche Erwachsene zu werden, bestmöglich zur Seite zu stehen. In Bezug zu den mittlerweile
zur Großelterngeneration gehörenden eigenen Eltern zielt das Bemühen häufig darauf
ab, in dem Maße, in dem diese aufgrund ihres fortgeschrittenen Alters Unterstützung benötigen, solidarisch zur Verfügung zu stehen sowie sich mit der Begrenztheit ihrer physischen Existenz zunehmend auseinanderzusetzen. Im subjektiven Erleben der heranwachsenden Kinder aller Altersstufen wird Eltern in dieser Lebensphase in aller Regel
eine grenzenlose Robustheit bzw. „Unverwüstlichkeit" zugeschrieben (Romer & Haagen, 2007).

Erschütterung von Lebensplänen und Selbstbildern

Jede ernsthafte, körperliche Erkrankung eines Elternteils im mittleren Erwachsenenalter erschüttert familiäre Lebensentwürfe und das Bild der Familie von sich selbst. Die
im Grunde vorhandenen Ressourcen der Lebensbewältigung, auch in Krisen, können
in einem solchen Fall vorübergehend verschüttet sein. Daneben gilt es auch, die spezifischen Einbrüche im Selbstbild als Vater oder Mutter, die durch die krankheitsbe-

dingte Einschränkung der eigenen Lebenstüchtigkeit oder die drohende Begrenztheit der Lebenserwartung hervorgerufen werden, zu verarbeiten. Die Vorstellung, den eigenen Kindern, solange bis sie erwachsen sind, voll zur Verfügung stehen zu können, erleidet schmerzliche Einschränkungen (Romer & Haagen, 2007). Kranke Eltern wünschen sich in der Regel, dass die *Alltagsnormalität* ihrer Kinder weitestgehend aufrechterhalten werden kann, schulische Entwicklungen ihren ungehinderten Lauf nehmen und ihre Kinder ihren sportlichen, musischen und sonstigen Freizeitaktivitäten „ohne Rücksicht" auf die elterliche Erkrankung weiterhin mit Freude nachgehen. Gelingt dies, kommt dies für betroffene Eltern einem lebendigen Beweis dafür gleich, dass die Krankheit nicht mächtig genug ist, um den eigenen Kindern die Kindheit oder Jugend zu rauben (ebd.).

Häufige Reaktionen

Kinder und Jugendliche haben je nach Altersstufe unterschiedliche Voraussetzungen, diese familiäre Situation zu bewältigen. Im günstigen Fall reifen sie an der Situation und entwickeln besondere soziale Kompetenzen. Viele Kinder reagieren auf die Belastungen, indem sie sich von ihrer stabilsten Seite zeigen und versuchen, eigene *Ängste und Sorgen von den Eltern fernzuhalten*. Dies trägt zu der bei kranken Eltern beschriebenen Tendenz bei, die seelische Belastung ihrer Kinder zu unterschätzen (Welch et al., 1996). Dabei ist die Ermutigung des Schwerkranken, die eigene psychische Stabilisierung in den Vordergrund zu stellen, auch ein wohlbegründetes Element psychologischer Betreuungskonzepte (Romer & Haagen, 2007).

Ist die Familie insgesamt psychisch sehr belastet, ist es Eltern und Kindern mitunter nicht möglich, miteinander über ihre Gefühle und Vorstellungen zu sprechen. So kann ein *Bündnis des Schweigens* entstehen, bei dem alle Beteiligten in der Familie gegenseitig ihre Ängste und Sorgen erahnen, jedoch miteinander keine Sprache dafür finden. In solchen Situationen sind außen stehende Ansprechpartner oft hilfreich (ebd.).

1.2 Epidemiologischer Hintergrund

Seit den epidemiologischen Untersuchungen von Michael Rutter (1966) ist belegt, dass Kinder schwer kranker Eltern eine Risikogruppe für die Entwicklung späterer kinder- und jugendpsychiatrischer Erkrankungen darstellen. Wenn man von den Daten des U. S. National Center for Health Statistics ausgeht, lässt sich abschätzen, dass 5 bis 15 % aller Kinder und Jugendlichen im Lauf ihrer Entwicklung von der Situation betroffen sind, dass ein Elternteil schwerwiegend körperlich erkrankt (Worsham et al., 1997). Nach aktuellen Analysen des National Health Surveys leben 18 % der Krebsüberlebenden, deren Erkrankung in den letzten zwei Jahren diagnostiziert wurde, mit minderjährigen Kindern in einem Haushalt. Damit sind mehr als eine halbe Million minderjähriger Kinder in den USA von einer elterlichen Krebserkrankung betroffen (Weaver et al., 2010). In einer aktuellen repräsentativen Befragung von knapp 2.000 Familien mit mindestens einem Kind im Alter zwischen 4 und 17 Jahren in Deutschland, betrug die *Punktprävalenz* für eine ernsthafte körperliche Erkrankung eines Elternteils 4,1 %, wobei in einem Drittel der

Fälle eine Krebserkrankung angegeben wurde (Barkmann et al., 2007). An der im mittleren Erwachsenenalter häufigsten Krebsform, dem Mammakarzinom, erkranken nach Angaben des Robert-Koch-Instituts in Deutschland pro Jahr ca. 46.000 Frauen, von denen wiederum 20 % bei Diagnosestellung beim Erstbefund jünger als 50 Jahre sind (Berg, 2000).

Insofern ist es eine wichtige Herausforderung für eine moderne Familienmedizin, fachgerechte Angebote zur frühzeitigen seelischen Gesundheitsvorsorge für diese Risikopopulation zu entwickeln, ohne die betroffenen Familien dabei als „psychosoziale Problemfamilien" zu stigmatisieren. Hier setzt das präventiv ausgerichtete Konzept einer *kindzentrierten medizinischen Familienberatung und -therapie* an (Romer & Haagen, 2007).

1.3 Risiko- und Schutzfaktoren

Auf der Basis empirischer Studien, die vorwiegend im soziokulturellen Kontext der Industriegesellschaft durchgeführt wurden, lassen sich die in Tabelle 1 aufgelisteten Risiko- und Schutzfaktoren für den Verlauf der seelischen Gesundheit von Kindern kranker Eltern postulieren.

Tabelle 1: Übersicht individueller und familiärer Risiko- und Schutzfaktoren (Romer & Haagen, 2007)

Familiäre Risikofaktoren	– wenig offene Kommunikation (ebd.) – Verstrickung und geringe affektive Responsivität (Watson et al., 2006) – geringer familiärer Zusammenhalt (ebd.) – Dysfunktionalität familiärer Beziehungen und veränderte Rollen (Visser et al., 2004)
Elterliche Risikofaktoren	– erhöhte Depressionswerte bei einem oder beiden Elternteilen (Watson et al., 2006; Sigal et al., 2003; Lewis & Darby, 2003; Visser et al., 2004)
Weitere Risikofaktoren	– kumulative traumatische Belastungen (Fischer & Riedesser, 1999) – alleinerziehende Eltern (Visser et al., 2004) – niedriger sozioökonomischer Status – zerrüttete Familienverhältnisse oder chronische Disharmonie in der Familie (Egle et al., 1997)
Schutzfaktoren	– gutes psychologisches Funktionsniveau der Eltern (Visser et al., 2004) – offene Kommunikation in der Familie (ebd.) – partnerschaftliche Zufriedenheit der Eltern (ebd.)

1.4 Familiäre Beziehungsdynamik

Der medizinische Fortschritt lässt eine Vielzahl neuer Fragestellungen und Belastungen für Familien entstehen, beispielsweise durch überwiegend ambulant durchgeführte Chemo- und Strahlentherapien, Lebendspenden zwischen Verwandten in der Transplantationsmedizin oder durch die Möglichkeit trotz schwerer körperlicher Krankheiten Kinder zu bekommen.

Eine Besonderheit im Unterschied zu herkömmlichen Kontexten von Familientherapie und -beratung liegt bei Familien mit einem an Krebs erkrankten Elternteil darin, dass die Inanspruchnahme professioneller Hilfe nicht vorrangig durch ein Problem der Familie, sondern durch eine Erkrankung eines Familienmitglieds begründet ist. Die *Krankheit* steht zunächst *im Mittelpunkt*, nicht etwaige Familienkonflikte. Dabei geht es im Gespräch mit der Familie oder dem Paar um ein gemeinsames Aushandeln der Bedeutung von Krankheitsphänomenen gemäß eines sozial-konstruktivistischen Ansatzes (Geigges, 2004). Zielsetzung ist es dabei sowohl die Familienmitglieder dabei zu unterstützen, untereinander wieder gemeinsame Wirklichkeiten zu entwickeln als auch den behandelnden Ärzten dabei zu helfen, den psychosozialen Kontext ihrer Patienten wahrzunehmen und einzubeziehen.

Eine schwere, möglicherweise lebensbedrohende Krankheit hat Auswirkungen auf das Familienleben und alle seine Mitglieder. Allerdings werden *Familien* bisher in Deutschland wenig *in die medizinischen Behandlungen* eines Patienten *integriert*, wenngleich in der Pädiatrie die Einbeziehung der Eltern beispielsweise selbstverständlich ist. Da Gesundheits- und Krankheitsverhalten maßgeblich in der Familie gelernt und beeinflusst werden, kann ihre Einbeziehung aber insbesondere für die Kinder präventiv wirken.

Als typische Reaktionsmuster einer Familie auf eine elterliche Erkrankung wurden anhand empirischer Studien fünf familiäre Reaktionsmuster extrahiert (Rost & Hartmann, 1992), die für sich betrachtet der Belastungssituation angemessen sind und als *adaptive Bewältigungsstrategien* verstanden werden können. Vor dem Hintergrund der spezifischen Entwicklungsbedürfnisse heranwachsender Kinder und Jugendlicher, haben sie jedoch alle gemeinsam, dass sie potenziell geeignet sind, Bestrebungen des Kindes nach *Autonomie und Individuation* gegenüber dem Familiensystem zu *hemmen*. Sie können somit ein mögliches Hemmnis für die kindliche Identitätsentwicklung darstellen (Romer et al., 2002a).

Typische Reaktionen auf eine elterliche Erkrankung
(nach Rost & Hartmann, 1992; Romer & Haagen, 2007)

---

1. *Starke Betonung des familiären Zusammenhalts – Kohäsion.* Durch die existenzielle Bedrohung des kranken Elternteils wird das Bindungssystem innerhalb der Familie maximal aktiviert. In Gegenwart von Gefahr und entsprechend situationsangemessener Angst fordern Familienmitglieder voneinander Sicherheit, Halt, Trost und Orientierung ein. Emanzipatorische Bestrebungen einzelner Familienmitglieder werden im Zweifelsfall dem familiären Zusammenhalt untergeordnet.

2. *Isolation gegenüber der sozialen Umwelt.* Die Anforderungen der Erkrankung beanspruchen Eltern oft derart, dass die Pflege sozialer Außenkontakte darunter leidet. Zu dieser äußeren Erschwernis kommt oft hinzu, dass die Bewältigung von Krankheit und Krise als familieninterne Angelegenheit betrachtet wird, an der die soziale Umwelt möglichst wenig beteiligt wird. Während im höheren Alter der Austausch über Krankheitserfahrungen sozial üblich ist, führt die Betroffenheit durch eine ernste Erkrankung im mittleren Erwachsenenalter typischerweise zu einer tiefen Verunsicherung sowohl beim Kranken als auch seiner sozialen Umwelt, was zur Vermeidung von sozialen Außenkontakten beitragen kann. Wenn Kinder registrieren, dass erwachsene Freunde und Nachbarn weniger häufig zu Besuch kommen, kann dies als Modell bewirken, dass Kinder ebenso vermeiden, ihre Freunde nach Hause einzuladen sowie mit diesen über die Erkrankung ihrer Eltern zu sprechen.

3. *Geringe Flexibilität.* In der durch die Krankheit hervorgerufenen Krise greift das Familiensystem auf in der Vergangenheit bewährte Strategien zur Problembewältigung zurück. Hierzu gehört nicht selten der Rückgriff auf spezielle Formen des Umgangs mit Krisen, wie ihn z. B. die Großelterngeneration praktiziert hat. Für Experimentierfreudigkeit beim Finden neuer Lösungsstrategien fehlt der innere „Spielraum".

4. *Konfliktvermeidung.* Tendenziell versuchen Familienmitglieder Konflikten aus dem Weg zu gehen. Vorrangiges Motiv ist die soziale Rücksichtnahme auf den erkrankten Elternteil, dem innerfamiliäre Spannungen nicht zugemutet werden sollen. Durch diese Vermeidung von Interessenkonflikten tun sich einzelne Familienmitglieder mitunter schwer, eigene Bedürfnisse als legitim zu erleben.

5. *Parentifizierung.* Sowohl der kranke als auch der gesunde Elternteil werden durch die Krankheit und ihre Behandlung stark in Anspruch genommen. Zwangsläufig können sie weniger für ihre Kinder präsent sein und müssen die Kinder mehr in alltägliche Aufgaben, die ansonsten von den Eltern übernommen wurden, einbinden. Kinder übernehmen damit mehr Verantwortung für die anderen Familienmitglieder und nehmen Aufgaben in der Versorgung jüngerer Geschwister oder des kranken Elternteiles wahr. Zu dieser Aufgabenübernahme gesellt sich oft auch eine verstärkt emotionale Bedürftigkeit kranker Eltern, die bei ihren Kindern Halt, emotionale Nähe und Trost suchen. Kinder können in eine Partnerersatz-Rolle hineingeraten, in der sie sich für die emotionalen Bedürfnisse des kranken Elternteils zuständig fühlen. Parentifizierung von Kindern muss keineswegs von vornherein schädlich oder gar pathologisch sein. Im Gegenteil, es kann für Kinder sehr hilfreich für die Bewältigung ihrer Ohnmachtsgefühle sein, wenn sie innerhalb ihrer Handlungsmöglichkeiten etwas tun können, das dazu beiträgt, dass es dem kranken Vater oder der kranken Mutter besser geht, und sei es auch nur für den Augenblick. Die Erfahrung, durch altersangemessene Aufgaben etwas Greifbares, etwas Konkretes zur Entlastung der Eltern beitragen zu können, kann hilfreich sein. Ein konkreter Auftrag ist beendet, wenn er ausgeführt ist, das Kind ist aus seiner Verantwortung für den kranken Elternteil entlassen und kann wieder altersgerechten eigenen Interessen ohne Schuldgefühle nachgehen. Ist die Parentifizierung hingegen nicht altersangemessen, kann sie zu einer emotionalen Dauerüberforderung durch ein allgegenwärtiges Verantwortungsgefühl für den kranken Elternteil führen.

6. *Eigenständigkeit.* An Kinder kranker Eltern werden erhöhte Anforderungen gestellt, ihre Alltagsprobleme eigenständig und ohne elterliche Unterstützung zu bewältigen.

7. *Delegationen*. Durch den krankheitsbedingten Einbruch eigener Lebensentwürfe müssen sich Eltern damit auseinandersetzen, dass eigene bedeutende Lebensziele unerfüllt bleiben. In den Wunschvorstellungen der Eltern bleiben diese Lebensziele u. U. bestehen und können, bewusst oder unbewusst, an die Kinder weitergegeben werden, die stellvertretend diese Ziele erreichen und verwirklichen sollen (Boszormenyi-Nagy & Spark, 1981; Romer et al., 2002b; Romer & Haagen, 2007).

1.5 Entwicklungspsychologischer Referenzrahmen

Kinder und Jugendliche können, unabhängig von ihrer Altersstufe, grundsätzlich nicht von den mit einer ernsthaften elterlichen Erkrankung einhergehenden Stressoren abgeschirmt werden. Sie benötigen daher *aktive Hilfestellungen* von Seiten Erwachsener durch offene Kommunikation sowie durch die Ermutigung, Fragen zu stellen (Romer & Haagen, 2007; vgl. Tab. 3). Sie sind so früh wie möglich und stets in der Sache wahrheitsgemäß und altersgerecht über die Situation zu informieren, um sich darin kognitiv orientieren zu können, was die erste Grundvoraussetzung für eine nicht traumatische Bewältigung ist (Fischer & Riedesser, 1999). Dies gilt bereits für das Kleinkindalter ab dem Erwerb des Sprachverständnisses entsprechend dem Motto eines Standardwerkes zur Trauerbegleitung von Kindern: „Never too young to know" (Silverman, 2000). Ein offener Umgang mit der bedrohlichen Wirklichkeit erscheint deutlich weniger ängstigend als die Erfahrung, mit diffusen Fantasien und Ängsten allein gelassen zu werden. Kinder sind durch das Nicht-Aussprechen bedrohlicher Wahrheiten nicht zu schützen, auch wenn dieses Verhalten von Eltern verständliche Beweggründe hat (Lewandowski, 1992).

Gründe für die Information von Kindern über die Krebserkrankung ihrer Eltern
(zit. nach Romer & Haagen, 2007)

- Kinder bemerken es, wenn in ihrer Familie etwas nicht stimmt. Dabei sind ihre Phantasien meist schlimmer als die Realität.
- Nicht über die familiäre Situation zu sprechen, signalisiert, dass sie zu schrecklich ist, um darüber sprechen zu können.
- Möglicherweise werden Kinder von anderen Personen von der Erkrankung erfahren und falsche Informationen bekommen.
- Unter Umständen fühlen sich Kinder isoliert, ausgeschlossen und unwichtig, wenn sie nicht über wichtige Ereignisse innerhalb der Familie aufgeklärt werden.
- Eventuell ziehen Kinder falsche Schlüsse aus ihren Beobachtungen oder machen falsche Annahmen (z. B. dass sie selbst für die Erkrankung verantwortlich sind.)
- Informierte Kinder machen es ihren Eltern leichter. Es muss keine Energie mehr für die Aufrechterhaltung von Geheimnissen aufgebracht werden.
- Mit Unterstützung haben Kinder bessere Bewältigungsmechanismen; sogar sehr traurige Wahrheiten sind besser als die Angst der Ungewissheit.
- Die Einbeziehung des Kindes unterstreicht den Glauben an die Fähigkeiten des Kindes, die Situation zu bewältigen; das Selbstbewusstsein wird erhöht.

1.5.1 Krankheitskonzepte

Abhängig von ihrem kognitiven, emotionalen und sozialen Entwicklungsstand haben Kinder unterschiedliche Konzepte von Leben und Tod sowie von Krankheit und ihrer Entstehung. Um einem Kind eine angemessene Hilfestellung bei seiner kognitiven Orientierung zur elterlichen Krankheit geben zu können, sind u. a. das Verständnis von Intersubjektivität und das Krankheitsverständnis des Kindes aus einer entwicklungspsychologischen Betrachtungsweise zu differenzieren (Armsden & Lewis, 1993, vgl. Tab. 2).

Tabelle 2: Entwicklungspsychologisch zu beachtende Aspekte (nach Armsden & Lewis, 1993)

Verständnis von Intersubjektivität	Kleine Kinder sind oft nicht in der Lage, Gefühlszustände von Mutter oder Vater von ihren eigenen zu unterscheiden. Sie neigen deshalb dazu, die Gefühlslage ihrer Eltern unmittelbar mit dem eigenen Verhalten in Verbindung zu bringen. Ältere Kinder und Jugendliche hingegen können eine schlechte Befindlichkeit ihres kranken Elternteils als zu diesem gehörig zuordnen und mit dessen Gesundheitszustand in Verbindung bringen. In der Beziehung zum kranken Elternteil können sie daher bewusst darüber reflektieren, wie sie helfen können, die Situation für die kranke Mutter oder den kranken Vater zu erleichtern.
Krankheitsverständnis	Während jüngere Kinder, insbesondere im Stadium des präoperationalen Denkens (Piaget, 1983), Kranksein in erster Linie mit konkret beobachtbaren Merkmalen wie „im Bett liegen" oder „Medizin nehmen müssen" verbinden, versuchen Jugendliche, dem formalen Denken (ebd.) entsprechend, Krankheiten nach ihrer Ätiologie und Prognose zu differenzieren. Dieser reflektierende Umgang mit Krankheit kann dazu führen, dass Jugendliche mit Fragen nach einer möglichen infektiösen oder genetischen Übertragung einer elterlichen Erkrankung auf sie selbst beschäftigt sind und hierauf nach Antworten suchen.

Darüber hinaus lassen sich in Anlehnung an die entwicklungspsychologischen Differenzierungen von Lewandowski (1992) für die unterschiedlichen Altersstufen die nachfolgend ausgeführten, typischen Belastungs- und Konfliktkonstellationen beschreiben (Romer et al., 2002b; Romer & Haagen, 2007).

Schwangerschaft. Wird während einer Schwangerschaft eine Krebserkrankung diagnostiziert, wird die Entwicklung der *pränatalen Bindung* zwischen Mutter und Kind empfindlich gestört. Kann im Falle einer Krebserkrankung eine notwendige Chemo- oder Strahlentherapie aus Rücksicht auf die Lebensinteressen des Fötus nicht sofort erfolgen, entsteht ein tragischer *Zielkonflikt* zwischen dem Recht der Mutter auf Überleben und dem Recht des Ungeborenen auf körperliche Unversehrtheit. Dies kann verbunden sein mit latenten Vorwürfen der Mutter an ihr Kind. Auch wenn im günstigen Fall sowohl das Kind gesund geboren wird als auch nach der Entbindung die Krebstherapie zur Heilung führt, sind die seelischen Narben in der Mutter-Kind-Beziehung mitunter beträchtlich. In der Verarbeitung der lebensbedrohlichen Damokles-Situation, in der sich die Mutter über mehrere Jahre befindet, repräsentiert das Kind potentiell zwei extreme Pole: Zum einen steht es für den Ausbruch der lebensbedrohlichen Erkrankung im eigenen Körper, was in unbewusste Phantasien münden kann, die Krebserkrankung sei durch die Zeugung, die Schwangerschaft oder das Kind ausgelöst worden. Andererseits repräsentiert das Kind im Erleben der Mutter das Prinzip „Leben", mit dem es gelang, den Krebs zu besiegen. Beiden Bedeutungszuschreibungen, die gleichzeitig im Erleben der Mutter repräsentiert sein können, ist gemeinsam, dass sie für das Kind als Bedeutungsträger eine große seelische Bürde darstellen.

Säuglingsalter (0 bis 12 Monate). Im Fall einer ernsthaften Erkrankung der Mutter erlebt der Säugling die *Trennungen,* wenn diese beispielsweise durch Krankenhausaufenthalte notwendig werden, als *existenzielle Bedrohung,* da er die Rückkehr der Mutter nicht antizipieren kann. Neben der faktischen Trennung kann der Aufbau der frühen *Bindung* zwischen Mutter und Säugling vor allem durch eine depressive Krankheitsverarbeitung empfindlich gestört werden (Romer & Haagen, 2007). Um die Auswirkungen einer elterlichen Erkrankung auf die Entwicklung der frühen Eltern-Kind-Bindung zu verstehen, seien in Kürze nur einige wichtige Bedürfnisse des Säuglings an ein „good enough parenting" genannt, die in Anlehnung an die Bindungstheorie und die neuere Kleinkindforschung zu einer „sicheren Basis" (Bowlby, 1988) beitragen (Romer & Riedesser, 2004):

- Bindungspersonen müssen für den Säugling *wiederkehrend und vorhersehbar* physisch und emotional verfügbar sein.
- Die vom Säugling ausgesendeten Signale müssen *feinfühlig beantwortet* werden, damit er lernen kann, eigene Gefühle von denen anderer Menschen zu unterscheiden und ebenfalls Einfühlung in andere Menschen zu entwickeln.
- Insbesondere in Angst- und Stresssituationen, die ein Säugling noch nicht allein bewältigen kann, benötigt er *verlässlichen Halt, Trost* und die *sichere Orientierung* durch die Bindungspersonen.
- Durch körperliche Nähe und Zärtlichkeit werden die Spuren gelegt, auf denen sich ein Sinn für *emotionale Nähe* ausbilden kann.
- Der Säugling muss von klein auf immer wiederkehrend die Erfahrung machen, dass Interaktionen mit seinen Bindungspersonen *wechselseitig regulierbar* sind, vergleichbar einem Duett, bei dem beide Partner in vielen Spielvariationen immer wieder aufeinander eingehen.
- Schließlich müssen die spontanen Gesten des kindlichen Eigensinns durch die Bindungsperson auf eine Weise beantwortet werden, die zu *eigenständiger Welterkundung* ermutigt.

Säuglinge reagieren demnach bei einer Erkrankung eines Elternteils zum einen mit existenzieller Angst auf Trennungen von ihrer vertrauten, insbesondere von ihrer primären Bindungsperson. Jenseits von Trennungserlebnissen reagieren sie in erster Linie auf die veränderte *Atmosphäre* in ihrem Beziehungsumfeld, durch die die oben genannten wichtigen Erfahrungen eingetrübt werden können (Romer & Haagen, 2007).

Kleinkindalter (1 bis 3 Jahre). Das Kleinkind versteht krankheitsbedingte Trennungen von einer Bindungsperson nicht mehr als existenzielle Bedrohung, da es bereits in der Lage ist, ihre Wiederkehr zu antizipieren. Im kleinkindlichen Interpretationsschema liegt es jedoch nahe, solche Trennungen subjektiv als *Bestrafung durch Verlassenwerden* zu deuten (ebd.). Werden vertraute *Alltagsrituale*, die dem Kind Sicherheit und Orientierung vermittelt haben, unterbrochen oder abgeändert, kann es zu Entwicklungsrückschritten kommen. Das Kind scheint dann bereits entwickelte Fähigkeiten und Kompetenzen wieder zu verlieren (ebd.). Neben der besonderen Empfindlichkeit gegenüber Abänderungen des ritualisierten Tagesablaufes sind Kleinkinder besonders sensibel für sichtbare oder greifbare körperliche Veränderungen bei der vertrauten Bindungsperson, insbesondere dann, wenn das Kind hierauf nicht vorbereitet ist (ebd.). So kann der unvorbereitete Anblick bestimmter *Folgeerscheinungen* von ernsten Erkrankungen oder deren Behandlungsmaßnahmen, wie beispielsweise Haarausfall, Abmagerung oder das Fehlen von Gliedmaßen nach Amputationen zu sog. „archaischen Verstümmelungsängsten" beim Kind führen. Die Phantasien, die sich beim Kind in diesem Zusammenhang einstellen können, sind hierbei meist deutlich bedrohlicher als es der medizinischen Wirklichkeit entspricht (Lewandowski, 1992; Romer et al., 2002b).

Fallbeispiel: „Verstümmelungsängste"

Bei Frau O. wurde vor drei Jahren ein Karzinom im Gesichtsbereich diagnostiziert, operiert und bestrahlt. Derzeit befinde sie sich in Remission. Die Eltern fragten sich im Erstgespräch, ob sie ihre Kinder damals angemessen über die Erkrankung informiert hätten und wie es ihnen jetzt damit gehe. Ihre Sorge richtete sich auf den jetzt 7-jährigen (damals 4-jährigen) Sohn Franz.

Franz habe damals vermehrt nach Krebs gefragt, grübele viel und sei eher ängstlich. Nach der Operation habe er große Angst vor dem veränderten Gesicht der Mutter gehabt und sich bei einem Krankenhausbesuch, vor dem er nicht über das veränderte Aussehen der Mutter informiert worden war, vor der Mutter unter einem Tisch im Warteraum versteckt. Als ein Junge aus Franz' Schule an Krebs erkrankte, meinte er: „Der hatte richtigen Krebs – er hätte daran sterben können."

Kindergarten- und Vorschulalter (4 bis 5 Jahre). Das im magischen Denken verhaftete Kindergarten- und Vorschulkind kann *schuldhafte Kausalitätsvorstellungen* entwickeln, indem es beispielweise phantasiert, eigene „böse" Gedanken, die Gefühle von Wut oder Rivalität gegenüber einem Elternteil begleiten können, hätten die Krankheit des Elternteils verursacht (Romer & Haagen, 2007). Kinder dieser Altersstufe achten sehr auf den *emotionalen Gehalt von Mitteilungen* der Eltern. Sie können beispielsweise den ernsten Gesichtsausdruck beider Eltern als Mitteilung deuten, dass unbeschwertes Lachen oder Verspieltheit unerwünschte Verhaltensweisen seien (ebd.). Wenn sie für die Veränderungen bei den Eltern oder in alltäglichen Abläufen keine altersgerechten Erklärungen erhalten, kann es zu beträchtlicher kognitiver Verwirrung kommen (Lewandowski, 1992). Der oft in diesem Alter erfolgte Schritt in den Kindergarten, der einen institutionellen Spielraum außerhalb des familiären Beziehungsumfeldes repräsentiert, in Verbindung mit einem kindlichen Krankheitsverständnis, das die Tragweite einer möglicherweise ernsten Prognose nicht in vollem Umfang erfasst, reduziert die Abhängigkeitsgefühle von den Eltern und kann das Kind vor existenziellen Ängsten schützen.

Schulalter bis zur Pubertät (6 bis 11 Jahre). Kinder in diesem Alter denken sehr konkret über die potenziellen Folgen einer elterlichen Erkrankung nach. Dies schließt *Gedanken über den möglichen Tod* des kranken Elternteils ein, was die Eltern meist unterschätzen (Romer & Haagen, 2007). Kinder dieser Altersgruppe wollen meist von Anfang an konkret wissen, ob man an der betreffenden Krankheit sterben kann oder nicht.

Die Wahrnehmung, dass der erkrankte Elternteil geschwächt und belastet ist, löst beim Kind eine reflektierte Besorgnis aus. Das Kind ist aufgrund seiner sozialen Reife imstande und bereit, *eigene Forderungen* von beiden Eltern *fernzuhalten* (ebd.). Kinder dieses Alters sind typischerweise bemüht, sich von ihrer tapfersten und am wenigsten Sorgen bereitenden Seite zu zeigen. So können sie verinnerlichen, dass eigene Gefühle und Bedürfnisse unwichtig seien (Lewandowski, 1992). Der Umstand, dass Kinder sich nach außen möglichst unauffällig verhalten, kommt in Verbindung mit der durch den Schuleintritt erlangten Autonomie Eltern in ihrer belasteten Lebenssituation oftmals dahingehend entgegen, dass sie froh und entlastet sind, dass das Kind vermeintlich so gut mit der Situation zurechtkomme. Eine seelische Überforderungssituation kann für das Kind dennoch bestehen und lange ohne Symptome oder signalisierte Hilferufe bleiben. Die *seelische Not* dieser Kinder kann demnach besonders leicht *übersehen* werden. Schulkinder reagieren ferner sehr empfindsam auf die von ihnen wahrgenommenen körperlichen Veränderungen bei ihren kranken Eltern. Vor allem intrusive Eingriffe in den Körper des kranken Vaters oder der kranken Mutter können das eigene *Körperschema* nachhaltig irritieren (Rost & Hartmann, 1992).

Emotionale Belastungen zeigen sich in diesem Alter typischerweise in somatischen Symptomen
• diffuse Bauchschmerzen • Kopfschmerzen • Einnässen • Konversionsneurotische Nachahmungen körperlicher Symptome des kranken Elternteils (Somatisierungen)

Pubertät und Jugendalter (12 bis 17 Jahre). Jugendliche sind in der Regel bereit, Verantwortung für den kranken Elternteil sowie für die ganze Familie mit zu übernehmen und auch in der Lage, diese Verantwortung zu tragen. Ihre *Verantwortungsbereitschaft* kann jedoch mit eigenen Wünschen nach *Autonomie und Ablösung* vom Elternhaus interferieren, was ausgeprägte Schuldgefühle auslösen kann („Ausbruchsschuld", Geigges, 1996; Lewis et al., 1985; Romer et al., 2002b; Riedesser & Schulte-Markwort, 1999; Hilton & Elfert, 1996). Aus der meist umfassenden Beschäftigung Jugendlicher mit *Informationen* und eigenen Vorstellungen zur Ätiologie der elterlichen Erkrankung leiten sich mitunter spezifische Ängste aber auch potenzielle Schuldgefühle ab. So kann bei Erkrankungen, bei denen genetische Faktoren eine Rolle spielen, die Angst entstehen, die Krankheit eines Tages selbst zu bekommen, auch wenn die genetische Disposition bekanntermaßen nicht im Vordergrund steht (Romer & Haagen, 2007).

Aus der landläufigen Meinung, seelische Belastungen seien an der Entstehung von Krebserkrankungen beteiligt, können Jugendliche Schuldphantasien ableiten, möglicherweise durch pubertäre Auseinandersetzungen die „Nerven" des kranken Elternteils in der Vergangenheit zu sehr strapaziert zu haben. Auch wenn dies in der Vorstellung eines Jugendlichen nicht als krankheitsverursachend erlebt wird, können sich dennoch Schuldgefühle ableiten, wenn die Beziehungsgestaltung unter dem Eindruck einer das innere Bild „starker Eltern" erschütternden bedrohlichen Erkrankung nachträglich umgedeutet wird („Ich habe ihm in den letzten Monaten viel zu wenig gezeigt, wie sehr ich ihn liebe.") (ebd.).

1.5.2 Todeskonzepte und Trauerreaktionen

> **Beispiele: Wenn Kinder nach Tod und Sterben fragen**
>
> „Mama, Onkel Martin hatte auch Krebs und der ist gestorben. Stirbst Du auch?" (Michael, 7 Jahre)
>
> „Mama, wenn Du stirbst, machst Du dann Abschied?" (Lisa, 5 Jahre)
>
> „Wenn Du stirbst, bekomm ich dann die Wohnung?" (Jonas, 4 Jahre, Mutter alleinerziehend)

Solche Fragen können zu großen Verunsicherungen bei Eltern führen. Darauf reagieren Kinder typischerweise mit der Vermeidung weiterer Fragen zu diesem Thema.

Das Todeskonzept umfasst eine emotionale und eine kognitive Komponente, wobei letztere die Subkonzepte Universalität, Irreversibilität, Nonfunktionalität und Kausalität beinhaltet (Wittkowski, 2002). Bis etwa zum Alter von acht bis neun Jahren besteht bei Kindern noch kein „reifes Todeskonzept". Das heißt, dass die o. g. Subkonzepte vom Kleinkind noch nicht erkannt (Smilansky, 1987) und daher zunächst erworben werden müssen (Wittkowski, 2002). Der Verstorbene kann nicht wieder lebendig werden, so sehr das auch gewünscht wird (vgl. „Kann Papa jetzt aufhören tot zu sein?", Haagen & Romer, 2006). Im Tod endet alles, auch die Sinne des Verstorbenen und alle Menschen sind vom Tod betroffen. Ein abstraktes und realistisches Verständnis, was den Tod verursacht und dass alle Menschen altern und sterben, entwickelt sich normalerweise erst ab dem Schulalter. Etwa ab dem 10. Lebensjahr entwickeln Kinder ein „modernes Todeskonzept", in das auch philosophische und spirituelle Gedanken eingehen (ebd.).

Im Folgenden ist die Entwicklung kognitiver Konzepte von Tod und Sterben bis zum achten Lebensjahr in einer Übersicht zusammengestellt:
- *Neun Monate bis zweieinhalb Jahre.* Es können belebte von unbelebten Objekten unterschieden werden. Das Verlusterleben wird durch die traurige Stimmung und die Gefühle der Bezugspersonen genährt.
- *Zweieinhalb bis drei Jahre.* Es entwickelt sich eine „Negativ-Definition" von der Erfahrung, dass etwas lebendig ist: Tod ist „Nicht Leben". Rollenspiele, in denen diese Erfahrung ausprobiert wird, sind häufig; z. B. „Du bist jetzt schnell mal tot/fällst tot um und nachher bist Du gleich wieder lebendig." Der Tod wird als Abwesenheit auf (kurze) Zeit angenommen.
- *Drei bis fünf Jahre.* Es herrscht ein Glaube vor, den Tod durch bestimmte Verhaltensweisen vermeiden zu können (z. B. sich vor ihm verstecken oder magisches Denken).

Es gibt meist ein Verständnis dafür, dass einige Menschen oder Tiere, z. B. alte Menschen, sterben müssen. Diese Vorstellung wird aber nicht auf wichtige Bezugspersonen übertragen. Der Tod wird als vorübergehender Zustand begriffen (z. B. eine lange Reise oder Schlaf).

- *Sechs bis acht Jahre und älter*. Es gibt die Einsicht, dass alle Lebewesen sterben müssen und dass alle lebensnotwendigen Körperfunktionen mit dem Tod enden (z. B. Herzschlag, Atmung). Es wird bewusst, dass der Tod irreversibel und damit eine schmerzhafte Trennung für immer ist.

Tod eines Familienmitglieds

Die Auseinandersetzung mit dem bevorstehenden Tod eines Familienmitglieds bedeutet eine große *Verunsicherung* und Beunruhigung des familiären Systems. Das familiäre Kohärenzgefühl wird erschüttert (Geigges et al., 2004) durch den drohenden Verlust einer Zukunftsperspektive, unterschiedliche antizipatorische Trauerreaktionen der einzelnen Familienmitglieder und die erheblichen Anforderungen in der Begleitung oder Pflege eines Sterbenden (Romer & Haagen, 2007). In der terminalen Phase einer Krankheit müssen die Familienmitglieder eine Fülle von Entscheidungen fällen, auf die sie kaum vorbereitet sind (ebd.). Das belastende Ereignis des Verlustes eines Elternteils muss jedoch keineswegs zu einer seelischen Traumatisierung eines Kindes führen. Fischer und Riedesser (1999) definieren ein seelisches *Trauma* als „ein vitales Diskrepanzerleben zwischen äußeren Belastungsfaktoren und individuellen Bewältigungsmöglichkeiten, das mit Gefühlen von Ohnmacht und schutzloser Preisgabe einhergeht und eine dauerhafte Erschütterung von Selbst- und Weltverständnis bewirkt" (ebd., S. 79). Für die Frage, ob es zu einer Traumatisierung kommt, ist demnach die Interaktion zwischen dem Ereignis und den innerseelischen Vorgängen bei dessen psychischer Bewältigung entscheidend.

Bei Kindern und Jugendlichen hängt die Fähigkeit, ein belastendes Erlebnis zu verarbeiten und zu bewältigen auch vom Stand der kognitiven und emotionalen *Reifeentwicklung* ab. Darüber hinaus ist bei der Frage, ob ein belastendes Ereignis traumatisierend wirkt oder nicht, die Qualität des intrapsychisch verfügbaren Repertoires an Strategien für den Umgang mit Gefahr von besonderer Bedeutung (Romer & Haagen, 2007). Hier liefert auch die Bindungsforschung Erklärungsmodelle dafür, wie wichtig verinnerlichte Beziehungserfahrungen von einfühlsamem Gehalten- und Getröstet-Werden in Stresssituationen sind (Romer, 2003).

Altersabhängige Charakteristik der Trauer

Der Verlust eines Elternteils durch eine Krebserkrankung wird von Kindern in verschiedenem Alter unterschiedlich verarbeitet. Nach Christ (2000) lassen sich typische Trauerreaktionen in fünf Altersgruppen unterscheiden (vgl. Tab. 3).

Das Kind entwickelt innere Repräsentanzen des toten Elternteils, die ihm erlauben, die Beziehung aufrechtzuerhalten. Diese Beziehung verändert sich mit der Reifung des Kindes und mit dem Nachlassen des Trauerschmerzes. Das Kind verhandelt immer wieder die Bedeutung des Verlustes neu für sich und gibt der toten Person in seinem Leben und

Tabelle 3: Typische altersabhängige Trauerreaktionen von Kindern und Jugendlichen (nach Christ, 2000)

3–5 Jahre	– Trauer schwer zu erkennen – oft lange Dauer, bis endgültiger Verlust verstanden wird – über Wochen anhaltendes Fragen nach der Rückkehr des Elternteils – Trennungsängste – Regression – häufig nach ca. 3 Monaten: Einfordern einer Ersatzperson als Protest gegen den Verlust
6–8 Jahre	– Endgültigkeit des Todes wird verstanden – magisches Denken – Verorten des Verstorbenen im Himmel – Äußerungen sterben zu wollen, um Elternteil nahe zu sein (i.d.R. ohne Suizidalität) – mehr somatische Symptome als bei anderen Altersgruppen – Schlafprobleme, Ängstlichkeit, Trennungsängste
9–11 Jahre	– Verlangen nach Informationen – Intellektualisierung – Kontrolle der Emotion durch Verstehen, um Emotionsausbrüche zu vermeiden – indirekter Ausdruck von unverarbeiteten Gefühlen (z.B. stures, Streit suchendes Verhalten oder Rückzug) – Ablenkung durch Hobbies – verstorbener Elternteil wird konkret als Coach, Lehrer, Freund vermisst – Einfordern von Ersatz aus eher praktischen Gründen
12–14 Jahre	– Meiden von Informationen über Krankenhaus zum Schutz vor Emotionsausbrüchen – Gefühl der Präsenz des Verstorbenen: Handeln wie er oder sie es gewollt hätte – starke Identifikation mit verstorbenem Elternteil – trauern oft alleine – Sorge um gesunden Elternteil – Autonomiekonflikte und Ausbruchsschuld
15–17 Jahre	– Trauer ähnlich wie bei Erwachsenen – können deutlich ihre Gefühle der Trauer beschreiben (emotionsfokussierte Bewältigung) – trauern oft alleine – Trauer wird oft unterschätzt, besonders, wenn sie ausagiert wird, z.B. durch Wutausbrüche, aggressives Verhalten, Alkoholkonsum o.Ä. – internalisiertes Bild des Verstorbenen, weniger Bedarf nach Erinnerungsstücken

seinen Erinnerungen einen Ort. Furman beschreibt, wie Kinder den Abschied vom Verstorbenen in dem notwendigen Umfang erst leisten konnten, nachdem sie sich sozusagen „satt erinnert" und „satt gesehnt" hatten (Furman, 1974). Die Chancen, einen Elternverlust ohne bleibende psychische Beeinträchtigung zu überstehen, sind umso besser, je älter (d. h. strukturierter) und seelisch gesünder (d. h. gleichmäßiger entwickelt) die Betroffenen sind (Bürgin, 1989). Tritt nach dem Tod eines Elternteils eine elterliche Ersatzperson in das Leben des Kindes, kann dies für die Bedürfnisse nach Sicherheit und Versorgtwerden eine wesentliche Quelle von Stabilität werden. Es ist jedoch keineswegs sicher, dass das Kind diese Person als Bindungs- und Liebesobjekt besetzen und annehmen kann. Dies kann im Laufe der Zeit umso mehr gelingen, je mehr von Seiten der überlebenden Erwachsenen die Einzigartigkeit der Elternbindung des Kindes zum verstorbenen Elternteil als emotionales Bedürfnis respektiert und unterstützt wird, z. B. durch das Pflegen von Ritualen, das Aufhängen von Lieblingsfotos sowie durch die Vermeidung von Botschaften, die vom Kind dahingehend verstanden werden können, dass die neue Person den Platz des verstorbenen Elternteils einnehmen möchte.

Nach Bowlby (1988) sind für das Zustandekommen von kindlicher Trauerarbeit nötig:

- das Vorhandensein einer sicheren Bindung vor dem Verlust
- eine sofortige und realitätsgerechte Information
- die Möglichkeit, Fragen zu stellen und an der Familientrauer teilzunehmen
- das Vorhandensein einer sicheren Bindungsperson
- Gefühl der Sicherheit, dass Bedürfnisse gleichbleibend befriedigt werden

---

Antizipatorische und pathologische Trauer

Trauer ist ein Prozess, der dem Überlebenden dazu verhelfen soll, sich vom Verstorbenen emotional zu lösen. Sie stellt einen notwendigen seelischen Heilungsprozess dar (Freud, 1917). *Gelingender Abschied* in diesem Sinne bedeutet, dass nicht auch ein innerer Verlust des geliebten Menschen stattfindet, sondern die sogenannten inneren Objekte (d. h. Erfahrungen mit sowie Vorstellungen und Bilder vom Verstorbenen) gerade stabilisiert werden (Küchenhoff, 1996). Das Konzept der *antizipatorischen Trauer* wurde erstmals von Lindemann (1944) beschrieben. Die antizipatorische Trauerarbeit vor einem bevorstehenden Tod dient der inneren und äußeren Vorbereitung angesichts der Tatsache, dass weder Zeit noch Gestalt des Todes vorauszuahnen sind. Dabei können bereits ähnliche Gefühle wie bei der eigentlichen Trauerarbeit auftreten. In einer Familie gelingt dieser vorbereitende Prozess umso besser, „je fortgeschrittener der Individuationsprozess der einzelnen Familienmitglieder ist und je größer die Entwicklungsressourcen sind, die dem System zur Verfügung stehen" (Bürgin, 1989, S. 68). Bei ungenügender, übermäßiger oder fehlender antizipatorischer Trauer besteht die Gefahr der Entwicklung späterer komplizierter oder pathologischer Trauerreaktionen (Romer & Haagen, 2007).

Unter *pathologischer oder komplizierter Trauer* werden Reaktionen auf einen Verlust beschrieben, die sich in der Dauer und Intensität von sog. normalen Trauerreaktionen unterscheiden. Nach Horowitz, Wilner, Marmar und Krupnick (1980) handelt es sich bei komplizierter Trauer stets um eine Intensivierung der Trauer in der Art, dass der Betroffene keine Entwicklung im Sinne einer allmählichen Anpassung an den erlittenen Verlust erleben kann. Verschiedene Studien konnten zeigen (einen Überblick geben Kersting, Fisch, Suslow, Ohrmann & Arolt, 2003), dass Trauerprozesse nachhaltig die körperliche und psychische Gesundheit der Hinterbliebenen beeinträchtigen können.

Trauerprozesse in Familien

In einer Familie sind unterschiedliche Trauerreaktionen zu erwarten. Der hinterbliebene Elternteil muss den Partnerverlust verkraften und ist mit den Herausforderungen der Alleinerziehendensituation konfrontiert. Er muss oft Aufgaben und Entscheidungen übernehmen, die vorher vom Partner übernommen wurden. Dieser Prozess kann dadurch erschwert werden, dass der gesunde Partner sich im Stich gelassen fühlt und unausgesprochene Wut über den Verlust des Partners empfindet (Romer & Haagen, 2007). Für Kinder ist der Tod eines Elternteils einer der tiefgreifendsten Verluste überhaupt, die in Kindheit und Jugend vorstellbar sind. Mit dem Tod des Elternteils stirbt ein wesentlicher Teil der Kindheit. Die Bewältigung des Elternverlustes wird im Wesentlichen davon beeinflusst, inwieweit der *hinterbliebene Elternteil* in der Lage ist, ausreichend emotional als Bindungsfigur und Anlehnungsobjekt für die Kinder zur Verfügung zu stehen und das familiäre Leben aufrecht zu erhalten. Das Kind braucht für seine Trauerarbeit die Hilfe von Erwachsenen und kann nur in einen bewussten Trauerprozess eintreten, wenn es sich ausreichend sicher gehalten fühlt (Furman, 1974). Die Situation in den Familien ist hierbei von den unterschiedlichen Trauerprozessen ihrer Mitglieder geprägt. Durch die Unterschiedlichkeit ihrer Trauerprozesse können sich Familienmitglieder gegenseitig in der Verarbeitung helfen, jedoch auch missverstehen oder hemmen. Missverstandene Trauerreaktionen einzelner können anhaltende Kommunikationsstörungen innerhalb der Familie erzeugen.

Während einer terminalen Erkrankung eines Elternteils leidet die elterliche Kompetenz des gesunden bzw. überlebenden Elternteils typischerweise in folgenden beiden Dimensionen
(Siegel et al., 1996)

- bezüglich der Fähigkeit, emotional angemessen auf die Bedürfnisse des Kindes einzugehen,
- sowie bezüglich des konsequenten Umgangs mit Regeln, was die Verunsicherung der Kinder zusätzlich erhöhen kann.

---

2 Der COSIP-Beratungsansatz

2.1 Literaturgestützte Verankerung

Bislang gibt es wenige, in der Regel theoriegeleitet entwickelte Interventionsprogramme, die explizit auf die psychosoziale Unterstützung von Kindern körperlich kranker Eltern fokussieren. Der Hintergrund sind u. a. psychodynamische Konzepte (Gunther et al., 1998; Urbach & Culbert, 1991), kognitiv-behaviorale (Davis-Kirsch et al., 2003; Rotheram-Borus et al., 1997), neuere entwicklungspsychologische oder sozial-kognitive Ansätze (Hoke, 1997; Lewandowski, 1992; Christ, 2000) sowie systemische Konzepte (Dale & Altschuler, 1999; Rolland, 1999; Sholevar & Perkel, 1990; Steinglass, 1987, 1998). Auf der Basis bislang publizierter Interventionskonzepte (Übersicht bei Diareme et al., 2007) sind folgende wichtige *Ziele und Elemente kindzentrierter Interventionskonzepte* in das vorliegende Manual eingegangen:

- Verbesserte *kognitive Orientierung* des Kindes zur Situation der elterlichen Erkrankung: Hierzu werden psychoedukative Vorgehensweisen empfohlen, die darauf ausgerichtet sind, Kindern zu helfen, krankheitsbedingte Veränderungen ihrer Eltern sowie ihres Lebensalltags angemessen einzuordnen, zu verstehen sowie aktiv verarbeiten zu können, anstatt sich ihnen passiv oder hilflos ausgeliefert zu fühlen.
- Kinder sollen darin unterstützt werden, *aktive Bewältigungsstrategien* zu entwickeln, wie beispielsweise die Suche nach sozialer Unterstützung, gezielte Selbstfürsorge, Suche nach zwischenmenschlicher Nähe oder gezieltes Selbstmanagement im Umgang mit negativen Gefühlen. Ebenso sollten sie darin unterstützt werden, passive Bewältigungsmechanismen (z. B. Vermeidung oder Verleugnung) zu überwinden.
- Bereitstellung eines *sicheren und Vertrauen stiftenden emotionalen Rahmens*, um Kindern, die sich vielleicht schon mit ihren Sorgen und Nöten in sich zurückgezogen haben, zu ermöglichen, ihre Ängste auszudrücken.

Konzeptioneller Hintergrund

Seit 1999 existiert am Universitätsklinikum Hamburg-Eppendorf die Beratungsstelle „Kinder körperlich kranker Eltern" mit einem speziellen Konsil- und Liaisondienst für alle onkologischen Versorgungseinheiten. An dieser Beratungsstelle wurde das Hamburger COSIP-Konzept (Romer & Haagen, 2007) als kindzentrierte, präventiv ausgerichtete Kurzintervention für Familien mit einem körperlich kranken Elternteil entwickelt und in einer Pilotstudie evaluiert (Paschen et al., 2007). Es handelt sich um eine kindzentrierte medizinische Familienberatung, die im Wesentlichen auf theoretischen Konzepten aus der entwicklungspsychologisch fundierten Psychotraumatologie (Fischer & Riedesser, 1999), der Bindungstheorie (Bowlby, 1983) und psychoanalytischer Paar- und Familientherapie (Cierpka, 1996; Reich et al., 2007) beruht. Zudem wurden spezifische Konzepte aus theoretischen Arbeiten zur kindlichen Verarbeitung einer ernsthaften elterlichen Erkrankung integriert (Lewandowski, 1992; Christ, 2000).

Im Rahmen des multizentrischen Verbundprojektes „Psychosoziale Hilfen für Kinder krebskranker Eltern"[4] wurde dieses Konzept auf der Basis von über 500 klinisch dokumentierten Beratungsfällen, bei denen ein Elternteil onkologisch erkrankt war, für den onkologischen bzw. psychoonkologischen Kontext spezifiziert. Das Manual zeigt den Handlungsrahmen für Beratungssituationen und Probleme auf. Die Möglichkeit zur *Flexibilität* im Umgang mit spezifischen Bedingungen und Erfordernissen des Einzelfalls und mit Unvorhersehbarem in der Konfrontation mit verschiedensten Krankheitsverläufen wird *gezielt eröffnet*: „Jeder, der mit Todesfällen zu tun hat, ist gezwungen, die Grenzen seiner Hilfeleistung und die Einmaligkeit eines jeden Falles zu erkennen" (Furman, 1974, S. 21). Die präventiv ausgerichtete kindzentrierte Familienberatung setzt an mehreren Systemen an:

Systemebenen des Manuals „Kinder krebskranker Eltern"

Subsystem Eltern
- Eltern sollen sich in der Verunsicherung ihrer Elternrolle verstanden und unterstützt fühlen.
- Sie sollen u. a. neuen Zugang zu ihren intuitiven Elternkompetenzen finden können, um sich im Umgang mit ihren Kindern sicher und kompetent zu fühlen.

Subsystem Kinder und Jugendliche
- Angebot von dem Alter und Entwicklungsstand angemessenen Verarbeitungshilfen.
- Unterstützung einer aktiven und bewussten Auseinandersetzung mit der Situation, um dem Ausgeliefertsein an Gefühle von Hilflosigkeit und Ohnmacht vorzubeugen.

Familie
- Vorhandene Ressourcen innerhalb der Familie sollen für die Bewältigung dieser Situation bestmöglich genutzt werden können.
- Durch offene Kommunikation sowie angemessene emotionale Bezogenheit zwischen den Familienmitgliedern sollen den Kindern u. a. innerhalb der Familie angstmindernde Beziehungserfahrungen im Umgang mit krankheitsbezogenen Stressbelastungen vermittelt werden.

2.2 Begriffsbestimmung: das Verständnis von Beratung

Kennzeichnend für einen Beratungsprozess sind nach dem hier zugrunde liegenden Verständnis ein relativ kurzzeitiger Verlauf, die Konzentration auf aktuelle Probleme, die eher stützenden und strukturierenden Interventionen sowie die aktive Rolle der Berater (Seiffge-Krenke, 2007). Das Gespräch findet in einer möglichst zu offener und emotional beteiligter Selbstdarstellung einladenden Atmosphäre sowie in einem klaren Rahmen

---

4 Das multizentrische Verbundprojekt „Psychosoziale Hilfen für Kinder krebskranker Eltern" wurde von der Deutschen Krebshilfe gefördert (Förder-Nr. 108303). An diesem multizentrischen Projekt haben die im Anhang aufgelisteten Institutionen und Mitarbeiter mitgearbeitet.

statt (Küchenhoff, 2005). Außerdem kann sich eine Fokussierung auf die Verarbeitungsweisen der Krankheit ergeben, die sich trotz „objektiv" ähnlicher Verläufe in Erleben
und Beziehung sehr unterscheiden. Berater bewegen sich zwischen Engagement und Reflexion sowie mitgeteiltem empathischen Verständnis. Die Erkundung biografischer
oder mehrgenerationaler Bezüge zum aktuellen Umgang mit der Krankheit sowie zum
Umgang der Familienangehörigen untereinander verknüpft die – nicht von der Krebserkrankung belastete – Vergangenheit der Familie mit der Gegenwart. Erforderliche Fach-
kenntnisse der Beratenden umfassen psychotherapeutisches, psychopathologisches und
medizinisches Fachwissen, Kenntnis des Gesundheitssystems, Erfahrungen mit der sozialen Wirklichkeit von Familien sowie kulturelle Gepflogenheiten und Werte im Umgang mit Krankheit und Sterben. Der Anlass, die COSIP-Beratung in Anspruch zu nehmen, liegt meist in einer Verunsicherung der Eltern darüber, wie sie ihren Umgang bzw.
ihre Verarbeitung der körperlichen Erkrankung mit den Anforderungen ihrer gelebten
Elternrolle integrieren können. Eher selten äußern Eltern in diesem Zusammenhang aktuelle Beobachtungen, die darauf hindeuten, dass ihre Kinder die Situation seelisch nicht
verkraften könnten. Hingegen spielt die Sorge, die Kindern könnten in fernerer Zukunft
zu spät bemerkte oder erkannte seelische Probleme im Zuge der Verarbeitung der Situation entwickeln, verbunden mit dem Wunsch, die Kinder möglichst gut unterstützt zu
wissen, häufig eine Rolle bei der Inanspruchnahme. Entsprechend geht es in den Gesprächen meist darum, allen Familienmitgliedern dabei zu helfen, gegenseitig ein besseres
Verständnis ihrer psychischen Reaktionen, Verarbeitungsprozesse und Bewältigungsversuche im Zusammenhang mit der elterlichen Krebserkrankung zu entwickeln. Hierbei kann das Aufzeigen und Spiegeln von typischen und sich wiederholenden Beziehungsgestaltungen zwischen Eltern und Kindern hilfreich sein. Hingegen sind Deutungen
von als abgewehrt wahrgenommenen Gefühlsinhalten oder konflikthaft vermuteter Verarbeitung in diesem Kontext in der Regel nicht angezeigt, insbesondere sollten etwaige
Übertragungsphänomene, falls diese von Seiten psychodynamisch geschulter Berater
wahrgenommen werden, nicht gedeutet werden. Nach Luborsky (1988) gehören expressive und supportive Techniken zu den wesentlichen psychoanalytischen Behand-
lungsprinzipien. Expressive Techniken sollen dabei helfen, unausgesprochene Gedanken und Gefühle auszudrücken und den spontanen Fluss weiterer Gedanken zu erleichtern.
Supportiv sind verbale Interventionen immer dann, wenn sie sich im Erleben der Klienten als unmittelbar entlastend erweisen. Die meisten von ihnen ergeben sich unspezifisch
aus der empathischen Haltung der Beratenden, es können aber auch zusätzliche supportive Techniken zum Einsatz kommen, wie z. B. die explizite Vermittlung von Achtung,
Wertschätzung, Verständnis und Akzeptanz oder das Hervorheben von Fähigkeiten und
Stärken der Klienten.

2.3 Indikation und Qualitätssicherung

Indikation. Die Beratungen finden in einem Kontext statt, in dem Kinder und Jugendliche
in aller Regel nicht aufgrund psychiatrisch relevanter Auffälligkeiten, sondern wegen einer
belastenden Lebenssituation vorgestellt werden. Indiziert ist diese Beratung deshalb grundsätzlich dann, wenn sie von einer betroffenen Familie bei niederschwelligem Angebot gewünscht wird. Niedrigschwelligkeit bedeutet hier insbesondere, dass das Angebot einer

professionellen psychosozialen Unterstützung im subjektiven Erleben der Familie nicht implizieren sollte, dass sie sich selbst als „Problemfamilie" sieht, die weniger gut als andere mit der Situation zurechtkommt, oder als solche gesehen wird (Romer et al., 2007). Um dies zu erreichen, kann es insbesondere in Konstellationen, in denen eine hohe psychische Belastung angenommen werden kann (vgl. z. B. Kap. 7.1.2, 7.1.3 oder 7.3.1) für die Niedrigschwelligkeit sinnvoll sein, eine Erstberatung der Eltern als Routinemaßnahme in einem integrierten onkologisch-psychoonkologischen Gesamtkonzept (comprehensive care) vorzusehen. Dies trägt nach unserer Erfahrung sehr zur positiven Akzeptanz und Wertschätzung des Beratungsangebots sowie zur Reduzierung von Stigmatisierungsängsten bei. Im Sinne dieser geforderten Niedrigschwelligkeit stellt die COSIP-Beratung keine Behandlung von „Störungen mit Krankheitswert", sondern ein gezieltes präventives Beratungsangebot dar. So sollen Kinder und die gesamte Familie dabei unterstützt werden, die aktuelle Lebenssituation zu bewältigen. Bei Vorliegen einer behandlungsbedürftigen psychischen Störung der Kinder oder deren Eltern erfolgt die Vermittlung in die kinder- und jugendpsychiatrische bzw. psychotherapeutische oder psychoonkologische Regelversorgung (vgl. Kapitel 5.3. Indikation und Vermittlung weiterführender Angebote).

Qualitätssicherung. Die Arbeit mit schwerkranken, sterbenden, verwaisten und verwitweten Menschen und ihren Familien konfrontiert professionelle Helfer auch mit eigenen Grenzen. Die eigene Bearbeitung von persönlichen Verlusterlebnissen bzw. der mit Todesvorstellungen verbundenen Affekte oder Gefühle von Hilflosigkeit oder narzisstischer Kränkung stellen eine Voraussetzung für die Arbeit mit diesen Familien dar. Die Schulung in den Beratungsmethoden dieses Manuals kann eine psychotherapeutische Weiterbildung keinesfalls ersetzen, insbesondere nicht die nötige psychotherapeutische Selbsterfahrung. Anwender dieses Beratungskonzeptes benötigen in der Regel eine mehrjährige klinische Erfahrung oder sollten eine psychotherapeutische Weiterbildung unter fortlaufender Supervision zumindest begonnen haben. Außerdem sind regelmäßige Supervisionen und Teambesprechungen unentbehrlich. Um der Besonderheit gerecht zu werden, dass sowohl entwicklungspsychologisch fundierte kinder- und jugendspezifische Techniken der Kontaktgestaltung und Gesprächsführung (z. B. Einsatz von Spielmaterialien oder Zeichnungen) zur Anwendung kommen, als auch spezifische Aspekte des Umgangs mit lebensbedrohlicher Krankheit und Tod, wird empfohlen, dass Anwender des Manuals entweder im Bereich der Kinder- und Jugendpsychotherapie bzw. -beratung oder in der Psychoonkologie bzw. einem vergleichbaren Praxisfeld über eine hinreichende klinisch-praktische Vorerfahrung verfügen. Über die Schulung in diesem Manual hinaus sollten sie insbesondere in demjenigen der beiden genannten Bereiche, in dem sie ggf. Neuland betreten, zusätzliche Fortbildungen und supervisorische Unterstützung in Anspruch nehmen.

2.4 Interventionsprinzipien

In der COSIP-Beratung geht es einerseits um das Spannungsfeld von *„anerkennendem Verstehen"* und *„Hören des Unverstandenen"* (Kläui, 2008, S. 73). Für ein Beratungskonzept, das darauf abzielt, Eltern und Kinder in einer möglichst funktionalen Bewältigung einer ernsthaften Erkrankung zu unterstützen, spielen (v. a. in den Elterngesprächen) zusätzlich psychoedukative Elemente eine wichtige Rolle.

Dialogische Psychoedukation

Unter Psychoedukation werden Interventionen verstanden, bei denen die Vermittlung von informativem *Wissen*, welches für den *Umgang* mit der durch die elterliche Erkrankung geprägten familiären *Belastungssituation* als hilfreich erachtet wird, im Vordergrund steht. Dies dient der kognitiven Orientierung aller Beteiligten als wichtige Grundvoraussetzung für eine nicht traumatische Verarbeitung einer Belastungssituation (Fischer & Riedesser, 1999).

Die Weitergabe von Wissen sollte unter keinen Umständen im Sinne eines einseitigen Expertengefälles geschehen. Dies würde eine einseitige Abhängigkeit betonen und die meist bestehende reale Situation in der Arzt-Patienten-Beziehung wiederholen (Romer & Haagen, 2007). Ausgehend von der Erfahrung, Entscheidungen in die Hände der Ärzte des Vertrauens zu legen, kommen Eltern nicht selten mit der Erwartung in die psychosoziale Beratung, sich in Fragen des Umgangs mit ihren Kindern ebenso dem Expertenrat anzuvertrauen. Die Situation ist hier jedoch eine andere. In der Beratungssituation treffen zwei Expertensysteme aufeinander, die beidseitig vom Austausch ihres Wissens profitieren können (ebd.). Daher haben wir den Begriff der „dialogischen Psychoedukation" (ebd.) gewählt, der den wechselseitigen Austausch zwischen Berater und Eltern umfasst. Das Kompetenzerleben der Eltern wird gestützt, indem sie als Experten in eigener Sache gesehen und respektiert werden und ihren Wissensvorsprung gegenüber dem therapeutischen System, z. B. in Belangen der eigenen Krankheitsbewältigung, des Selbsthilfesystems, der Patientenorganisationen, des Laiensystems, von Internetinformationen und der Entwicklung und Persönlichkeit der eigenen Kinder, gezielt einbringen können.

Beziehungsangebot und psychotherapeutische Techniken

In einer Familienberatung oder -therapie, die u. a. zum Ziel hat, präventiv seelischen Anpassungsstörungen bei Kindern kranker Eltern vorzubeugen, wird ein Beziehungsangebot gemacht, welches durch ein entsprechendes Setting dazu geeignet ist, den Familienmitgliedern besonderen *Vertrauensschutz, Empathie* und *Sicherheit* und *neue Spielräume* zu vermitteln. Die folgenden *psychotherapeutischen Techniken* und Herangehensweisen sind hierbei besonders relevant:
- *Unvoreingenommenes Zuhören*. Das unvoreingenommene Zuhören richtet sich auf die Möglichkeit zu verstehen, was die Patienten sagen wollen und auf die Wahrnehmung dessen, was nicht verständlich erscheint. Spuren dessen, was psychisches Leiden verursacht, findet sich oft dort, wo Ungereimtheiten im Sprechen entstehen. Dadurch kann gegebenenfalls hörbar werden, was „tatsächlich" gesagt wurde, und auch ein anderes „Mehr" an Verstehen entstehen (Kläui, 2008).
- *Empathisches Spiegeln*. Wird aufgrund der Mitteilungen der Patienten eine besondere emotionale Belastung oder Zerrissenheit spürbar, die bislang noch nicht oder wenig ausgesprochen wurde (z. B. latente Schuldgefühle bei einem Jugendlichen gegenüber dem kranken Elternteil), so sind diese empathisch in Worte zu fassen, so weit möglich unter Verwendung der eigenen Worte des Gegenübers.
- *Stützen und Entlasten*. Wo immer möglich, sollte auf eine geäußerte emotionale Belastung der Versuch folgen, im Gesprächskontakt Entlastung anzubieten, sei es durch geduldiges Zuhören, durch Hervorheben der Legitimation der gefühlten Belastung oder

durch eine ehrliche Anerkennung dessen, was die betreffende Person durchlitten oder geschafft hat. Als wichtige Grundregel für die Gestaltung einer Intervention kann gelten, dass in jeder einzelnen Sitzung darauf zu achten ist, dass die Gesprächspartner mit dem subjektiven Gefühl der Entlastung aus dem Kontakt gehen können. Darin unterscheidet sich die Arbeitsweise beispielsweise von konfliktbearbeitenden aufdeckenden Therapien, in denen eine einzelne Sitzung durchaus auch schmerzhaft und aufwühlend sein kann.

- *Narrative entwickeln.* Angst und Stress auslösende unerwartete Lebensereignisse führen insbesondere bei Kindern oft dazu, dass Erinnerungen an die Abfolge von Geschehnissen fragmentiert nebeneinander stehen. Dies trifft umso wahrscheinlicher zu, je jünger Kinder sind. Solche Erinnerungsbruchstücke erschweren die Bewältigung potentiell traumatischer Lebensereignisse, indem sie das Gefühl von Ich-Kontinuität schwächen und Gefühle von Hilflosigkeit und Ausgeliefertsein gegenüber den Geschehnissen verstärken (Fischer & Riedesser, 1999). Es stützt daher die Ich-Kräfte des Betroffenen vor einer traumatischen Verarbeitung, wenn er mithilfe moderierender Nachfragen selbst kohärente Narrative entwickelt, die die Erinnerungsfragmente zu einer chronologisch stimmig erlebten Geschichte zusammenfügen. Bei Kindern vor Eintritt in das kognitive Stadium formaler Operationen (< 12 Jahren) hat es sich besonders bewährt, im Einzelgespräch die berichteten Erlebnisse (z. B. Geburt eines Geschwisters, längerer Krankenhausaufenthalt der Mutter, Umzug etc.) auf Papier entlang einer gezeichneten „Lebenslinie von Geburt bis heute" aufzutragen.

- *Klären als Intervention.* Es ist wichtig, auf ungeklärte Dinge, die sich im Gespräch zwischen den Zeilen mitteilen, zu achten, um gegebenenfalls innezuhalten und durch gezieltes Nachfragen Klärungen herbeizuführen. Wird es beispielsweise im Elterngespräch für die Berater unklar, wie beide Partner eine von den Ärzten mitgeteilte infauste Prognose einer Krebserkrankung subjektiv verstehen, weil beide Partner mit diffusen Andeutungen über dieses Thema hinwegzugehen scheinen, ist die klärende Nachfrage, wie die prognostische Einschätzung der Ärzte jeweils verstanden wurde, angezeigt. So wird die subjektive Realität beider Partner, die durchaus divergieren kann, benennbar und besprechbar. Unklarheiten der subjektiven Realität vermitteln sich meist bei angstbesetzten Themen. Der Berater vermittelt in diesem Fall durch klärende Nachfragen, die ebenso behutsam wie beharrlich gestellt werden sollten, seine einfühlsame Unerschrockenheit im Umgang mit den Ängsten des Gegenübers. Die dem psychotherapeutischen Beziehungsangebot innewohnende Botschaft, die dieses von den meisten Alltagsbeziehungen unterscheidet, lautet hierbei: „Hier können auch schwierige und angstauslösende Themen offen angesprochen werden, ohne dass Du dich darum kümmern musst, ob ich dadurch vielleicht zu sehr erschüttert werden könnte!" (vgl. z. B. das offene Ansprechen suizidaler Gedanken bei selbstgefährdenden Patienten). Meist entspannt sich durch solche Klärungen eine latent angstbesetzte Gesprächsatmosphäre deutlich.

- *Lebensgeschichtliche Sinnzusammenhänge herstellen.* Intrapsychisch repräsentieren sich in Individuen im Laufe ihres Lebens vielschichtige Wechselbeziehungen zwischen belastenden Lebensereignissen, ihrer individuellen Verarbeitung sowie den jeweils gewählten Bewältigungsstrategien. Letztere entsprechen inneren Arbeitsmodellen von Problembewältigung, die sich in der eigenen Lebensgeschichte in Interaktion zwischen belastenden Lebenssituationen, hierbei gemachten hilfreichen oder enttäuschenden Beziehungserfahrungen sowie der eigenen Verarbeitung der Erlebnisse gebildet haben. Es ist für Familienmitglieder, die sich mit der ernsten Krankheit eines Elternteils auseinandersetzen, hilfreich, wenn sie über ihre eigene Bewältigung der Situation reflektieren lernen und so ihren Copingstil in einem biographischen Sinnzusammenhang verstehen können. Bewältigungsmuster eines kranken Elternteils, die für den Ehepartner befremdlich oder gar kränkend sind, beispielsweise, wenn dieser sich zunehmend in der Beziehung abschottet, um Angstgefühle für sich alleine zu verarbeiten, können so vor dem Hintergrund früherer Lebenserfahrungen, bei denen insbesondere Bindungserfahrungen eine zentrale Rolle spielen, verstanden und reflektiert werden. Dies trägt dazu bei, dass Familienmitglieder, wenn sie sehr unterschiedlich mit der Situation umgehen, dies besser verstehen und akzeptieren können. Zudem wird durch die entstandene Selbstreflexion erst die individuelle Überprüfung möglich, inwieweit ein bislang unternommener Bewältigungsversuch, der in einer früheren Lebenssituation vielleicht aufgrund fehlender zwischenmenschlicher Unterstützung durchaus angemessen oder subjektiv alternativlos war, für die aktuelle Situation, in der stützende Familienbeziehungen vorhanden sind, überdenkenswert ist, oder ob andere Bewältigungsstrategien verfügbar sind, an der die Familie mehr Anteil nehmen kann.

2.5 Die drei Systemebenen

Der COSIP-Beratungsansatz (Romer & Haagen, 2007) wurde als präventives Angebot für Kinder als Angehörige körperlich kranker Eltern entwickelt und ist sowohl durch Kindzentrierung als auch Familienorientierung charakterisiert. Der Ansatz zeichnet sich grundlegend durch eine flexible Handhabung der drei *Systemebenen Kind – Eltern – Familie* (vgl. Abb. 1) aus. Alle drei Ebenen können in der Beratung, in der es um eine Klärung der spezifischen Belastungen, Ressourcen, Verarbeitungsweisen und um den Austausch darüber geht, wechselweise in den Blickpunkt gerückt werden. Je nach familiärer Konstellation und je nach den Erfordernissen resultieren aus dieser Perspektive der drei Systemebenen Variationen in den im Folgenden dargestellten Interventionszielen und Settings.

Interventionsziele

Ausgehend von jahrelanger klinischer Erfahrung auf dem Gebiet der Prävention seelischer Störungen bei Kindern körperlich kranker Eltern wurden in den Anfangsjahren der Hamburger Beratungsstelle „Kinder körperlich kranker Eltern" zunächst zwölf sinnvoll erscheinende Ziele definiert. Diese wurden schließlich für die COSIP-Beratung auf eine Auswahl von zehn Interventionszielen (vgl. Tab. 4) reduziert, die sich in einer Pilotevaluationsstudie aus Sicht der befragten Eltern, Kinder und Therapeuten als relevant erwiesen haben (Paschen et al., 2007).

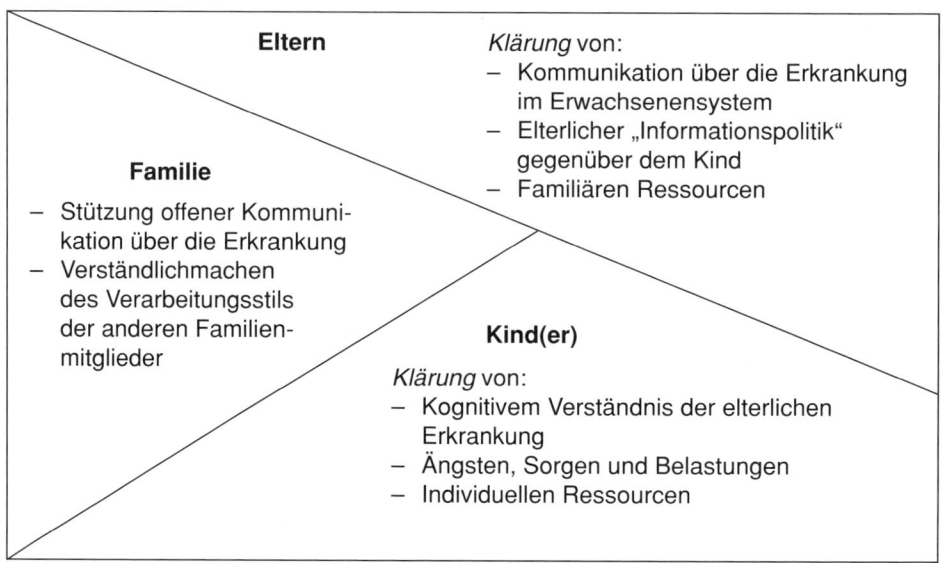

Abbildung 1: Systemebenen und Interventionsziele (Romer & Hagen, 2007)

Tabelle 4: Interventionsziele des Beratungsansatzes

Offene Kommunikation über die elterliche Erkrankung	Offene Kommunikation über die Erkrankung innerhalb der Familie gilt als einer der wichtigsten protektiven Faktoren und kann wesentlich zu einer positiven Anpassung beitragen (Siegel et al., 1996; Lewis et al., 1985; Cohen et al., 1977; Steck et al., 1999). Betroffene Familien tun sich hiermit oftmals schwer (Lewandowski, 1996). Bei Krebserkrankungen mit terminaler Prognose werden insbesondere jüngeren Kindern oft keinerlei Informationen oder Erklärungen gegeben (Siegel et al., 1996). Gründe hierfür können die Angst vieler Eltern, ihre Kinder mit der bedrohlichen Realität zu konfrontieren oder die Unterschiedlichkeit der Copingstrategien jedes Familienmitgliedes sein. In der terminalen Phase besteht oft unausgesprochene Einigkeit, nicht über Tod und Sterben zu sprechen, um die Hoffnung aufrecht zu erhalten. Eine offene Kommunikation innerhalb der Familie kann dagegen befreiend wirken, Einsamkeit verringern, Ängste und Sorgen teilen helfen sowie die Zukunftsplanung erleichtern.

Tabelle 4: (Fortsetzung)

Flexiblerer Umgang mit divergenten Bedürfnissen einzelner Familienmitglieder	Kinder und Jugendliche haben altersentsprechende Wünsche der Freizeitgestaltung und Ablenkung, die von anderen Familienmitgliedern leicht als „nur Spaß haben wollen" abgetan werden könnten. Auch Eltern können sehr unterschiedliche Bewältigungsstrategien und Bedürfnisse in Konflikt- und Krisensituationen haben. In der Beratung gilt es, einen flexibleren Umgang mit diesen divergenten Bedürfnissen zu fördern und jedem Einzelnen zunächst zu verdeutlichen, dass vielleicht jedes Familienmitglied anders mit der Situation umgeht. So kann Missverständnissen und dem Eindruck, ein Familienmitglied gehe nicht adäquat mit der Situation um, entgegengetreten werden.
Reduzierung altersunangemessener Parentifizierung	Durch Veränderungen im familiären Rollengefüge kann es dazu kommen, dass Kinder vermehrt Verantwortungen der Eltern übernehmen, beispielsweise indem sie kleinere Geschwister beaufsichtigen, in die Pflege des erkrankten Elternteils eingebunden sind, oder den regressiv bedürftigen kranken Elternteils „bemuttern". Sofern diese Einbindung in fürsorgliche Verantwortlichkeit altersunangemessen erscheint, gilt es, dies zu reduzieren.
Stützung elterlichen Kompetenzerlebens	Bei nachhaltiger Verunsicherung der Elternkompetenz (Lewandowski, 1992), ist die Stützung des Kompetenzerlebens ein wichtiges elternbezogenes Ziel. Die Ressourcen von Eltern als „Experten für ihre Kinder" herauszuarbeiten und zu unterstützen, kann für diese sowohl sehr entlastend und beruhigend sein als auch Vertrauen für das Bewältigen der oftmals ungewissen Zukunft schaffen.
Erhöhung der emotionalen Verfügbarkeit der Eltern	Emotionale Verfügbarkeit bedeutet, dass Eltern die Gefühle ihrer Kinder angemessen wahrnehmen, auffangen, nachvollziehen und darauf einfühlsam reagieren können. Häufig sind beide Eltern so stark belastet, dass sie für ihre Kinder deutlich weniger emotional verfügbar sein können, auch wenn in der Regel die empathischen Fähigkeiten vorhanden sind. Daher gilt es, die Eltern dabei zu unterstützen, sich den inneren Raum zu schaffen, der es ihnen erlaubt, ihre Aufmerksamkeit und Achtsamkeit auf ihre emotionale Verfügbarkeit zu lenken.

Tabelle 4: (Fortsetzung)

Bessere kognitive Orientierung	Bezogen auf die Kinder steht die Verbesserung ihrer kognitiven Orientierung oft am Anfang der Beratung. Diese soll dem einzelnen Kind dabei helfen, die Situation zu begreifen und soll Ohnmachtsgefühlen des passiven Ausgeliefertseins an die äußeren Belastungsfaktoren entgegenwirken (Fischer & Riedesser, 1999).
Legitimierung eigener Gefühle und Bedürfnisse	Hier geht es darum, Kinder darin zu bestärken, dass die verschiedenen Gefühle und Bedürfnisse, die sie bezogen auf die krankheitsbedingte Situation haben, grundsätzlich berechtigt sind. Für Kinder kann z. B. die vermehrte Übernahme von Verantwortung und Aufgaben im Haushalt bedeuten, dass ihnen weniger Zeit für altersgemäße Beschäftigungen mit Gleichaltrigen bleibt (Hoover et al., 1975; Litman, 1974; Yuditsky & Kenyon, 1979). Dies soll insbesondere der Entstehung latenter Schuldgefühle vorbeugen.
Aktive Bewältigung	Von Seiten der Kinder wird im Umgang mit einer schweren elterlichen Erkrankung die subjektiv erlebte Kontrollierbarkeit meist recht gering eingeschätzt, was zu einem beeinträchtigten Gefühl der Selbstwirksamkeit führen kann. In der Folge werden oft „passive" Bewältigungsstrategien gewählt, die sich in Rückzugs- und Vermeidungsverhalten äußern. Die Ermöglichung einer aktiven Bewältigungsstrategie, z. B. durch Informationssuche, bewusste Suche nach emotionaler Unterstützung bei vertrauten Personen oder durch Einbettung der Geschehnisse in ein eigenes sinngebendes Narrativ (Reframing) fördert ein funktionales Stressmanagement (Compas et al., 1996) und ist deshalb ebenfalls ein erklärtes Ziel der Beratung.
Integration ambivalenter Gefühle	Bestehen ambivalente Gefühle eines Kindes, insbesondere gegenüber einem vom Tod bedrohten Elternteil, sind diese nur schwer integrierbar, werden meist schuldhaft verarbeitet und erschweren somit nachhaltig den späteren Trauerprozess. Ein empathisches Bewusstmachen und Legitimieren unterschiedlich emotional besetzter Anteile in der Beziehung zu beiden Eltern als normales Phänomen einer lebendigen Eltern-Kind-Beziehung als erster Schritt zu deren Integration erscheint daher als Beratungsziel geeignet, um betroffene Kinder

Tabelle 4: (Fortsetzung)

Integration ambivalenter Gefühle	von latenten Schuldgefühlen zu entlasten und gegebenenfalls einen angemessenen Trauerprozess zu ermöglichen.
Unterstützung antizipierender Trauerarbeit	In Familien, in denen ein Elternteil körperlich so ernst erkrankt ist, dass die Möglichkeit besteht, dass er an den Folgen der Krankheit sterben wird, wird in der Familie ein gemeinsames Gespräch darüber nicht selten aus Angst vor den damit verbundenen emotionalen Reaktionen vermieden. Im geschützten Rahmen der Beratung mit einem bei diesem Thema stabil bleibenden Gesprächspartner kann es für Kinder sehr entlastend sein, sich bewusst mit dem drohenden oder bereits herannahenden Abschied auseinanderzusetzen und sich so rechtzeitig auf die schmerzliche Situation kognitiv und emotional einzustellen.

2.6 Ablauf der Beratung

Abbildung 2 zeigt einen abstrahierten, idealtypischen Beratungsverlauf. Unter Beachtung individueller und familiärer krankheitsbedingter Belastungen können sich während der Beratung selbstverständlich unterschiedlichste Abweichungen ergeben, auf die der Berater individuell eingeht.

Die Beratung folgt einem halbstandardisierten Ablauf. Die *diagnostische Phase* wird durch ein Elternerstgespräch mit beiden Eltern eingeleitet, gefolgt von einem Erstgespräch mit dem Kind bzw. den Kindern, die bei Geschwisterkindern üblicherweise zunächst als geschützte Einzelgespräche erfolgen. Im Anschluss legt der Berater üblicherweise ein bis

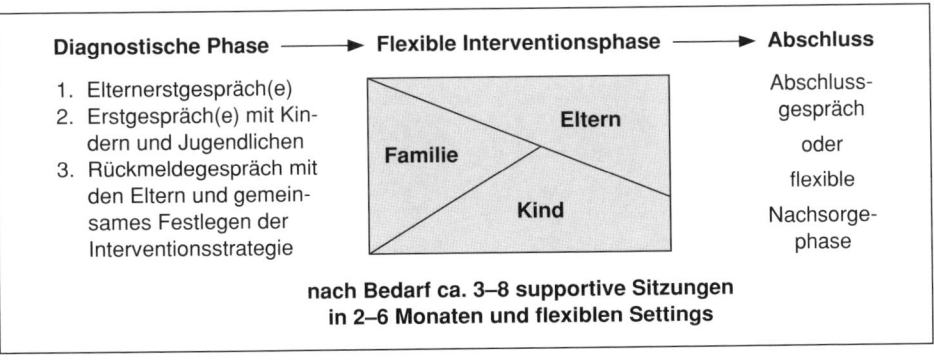

Abbildung 2: Idealtypischer Beratungsverlauf

zwei vorrangige Interventionsziele fest. Im darauf folgenden Rückmeldegespräch mit den Eltern wird der sich daraus ergebende Ablauf der weiteren Beratung abgestimmt.

Daran schließt sich die *flexible Interventionsphase* an, die etwa 3 bis 8 supportive Sitzungen über 2 bis 6 Monate umfasst. Jeder einzelne Kontakt sollte dabei von den teilnehmenden Familienmitgliedern subjektiv als entlastend erlebt werden. Als gängige Settings sind hier je nach vorrangigem Interventionsziel und dabei fokussierter Systemebene Einzelgespräche mit Kindern, Eltern- sowie Familiengespräche – auch in Kombination – möglich.

Zum Beenden der Beratung wird ein *bilanzierendes Abschlussgespräch* geführt. Alternativ kann sich an die intensive Interventionsphase aber auch eine flexible Nachsorgephase anschließen, in der die stützende Begleitung der Familie im Rahmen von in größeren Abständen stattfindenden Gesprächen erfolgt. Jedes Gespräch dauert üblicherweise 50 Minuten, Eltern- und Familiengespräche können bis zu 90 Minuten in Anspruch nehmen. Der strukturelle und zeitliche Ablauf der Beratung, inklusive der Ankündigung des begrenzten Rahmens und des vorgesehenen Abschlussgespräches, werden den Eltern im Erstgespräch erläutert.

Die *Interventionsziele* des COSIP-Konzepts sind interdependent, d. h. eine positive Veränderung in einem der Ziele wird sich erwartungsgemäß auch auf die Verarbeitung der Situation in anderen Zielbereichen auswirken. So werden Eltern, die sich im Umgang mit ihrem Kind sicherer und kompetenter fühlen, sich dabei leichter tun, ihre inneren Räume für die emotionale Verfügbarkeit zu öffnen oder offener mit ihren Kindern zu kommunizieren. Ebenso werden Kinder, sie sich zur Krankheitssituation kognitiv gut orientiert fühlen, es leichter haben, selbst aktivere Bewältigungsmechanismen zu entwickeln bzw. sich besser auf eine offenere Kommunikation mit Eltern oder Geschwistern einzulassen. Diese Interdependenz gilt es bei der Defintion der im Einzelfall fokussierten Interventionsziele dahingehend zu berücksichtigen, dass diejenigen ein bis zwei Interventionsziele für die Beratung ausgewählt werden sollen, bei denen die Berater im Rahmen einer supportiven Kurzintervention den bestmöglichen Effekt auch mit Blick auf die anderen Ziele im Sinne von Hilfe zur Selbsthilfe erwarten („first things first"). Die Ziele bauen hierbei nicht hierarchisch im Sinne einer vorgesehenen Reihenfolge aufeinander auf. Vielmehr gilt es, in jedem Einzelfall eine sinnvolle Hierarchisierung der vorrangigsten Veränderungen in den einzelnen Subsystemen herauszuarbeiten (vgl. Kap. 4).

3 Diagnostische Phase: Erstgespräche mit Eltern und Kindern

3.1 Hintergrund für die Erstgespräche

Die Indikationsstellung zu einer präventiv ausgerichteten psychosozialen Intervention bei Familien mit körperlich kranken Eltern definiert sich nicht in erster Linie über das Vorhandensein oder Nicht-Vorhandensein von psychischen Auffälligkeiten bei den Kindern, sondern stützt sich auf eine *Einschätzung der aktuellen Belastung für das Familiensystem*, sowie der vorhandenen *familiären Ressourcen* zu deren Bewältigung (Romer & Riedesser, 1999).

Systemische Perspektive. Jede individuelle kindliche Verarbeitung und Bewältigung einer elterlichen ernsthaften Erkrankung und ihrer Auswirkungen auf die familiäre Lebensgestaltung entwickelt sich im Kontext des familiären und sozialen Beziehungsgefüges sowie der Krankheitsverarbeitung und -bewältigung durch das Familiensystem. Kinder setzen sich gleichzeitig mit der Realität der Krankheit sowie mit der Art und Weise auseinander, wie Eltern und Gesamtfamilie mit dieser Situation umgehen. Das *Modell der elterlichen Bewältigung* ist für die Orientierung des Kindes ebenso bedeutsam wie eine angemessene informative Aufklärung zur Situation. So gesehen stellt eine Familiendiagnostik zu Krankheitsverarbeitung und -bewältigung den ersten Schritt der Interventionsplanung dar (Romer & Haagen, 2007).

Notwendigkeit zur Fokussierung. Diese diagnostische Phase setzt sich in der Regel aus einem Elterngespräch und darauf folgenden getrennten Sitzungen mit dem Kind oder Jugendlichen zusammen. In Familien mit mehreren Kindern, werden diese in der Regel zunächst einzeln zu je einer Sitzung eingeladen. Für alle Gespräche gilt schon allein aufgrund der zeitlichen Begrenztheit, dass nicht unbedingt ein Anspruch auf vollständige Erhebung aller für die psychische Situation bedeutsamen anamnestischen Daten besteht. Nicht allen genannten Bereichen der Familiendiagnostik (vgl. S. 44) kann im Detail nachgegangen werden; vielmehr sind die im Folgenden dargestellten Aspekte im Einzelfall unterschiedlich zu gewichten. Hierfür ist es wichtig, das Gespräch sich phasenweise entwickeln zu lassen, um so den für die Familie bedeutsamen Aspekten auf die Spur zu kommen. Die diagnostischen Fragen (vgl. Leitfaden für die Dokumentation des Eltern-Erstgesprächs, S. 247 im Anhang) wiederum sind als Anhaltspunkte zu verstehen; es geht also nicht darum, „alles abzufragen", sondern darum, im Gesprächsverlauf eine Idee von den verschiedenen Facetten zu bekommen, die sich implizit aus der Schilderung des Erlebens oder der Beziehungsgestaltung der Eltern ergeben kann (ebd.).

3.2 Elternerstgespräche

3.2.1 Gestalten der Rahmenbedingungen

Klärung des Settings

Zu Beginn der diagnostischen Phase findet ein Elterngespräch statt, nach dem in der Regel die Kinder gesehen werden. Um Missverständnisse zu vermeiden, ist der Rahmen der Beratung im Erstgespräch zu klären (z. B. die Dauer der Sitzungen, die in der Regel 50 Minuten beträgt). Gegebenenfalls kann sich das Gespräch im Sinne des für den Ansatz maßgeblichen flexiblen Settings auf bis zu 90 Minuten oder zwei Termine erstrecken. Bei alleinerziehenden Vätern oder Müttern kann sich das Gespräch selbstverständlich auf diesen Elternteil beschränken. Bei getrennten oder geschiedenen Eltern mit möglicherweise neuen Lebenspartnern richtet sich die Einladung zum Erstgespräch zunächst an die sozialen Eltern, d. h. an die Erwachsenen, mit denen das Kind bzw. die Kinder in einem Haushalt leben. In diesem Gespräch sollte dann, möglichst bevor die Kinder zu Einzelsitzungen eingeladen werden, die Einbeziehung des anderen leiblichen Elternteils geklärt werden, sofern zu diesem ein regelmäßiger Kontakt besteht. Diese ist im Vorfeld von Gesprächen mit Kindern insbesondere dann unabdingbar, wenn dieser Elternteil sorgeberechtigt ist. Es empfiehlt sich, bereits bei der telefonischen Anmeldung anzukündigen, dass diese Klärung ansteht, damit die eingeladenen Eltern hiervon nicht im Erstgespräch überrascht werden. In der Regel sollte ein separates Elterngespräch mit dem anderen leiblichen Elternteil angestrebt werden, um dessen Rolle im Beziehungsumfeld des Kindes einschätzen zu können sowie um auch mit ihm ein vertrauensvolles Arbeitsbündnis im Sinne eines geklärten Beratungsauftrages zum Wohl des Kindes sicher zu stellen. Wenden sich getrennte Eltern mit einem gemeinsamen Anliegen an das Beratungsangebot, dann sollten sie selbstverständlich auch in dieser Konstellation gemeinsam gesehen werden (ebd).

Einbeziehen des kranken Elternteils

Bisweilen ist es aufgrund des beeinträchtigten Gesundheitszustandes des kranken Partners schwierig, dass beide Eltern zum Gespräch kommen. In der Tat kommt in kritischen Krankheitsphasen in einer kindzentrierten Familienintervention dem gesunden Elternteil, der die Kinder beispielsweise während eines längeren Krankenhausaufenthaltes des kranken Partners als real verfügbare Bindungsperson durch diese Zeit begleitet, eine besondere Bedeutung zu. Zudem soll in solchen Phasen der kranke Elternteil weitestmöglich von zusätzlicher Verantwortungsübernahme für das aktuelle seelische Wohlergehen seiner Kinder entlastet werden, um sich mit seiner ganzen Kraft auf seinen beeinträchtigten Gesundheitszustand und dessen Behandlung konzentrieren zu können. Dennoch sollte durch größtmögliche Variabilität in der Setting-Gestaltung alles versucht werden, um dem kranken Elternteil zu ermöglichen, zumindest am ersten Elterngespräch teilzunehmen, beispielsweise durch Führung des Gespräches am Krankenbett. Dies unterstreicht die Wichtigkeit der Sicht beider Eltern auf die aktuelle familiäre Situation und legitimiert die weiterführenden Interventionen der Beratenden auch unter Einbeziehung der Kinder, da diese von beiden Eltern hierzu einen Auftrag mit entsprechendem persönlichem Vertrauensvorschuss haben (ebd).

Vertrauensvolles Arbeitsbündnis schaffen

Das initiale Elterngespräch dient in erster Linie dazu, ein vertrauensvolles Arbeitsbündnis mit beiden Eltern zu knüpfen. Bevor Kinder vorgestellt werden, sollen Eltern durch den Beziehungskontakt mit dem Berater ein positives Gefühl bei der Vorstellung bekommen, dass dieser sich der seelischen Belange ihrer Kinder annehmen wird. Eine Besonderheit dieses speziellen Beratungskontexts im Vergleich zum kinder- und jugendpsychiatrischen Kontext besteht darin, dass ein durch einen Elternteil bedingtes Problem, nämlich dessen Erkrankung, die Inanspruchnahme begründet, während die Kinder meist von der Familie bislang nicht als „Träger" eines Problems definiert worden sind. Da der kranke Elternteil wiederum mit seiner Krankheit im medizinischen System bereits professionell versorgt wird und nicht selten sogar zusätzlich in psychologischer Betreuung ist, ist die Rolle der COSIP-Berater von Anfang an klar einzugrenzen. Dies geschieht u. a. im Gespräch durch eine Fokussierung auf das aktuelle Erleben beider Eltern von Elternschaft und Elternrolle (ebd).

Auftragsklärung

Bei der Klärung des Auftrages geht es zunächst darum, den Eltern Gelegenheit zu geben, alle Sorgen, die sie sich im Zusammenhang mit ihrer Elternrolle und ihren Kindern machen, Raum zu geben und ihr Hauptanliegen für eine kindzentrierte Familienberatung zu formulieren. Dabei hat es sich bewährt, die Eltern aufzufordern, frei von ihrem persönlichen Weg im Umgang mit der Erkrankung zu erzählen, ohne dabei auf eine besondere Strukturierung achten zu müssen. Hierfür kann es hilfreich sein, zu versichern, dass man z. B. medizinische Angaben zur Krankengeschichte mit dem Einverständnis des kranken Elternteils selbstständig bei den ärztlichen Behandlern erfragen kann, falls dies sinnvoll erscheint, so dass für das am subjektiven Erleben der familiären Situation und der Elternschaft im Krankheitsprozess orientierte Gespräch eine allgemeinen Orientierung zur medizinischen Situation in der Regel ausreicht. Die Klarstellung, dass man mit den medizinischen Behandlern vernetzt arbeitet und sich austauscht, wird von den Eltern in der Regel positiv aufgenommen, weil sie den Eindruck integrierter Versorgung (comprehensive care) vermittelt, bei der „die eine Hand weiß, was die andere tut", und bei der redundante Informationsschleifen innerhalb des medizinisch-psychosozialen Helfersystems auf ein sinnvolles Maß begrenzt bleiben. Wichtige Nebeneffekte sind hierbei, dass die COSIP-Beratenden wichtige medizinische Informationen, insbesondere zur prognostischen Einschätzung der aktuellen Behandlungssituation, aus erster Hand erhalten, sowie dass die ärztlichen Behandler ebenfalls aus erster Hand frühzeitig eine Rückmeldung darüber bekommen, dass die Familie durch die COSIP-Beratung begleitend unterstützt wird.

Erwartungen und Anliegen

Die Erwartungen, Anliegen und Wünsche der Eltern in Bezug auf die Beratung sollten offen angesprochen und geklärt werden. Dies geschieht auch deshalb, um Erwartungen, die durch das COSIP-Beratungsangebot nicht erfüllt werden können, sei es im Hinblick auf eine hochfrequente psychotherapeutische Begleitung oder im Hinblick auf ein Expertengefälle, das sich am Modell einer gewohnten Arzt-Patienten-Beziehung orientiert,

frühzeitig auszuräumen und den Eltern zu vermitteln, dass es in der Beratung um eine
Gesprächssituation geht, die beide Seiten „auf Augenhöhe" aktiv mitgestalten können
(ebd.). Typische Fragen und Anliegen von Eltern im Erstgespräch sind in Tabelle 5 (vgl.
S. 51) aufgelistet.

Elterliches Coping und Ressourcen

Um im weiteren Verlauf der diagnostischen Phase zu einem Eindruck zu gelangen, wie
sich die seelische Belastung eines Kindes subjektiv gestaltet und welche Bewältigungsmöglichkeiten ihm zur Verfügung stehen, sollten vorab genau diese Fragen aus der Erlebensperspektive der Eltern eruiert werden. Hierzu ist es wichtig, eine psychosozial
gewichtete Krankheitsanamnese zu erheben, die subjektive Belastung der Eltern zu verstehen, ein Bild von den vorhandenen familiären Ressourcen, der aktuellen realen Alltagsbelastung der Gesamtfamilie zu bekommen sowie für beide Eltern zu einer Einschätzung ihres Bewältigungsstils zu kommen, die wir die „Copingdiagnose"[5] der Eltern
nennen (ebd.).

**Diagnostische Fragen für das Elternerstinterview
(aus Romer & Haagen, 2007):**

- Was ist das Hauptanliegen der Eltern, das sie in die Beratung geführt hat?
- Wodurch ist die Familie im Alltag aktuell am meisten belastet?
- Welche familiären Ressourcen stehen zur Verfügung?
- Wie erleben die Eltern derzeit ihre Elternschaft und Elternrolle?
- Welche Sorgen und Fragen beschäftigen die Eltern im Hinblick auf ihre Kinder?

3.2.2 Inhaltliche Ausrichtung: familiendiagnostische Fenster

In Anlehnung an das Konzept der familiendiagnostischen Fenster (Cierpka, 1996) werden die in Abbildung 3 gezeigten Bereiche für eine diagnostische Exploration zur Orientierung für die Elternerstgespräche vorgeschlagen, anhand derer sich ein handlungs-
leitendes Verständnis familiärer Belastungen und Copingstrategien entwickeln lässt.

Elterliche Krankheitsanamnese

Ausgangspunkt ist die elterliche Krankheitsanamnese. Hierunter wird in diesem Kontext
der persönliche Weg des kranken Elternteils seit Diagnosestellung verstanden (Romer
& Haagen, 2007). Hierzu gehören Erinnerungen daran, wie Eltern auf die Konfrontation
mit der Diagnose reagiert haben, Erfahrungen mit dem medizinischen System und bisherigen Behandlungen, krankheitsbedingte Beeinträchtigungen der Lebensqualität sowie

---

5 Der Begriff „Diagnose" wird hier ausdrücklich nicht in seiner üblichen medizinischen Bedeutung, d. h. im Sinne eines objektivierbaren Feststellens einer Krankheit verwendet, sondern in
   der für die psychologische Diagnostik gebräuchlichen Bedeutung eines systematischen Sam-
   melns und Aufbereitens von Informationen mit dem Ziel, Entscheidungen und daraus resultie-
   rende Handlungen zu begründen (Jäger & Petermann, 1999) (vgl. Bedeutung des griechischen
   Verbs *diagignoskein*: gründlich kennenlernen, entscheiden).

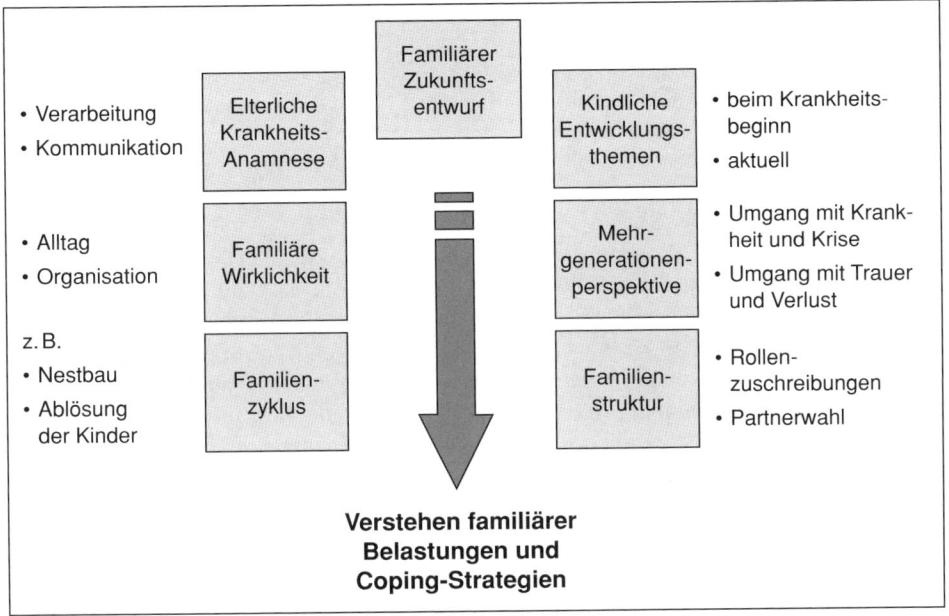

Abbildung 3: „Familiendiagnostische Fenster" zur Einschätzung der familiären Krankheitsbewältigung (Romer & Haagen, 2007)

die individuelle Krankheitsverarbeitung. Diese lässt sich indirekt erschließen, indem man die aktuelle Kommunikation über die Krankheit innerhalb des erwachsenen psychosozialen Umfeldes der Eltern erfragt. Aus der Art und Weise, wie der kranke Elternteil mit seinem Partner, seinen Freunden und Nachbarn über seine Erkrankung spricht, lassen sich Rückschlüsse darauf ziehen, wie er selbst die Situation zu verarbeiten und zu bewältigen versucht (ebd.). Die Klärung bisheriger Erfahrungen mit dem medizinischen System ist auch deshalb hilfreich, um Ängste und Erwartungen gegenüber dem professionellen Helfersystem einschätzen zu können. Hierbei ist darauf zu achten, dass man als Berater bzw. Beraterin medizinische Behandlungsmaßnahmen nicht beurteilt und die Eigenständigkeit des psychosozialen Hilfsangebotes verdeutlicht. Gleichwohl kann die Unterstützung der Eltern im Umgang mit dem medizinischen System den Raum für emotionale Beziehungsthemen öffnen (ebd.).

Diagnostische Fragen zur elterlichen Krankheitsanamnese:

- Wie haben beide Eltern auf die Mitteilung der Krebsdiagnose reagiert?
- Wie hat der kranke Elternteil bislang seine Krankheit erlebt und verarbeitet?
- Welche Erfahrungen haben die Eltern bisher mit medizinischen Behandlungen und Krankenhausaufenthalten gemacht?
- Wie haben beide Eltern gegebenenfalls auf Behandlungserfolge und Rückschläge (z. B. Rezidive) reagiert?
- Wie wird derzeit die Prognose der elterlichen Erkrankung von den behandelnden Ärzten eingeschätzt?

- Wie und worüber tauschen sich beide Eltern im Hinblick auf die Krankheit und ihre Prognose aus?
- Wie sprechen die Eltern mit vertrauten Personen ihres erwachsenen sozialen Umfeldes über die Erkrankung und ihre Prognose?

Familiäre Wirklichkeit

Als ein nächster Schritt können die Auswirkungen von Krankheit, Krankheitserleben und Krankheitsverarbeitung auf die aktuelle familiäre Wirklichkeit beleuchtet werden. Gemeint ist hier die täglich erlebte konkrete Alltagsrealität. Im Vordergrund stehen daher Fragen nach der täglichen Organisation der zu bewältigenden Aufgaben. Bezogen auf die Erkrankung geht es insbesondere darum, wie der erhöhte Zeit- und Energieaufwand für medizinische Maßnahmen, Arzttermine sowie gegebenenfalls Fragen des Transports und der täglichen Unterstützung des Kranken im Familienalltag umgesetzt werden. Thematisiert werden sollten dabei familiäre und andere psychosoziale Ressourcen (ebd.).

Diagnostische Fragen zur familiären Wirklichkeit:
- Wie hat sich der Familienalltag durch die elterliche Erkrankung verändert?
- Welchen Aufwand an Zeit und Energie einzelner Familienmitglieder bindet die Erkrankung und ihre Behandlung, z. B. durch medizinische Maßnahmen, Arztbesuche, Krankenhausaufenthalte, Pflege etc.?
- Wie belastet erlebt sich die Familie insgesamt durch die aktuelle Alltagsbewältigung?
- Gibt es unbelastete Bereiche des gemeinsamen Familienlebens, in denen die elterliche Erkrankung keine Rolle spielt?
- Welche zusätzlichen Aufgaben und Pflichten haben die Kinder in der Familie aufgrund der elterlichen Erkrankung übernommen?
- Wieviel Zeit bleibt den einzelnen Familienmitgliedern neben der Alltagsbewältigung für selbstbestimmte Freizeitaktivitäten außerhalb der Famillie?

Familiärer Lebenszyklus

Die familiäre Krankheitsverarbeitung ist eingebettet in die lebenszyklische Entwicklung des Familiensystems, die in ihren unterschiedlichen Phasen idealtypisch vom „Nestbau" bis zur „Empty-nest-Situation" durch jeweils spezifische Entwicklungsaufgaben und Beziehungsthemen geprägt wird. Neben der Feststellung, in welcher Phase des Familienzyklus (Frevert et al., 1996; Combrinck-Graham, 1985) sich die Familie zum Zeitpunkt der Diagnosestellung befindet oder befand, ist im Einzelfall zu prüfen, in welchem Maße die Krankheit und ihre Folgen mit den anstehenden familiären Entwicklungsaufgaben interferieren (Romer & Haagen, 2007). Dem Konzept des familiären Lebenszyklus zufolge vollzieht sich z. B. die Ablösung eines Jugendlichen von seinem Elternhaus in der Adoleszenz häufig zeitgleich zur Umorientierung seiner Eltern in Sinnfragen, die sich aus einer rückblickenden Zwischenbilanz zu Beginn der Lebensmitte ergibt und den Lebensabschnitt ohne eigene Kinder im gemeinsamen Haushalt psychisch vorbereitet. Dies vollzieht sich im idealtypischen Fall zeitgleich mit dem endgültigen Rückzug der

Großeltern in ihr Privatleben nach vollzogener Verabschiedung aus beruflichen Rollen und Aufgaben (ebd.). Diese Neuorganisation von individuellen Lebensbezügen innerhalb jeder Generation eines erweiterten Familiensystems wird durch die Aktivierung des Bindungssystems und dem sich dadurch ergebenden Kohäsionsdruck, der entsteht, wenn ein Familienmitglied lebensbedrohlich erkrankt, nachhaltig beeinflusst, was wiederum Rückwirkungen auf die familiäre Krankheitsverarbeitung hat (Romer & Haagen, 2007).

Diagnostische Fragen zum familiären Lebenszyklus:

- In welcher Phase des familiären Lebenszyklus befand sich die Familie zu Beginn der elterlichen Erkrankung und befindet sie sich aktuell?
- Gibt es eine im Familienleben präsente Großelterngeneration?
- Wie hat sich möglicherweise der Umgang der Generationen untereinander in der erweiterten Großfamilie seit Bestehen der elterlichen Erkrankung verändert?
- Gibt es durch atypische Altersabstände zwischen Geschwistern, Ehepartnern oder zwischen Eltern und Kindern eine besondere Konstellation parallel zu bewältigender lebenszyklischer Entwicklungsthemen in der Familie?

Kindliche Entwicklungsthemen

Ein weiterer wichtiger familiendiagnostischer Blickwinkel ergibt sich aus den kindlichen Entwicklungsthemen, die durch die elterliche Krebserkrankung berührt werden. Hierbei spielt sowohl die Entwicklung des Kindes zum Zeitpunkt des Ausbruchs der Erkrankung als auch der jeweils aktuelle Entwicklungsstand im weiteren Verlauf eine Rolle. So kann beispielsweise das Vorschulalter als besonders vulnerable Entwicklungskonstellation gelten, wozu das für dieses Alter typische magische Denken des Kindes beiträgt (Romer & Haagen, 2007). Ebenso kann es bei längerer elterlicher Erkrankung zu familiären Krisen kommen, wenn sich das Kind nach einer Zeit der Identifikation und Fürsorge mit neuen Entwicklungsthemen auseinandersetzt, wie beispielsweise mit jugendlichen Abgrenzungs- und Ablösungswünschen in der Pubertät (ebd.).

Diagnostische Fragen zu kindlichen Entwicklungsthemen:

- In welcher Entwicklungsphase befanden sich die Kinder in der Familie zu Beginn der elterlichen Erkrankung?
- In welcher Entwicklungsphase befinden sich die Kinder aktuell?
- Gibt es seit Beginn der elterlichen Erkrankung Hinweise für von Kindern nicht altersangemessen bewältigte Entwicklungsaufgaben?

Mehrgenerationale Perspektive

Für den Umgang mit krisenhaften Lebensereignissen sowie mit Krankheit, Trauer und Verlust gibt es in Familien transgenerational tradierte innere Arbeitsmodelle. Diese sind den Eltern oftmals nicht bewusst. Im Elterngespräch lässt sich gezielt danach fragen, welche Schicksalsschläge und Verlusterlebnisse es in der früheren Familienvorgeschichte gegeben hat und wie die eigenen Eltern und Großeltern mit diesen Herausforderungen

umgegangen sind. Hierdurch können familiäre Copingstile aufgedeckt und bewusst gemacht werden, was beiden Eltern helfen kann, ihr eigenes Coping sowie das des Partners besser zu verstehen (ebd.).

Diagnostische Fragen zur Mehrgenerationenperspektive (Reich et al., 2002):

- Welche traumatischen Ereignisse und Erlebnisse hat es in der Entwicklung der Familie über die Generationen gegeben und wie wurden diese verarbeitet?
- Finden sich in der Familiengeschichte tragische Todesfälle und andere Verlusterlebnisse?
- Entwickelten die Eltern ihren bewussten Lebensstil und familiären Lebensentwurf
  vorwiegend in Identifikation oder in Gegenidentifikation zu ihren Ursprungsfamilien?
- Welche aktuellen Verbindungen bestehen zwischen der aktuellen Kernfamilie und
  den jeweiligen Ursprungsfamilien beider Eltern?

Familienstruktur

Ferner ist es sinnvoll, eine diagnostische Einschätzung der Familienstruktur vorzuneh-
men. Hierzu gehört das Rollenverständnis des Elternpaares vor Ausbruch einer Erkrankung und dessen eventuelle Neuorganisation aufgrund der Erkrankung, ebenso wie die
Hierarchien und Rollenerwartungen alle Familienmitglieder betreffend, die oftmals
durch die Krankheit eines Elternteils stark durcheinander geraten können und neu regu-
liert werden müssen. Dies ist insbesondere dann der Fall, wenn dem erkrankten Elternteil bislang eine besonders starke und die Geschicke der Familie bestimmende Rolle
zukam (ebd.).

Diagnostische Fragen zur Familienstruktur:

- Welche expliziten und möglicherweise impliziten Rollen werden den einzelnen Fa-
  milienmitgliedern zugeschrieben?
- Gab es Veränderungen in der Rollenverteilung seit Auftreten der elterlichen Krebs-
  erkrankung?
- Gab es Einbrüche in der Wahrnehmung von Stärke oder Autorität des erkrankten
  Elternteils durch die restlichen Familienmitglieder?
- Welche Persönlichkeitsmerkmale oder besonderen Fähigkeiten hat der erkrankte
  Elternteil zum Zeitpunkt der Partnerwahl für seinen Partner verkörpert?
- Wie hat sich möglicherweise die Rollenverteilung innerhalb der Partnerschaft durch
  die Erkrankung verändert?

Familiärer Zukunftsentwurf

Schließlich ist für das Verständnis dessen, wie und wodurch die Familie sich im einzelnen belastet fühlt und welche Copingstrategien sie entwickelt hat, von zentralem Interesse, wie der familiäre Zukunftsentwurf vor Beginn der Erkrankung ausgesehen hat und
wie er sich aktuell unter dem Eindruck der Erkrankung gestaltet (ebd.).

Diagnostische Fragen zum familiären Zukunftsentwurf:

- Wie sah der auf die Zukunft gerichtete Lebensentwurf der Familie vor Auftreten der elterlichen Krebserkrankung aus?
- Welche Zukunftsperspektiven musste die Familie aufgrund der elterlichen Krebserkrankung revidieren?
- Was wäre aus Sicht der Eltern in ihrem Leben vielleicht anders gelaufen, wenn die Krankheit nicht wäre?
- Gibt es Delegationen unerfüllter Lebensziele der Eltern auf ihre Kinder?

Zusammenfassende Einschätzung: Familiäre Copingdiagnose

Die beschriebenen diagnostischen Fenster sind in jedem Einzelfall unterschiedlich zueinander zu gewichten. Mal ist der Blick durch das eine Fenster diagnostisch besonders aufschlussreich, mal der Blick durch ein anderes. In einer Zusammenschau geht es darum, die erhobenen Informationen zueinander in Beziehung zu setzen. In jedem Falle sollte vor einer weiteren Interventionsplanung versucht werden, ein Verständnis der familiären Bewältigungsstrategien und -stile im Sinne einer *familiären Copingdiagnose* entwickelt sein (Romer & Haagen, 2007). In Ergänzung zu den o. g. familiendiagnostischen Fenstern sind ressourcenorientierte offene Fragen aufschlussreich, z. B. danach, was in Augenblicken der Angst, Traurigkeit oder Verzweiflung individuell *hilfreich* erlebt wird oder dem betreffenden Elternteil wieder Kraft gibt (ebd.). Für die Beziehungsgestaltung zu den Eltern ist bei dieser gezielten Exploration eine vorbehaltlos annehmende und das *individuelle Coping respektierende Haltung* wesentlich. In der Tat werden auch diejenigen persönlichen Copingversuche im Umgang mit existentiellen Gefahren, die gemeinhin als eher dysfunktional gelten, wie beispielsweise die Vermeidung der Auseinandersetzung mit der bedrohlichen Realität oder deren Verleugnung, meist vor dem Hintergrund der individuellen Lebensgeschichte stimmig verstehbar und sind für den Betroffenen vielleicht der derzeit einzige Weg, eine vorübergehende psychische Stabilisierung zu erreichen (ebd.). Sie sind daher im Rahmen von Familieninterventionen grundsätzlich nicht in Frage zu stellen. Sollte der Familiendiagnostiker in Einzelfällen zu der Einschätzung gelangen, dass eine individuell gewählte Copingstrategie dem betroffenen Elternteil selbst in einer Weise schadet, die seinen subjektiven Leidensdruck erhöht, so liegt eine Indikationsstellung für eine *individuelle Psychotherapie* nahe und die Intervention richtet sich nunmehr darauf, den Elternteil hierfür zu motivieren. Die vorbehaltlos respektierende Haltung gegenüber dem Krankheitserleben und den Copingbemühungen der Eltern wirkt auch deren latenten Ängsten gegenüber den COSIP-Beratern entgegen, diese suchten womöglich danach, was sie im Umgang mit ihrer Krankheit oder ihren Kindern „falsch gemacht" haben könnten (ebd.).

3.2.3 Kommunikation zwischen Eltern und Kindern

Wenn erkundet wurde, wie und worüber die Eltern miteinander sowie mit erwachsenen Familienangehörigen oder engsten Freunden zum Thema Krankheit sprechen, kann die sich daraus ergebende bislang gewählte „*Informationspolitik*" der Eltern gegenüber den Kindern direkt erfragt werden. Es hat wenig Sinn, Eltern danach zu fragen, was sie wie ihren Kindern über ihre Krankheit erklärt haben, bevor man ein klares Bild über die entsprechende Kommunikation innerhalb des Erwachsenensystems hat. Diese ist selten deckungsgleich mit den ärztlichen Mitteilungen in medizinischen Aufklärungsgesprächen, sondern durch subjektives Krankheitserleben und individuelles Coping bereits selektiv gefiltert (ebd.).

Information der Kinder

Auf die Frage, welche Informationen und Themen, die die Eltern bislang mit vertrauten Erwachsenen geteilt haben, sie auch mit ihren Kindern angesprochen haben und welche nicht, kommen häufig Unsicherheiten der Eltern zur Sprache, welche Informationen dem Alter der Kinder angemessen sind. In diesem Falle geht es zunächst darum, die *Besorgnis der Eltern*, die mit der Vorstellung verbunden ist, die Kinder könnten durch mehr Information überfordert sein, verständnisvoll aufzugreifen und zu besprechen. Meist stellt sich heraus, dass es Eltern spontan einleuchtet, dass es für Kinder genauso hilfreich und angstmindernd ist, über eine bedrohliche Situation gut Bescheid zu wissen und sprechen zu können sowie an dem, was die Familie bewegt, teilzuhaben, wie für die erwachsenen Familienmitglieder (ebd.). Meist wird deutlich, dass die Verunsicherung nicht in einer grundsätzlichen Haltung der Eltern begründet ist, wonach die Kinder nicht zu informieren seien, sondern sich in erster Linie um die Frage nach einer für das Kind *angemessenen Form oder Sprache* dreht („Ich weiß nicht, wie ich das meinem Kind sagen soll.").

Altersgerechte Einbeziehung der Kinder

Auf der Basis der im Gespräch herausgearbeiteten durch beide Eltern autorisierten Kommunikation über die Krankheit gegenüber vertrauten Erwachsenen kann im Sinne einer kindgerechten Übersetzungsarbeit eine altersgerechte Einbeziehung von Kindern in die innerfamiliäre Kommunikation vorbereitet werden (vgl. Tab. 5). Hierbei ist besonders darauf zu achten, dass diese Einbeziehung der Kinder sich nicht ausschließlich auf *Krankheitswissen* bezieht, sondern dazu geeignet sein sollte, den Kindern auch die von ihnen ohnehin erfühlten *emotionalen Reaktionen* sowie die daraus resultierenden *Verhaltensweisen* der Eltern verständlicher zu machen (ebd.). Äußern Eltern ihre bleibende Besorgnis, ihre Kinder vor der traurigen Wahrheit ihrer lebensbedrohlichen Erkrankung schützen zu wollen, empfiehlt sich zunächst ein Austausch darüber, was ihnen bislang selbst geholfen hat, mit ihrer eigenen Angst und Traurigkeit besser umgehen zu können. Wenn es im Gespräch möglich wird, herauszuarbeiten, dass für die Eltern das Gefühl, gut über ihre Situation aufgeklärt zu sein sowie die Erfahrung, sich innerhalb ihrer Partnerschaft offen über ihre Gefühle austauschen zu können, hilfreich für die eigene Angstbewältigung war, kann die Vorstellung, es liege nahe, dass es für die Kinder ähnlich wäre, angeregt werden („Was Sie selbst als hilfreich erlebt haben, kann im Grunde für Ihre Kinder nicht falsch sein.") (ebd.).

In jedem Fall ist die Haltung der Eltern zu respektieren und auf eine strikte Wahrung der elterlichen Federführung in dieser Frage zu achten, indem klargestellt wird, dass jegliche krankheitsbezogenen Informationen nur von den Eltern selbst ihren Kindern mitgeteilt werden sollen bzw. auf Wunsch der Eltern von behandelnden Ärzten in einem Aufklärungsgespräch für Familienangehörige an die Kinder gegeben werden, nicht jedoch durch die COSIP-Berater.

Tabelle 5: Häufige Fragen und Anliegen von Eltern im Erstgespräch (nach Romer & Haagen, 2007)

„Woran erkenne ich, ob meine Kinder Hilfe brauchen?" **„Was mache ich, wenn mein Kind mit seinen Problemen nicht zu mir kommt?"**	Hier geht es darum, die Eltern von der alleinigen Verantwortung zu entlasten, die möglicherweise bestehende seelische Not der Kinder wahrzunehmen und aufzugreifen. Oft reicht bereits der Hinweis, dass es eher die Regel als die Ausnahme ist, wenn Kinder ernsthaft erkrankter Eltern versuchen, ihre Sorgen und Ängste von diesen fernzuhalten und dass dies nichts mit fehlendem Vertrauen gegenüber den Eltern zu tun hat, sondern vor allem mit dem Wunsch, diese zu schonen (Romer et al., 2002b). Meist leuchtet dies den Eltern ein und sie können sich auf die Vorstellung einlassen, dass es Kindern und Jugendlichen in dieser Situation leichter fallen kann, sich mit ihren Ängsten und Sorgen einem Außenstehenden zu öffnen.
„Ich will nicht, dass mein Kind davon ‚einen Knacks' bekommt …?"	Hier ist es wichtig zu betonen, dass die Erfahrung, mit einem kranken Elternteil aufzuwachsen, keineswegs automatisch zu psychischen Problemen bei Kindern führt, sondern dass Kinder sehr wohl an dieser Erfahrung in ihrem Sinn für soziale Verantwortlichkeit reifen können, vor allem wenn sie die Erfahrung machen, dass ihre Familie Wege findet und vorlebt, eine solche Situation zu meistern.
„… wenn andere Menschen auf Abstand gehen." **„… wenn andere Kinder nicht mehr zu Besuch kommen."**	In der Tat fällt Eltern eine seit Beginn der Krankheit zunehmende soziale Isolation zuweilen erst auf, wenn die Freunde der Kinder nicht mehr zu ihnen nach Hause kommen. Hintergrund ist meist eine diffuse Scham der Kinder gegenüber ihren Freunden. Diese spiegelt wiederum das vorgelebte Verhalten der Eltern wieder. Wenn diese die Krankheit vorwiegend als interne Familienangelegenheit begreifen und einen offenen Austausch mit ihrem erwachsenen sozialen Umfeld vermeiden, werden sich die Kinder ähnlich verhalten. Wenn Eltern hingegen mit Freunden und Nachbarn offen und unbefangen die Wirklichkeit der Krankheit teilen, haben die Kinder sowohl ein Modell, als auch die unausgesprochene Erlaubnis, diesen Teil der innerfamiliären Wirklichkeit über die Außengrenzen der Familie hinweg mit ihren Freunden zu teilen. In der Beratung geht es bei diesem Thema deshalb vorwiegend da-

Tabelle 5: (Fortsetzung)

„… **wenn andere Menschen auf Abstand gehen.**" „… **wenn andere Kinder nicht mehr zu Besuch kommen.**"	rum, zu erkunden, welcher innerfamiliäre und außerfamiliäre Umgang mit der Krankheit für die Eltern stimmig und von ihnen gewollt ist, sowie ihnen die Modellfunktion für ihre Kinder bewusst zu machen.
„**Ich habe das Gefühl, mein Kind weiß genau was los ist, aber fragt nie.**"	Bei Kindern reicht meist eine einmalige Erfahrung, auf eine gestellte Frage von ihren Eltern eine ausweichende Antwort zu bekommen, dafür aus, dass sie diese Frage nicht wieder stellen und das betreffende Thema dauerhaft vermeiden, auch wenn die ausweichende Antwort vielleicht nur aus dem situativen Gefühl der Eltern entstand, zu wenig vorbereitet für eine angemessene Antwort gewesen zu sein. Oft erinnern die Eltern die Situation gar nicht, in der sie eine ausweichende Antwort gegeben haben, oder einfach nur im ersten Moment sichtlich „geschluckt" ha ben. Hier empfiehlt es sich für die COSIP-Beratung, Eltern in ihrer intuitiven Empathie mit ihren Kindern zu bestärken und sie zu fragen, was sie glauben, welche ungestellten Fragen ihre Kinder beschäftigen könnten. Lassen sich so von den Eltern erahnte fiktive Fragen und Themen der Kinder herausarbeiten, sollten die Eltern ermutigt werden, das Gespräch mit ihren Kindern zu suchen und diese Fragen offen anzusprechen („Ich kann mir vorstellen, dass dich vielleicht die Frage beschäftigt …").

3.2.4 Abschluss von Elternerstgesprächen

Ein Elternerstgespräch kann bereits Interventionscharakter haben, manchmal kann es als Einmalberatung bereits ausreichen, um die Familie im Umgang mit der Krankheit fühlbar zu stärken. Zum Abschluss des Elternerstgesprächs sollte daher immer geklärt werden, ob in einem nächsten Schritt die *Vorstellung des Kindes bzw. der Kinder* gewünscht wird. Wird dies von den Eltern bejaht, sollte genau besprochen werden, wie Eltern ihr Kind über die geplante Vorstellung informieren. Dies ist besonders wichtig, weil sich, wie oben ausgeführt, der Vorstellungskontext über die elterliche Krankheit begründet und es für Kinder oft nicht unmittelbar verständlich ist, warum sie in eine professionelle Beratung kommen sollen.

Im Anhang ist ein Leitfaden für das Elternerstgespräch aufgeführt. Dieser Leitfaden wurde in Anlehnung an die im Kapitel 3.2 behandelten Aspekte verkürzt zusammengestellt.

Bei der Vorabinformation der Kinder sollte man auf Folgendes achten:

- Die Kinder sollen erfahren, dass die Eltern mit dem COSIP-Berater bereits ein Gespräch geführt haben.
- Die Kinder sollen wissen, dass der COSIP-Berater nicht für die medizinische Behandlung des kranken Elternteils verantwortlich ist, sondern dass er speziell dafür da ist, sich um die „Sorgen" in der Familie allgemein sowie um die vielleicht vorhandenen Sorgen der Kinder im Besonderen zu kümmern.
- Keinesfalls sollte dem Kind suggeriert werden, dass die Vorstellung zur Beratung erfolgt, weil die Erwachsenen annehmen, dass es ihm wegen der elterlichen Krankheit „schlecht" gehe.

3.3 Gespräche mit Kindern und Jugendlichen

Wenn mit beiden Eltern einvernehmlich vereinbart wurde, dass ihr Kind zu Einzelgesprächen gesehen werden soll, werden diese etwa ab dem Alter von drei Jahren zunächst als diagnostische Einzelsitzungen durchgeführt. Wird von den Eltern gewünscht, jüngere Kinder zur Beratung zu bringen, werden sie meist gemeinsam mit den Eltern gesehen (vgl. Modul 7.4.2). In Familien mit mehreren Kindern werden diese zu getrennten Einzelsitzungen eingeladen, mit der Option an einem Folgetermin alle *Geschwister* zu einem gemeinsamen Termin einzuladen (vgl. Modul 7.4.1 *Stützung der Geschwisterbindung als Ressource*). Grund hierfür ist, dass zunächst versucht werden sollte, *jedem Kind einen geschützten Rahmen* anzubieten, in dem es seine möglicherweise vor den anderen Familienmitgliedern bislang verborgen gehaltenen Ängste und Sorgen mitteilen kann. Wenn es in der Familie bislang unausgesprochene Ängste gibt, was häufig der Fall ist, weil unter existenziell bedrohlicher Stressbelastung alle Familienmitglieder dazu neigen, sich gegenseitig von ihren Ängsten zu verschonen, sollte keiner vor den anderen unvorbereitet mit seinen Ängsten „geoutet" werden (Romer & Haagen, 2007). Zudem erlaubt das zunächst für jedes Kind getrennte Setting, mit Geschwistern unterschiedlichen Alters deren Sorgen jeweils in einer altersgerechten Weise aufzugreifen und zu verbalisieren. Insbesondere bei kleineren Kindern empfiehlt sich auch ein spielerischer oder zeichnerischer Zugang (z. B. über die Squiggle-Technik[6] nach Winnicott, die Aufgabenstellung „Familie in Tieren" oder den Scenokasten).

Gesprächsanlass

Wichtig zu Beginn jedes Erstgesprächs mit einem Kind oder Jugendlichen ist, den Anlass des Gespräches, das durch die Eltern motiviert ist, aufzugreifen und die Rolle der COSIP-Berater sowie die Regeln der therapeutischen Schweigepflicht auch gegenüber den Eltern in einer für das Kind verständlichen Weise zu erläutern. Auch empfiehlt es sich, das Kind oder den Jugendlichen gezielt danach zu fragen, wie es oder er selbst dazu

---

6 Weiterführende Informationen und Instruktionen in: Winnicott, D. W. (2007). *Die therapeutische Arbeit mit Kindern: Die Technik des Squiggle oder Kritzelspiels*. Karlsruhe: Gerardi.

steht, zu diesem Gesprächstermin zu kommen, um etwaige Vorbehalte und Erwartungs-
ängste, sofern sie mitteilbar sind, gleich zu Beginn des Dialoges aufgreifen und möglichst ausräumen zu können (ebd.).

Kognitive Orientierung

Neben einer vertrauensbildenden Beziehungsaufnahme ist vorrangiges Ziel des Erstkon-
taktes mit dem Kind oder Jugendlichen, dessen bisherige kognitive Orientierung zur elterlichen Erkrankung und ihrer Behandlung zu explorieren und in ein altersentsprechend
gut verständliches zusammenhängendes Narrativ einzuflechten. Das äußere Bezugssys-
tem hierfür ist nicht die dem COSIP-Berater bekannte Krankheitsanamnese des kranken
Elternteils, sondern die von den Eltern dem Kind mitgeteilten *Informationen* zur Krankheit. Hierbei stellt sich häufig heraus, dass sich die Mitteilungen der Eltern und das bislang vom Kind entwickelte Verständnis zur Krankheit keineswegs decken. Dies ist besonders dann der Fall, wenn die Eltern das Kind nur einmal aufgeklärt haben in der
Annahme, dass dies ausreichend ist, damit das Kind „von nun an Bescheid weiß." Diese
Divergenz zwischen faktisch erfolgter Aufklärung und subjektiv verarbeiteter Wirklichkeit ist in gleicher Weise auch zwischen medizinischen Behandlern und Eltern zu beobachten. Um die Informationen zu einer schweren Erkrankung verarbeiten zu können,
reicht eine einmalige Aufklärung auch bei Erwachsenen nicht aus, sondern es ist ein fortlaufender Dialog nötig (ebd.).

Krankheitsverständnis

Ein wichtiger Ausgangspunkt, um zu einer Einschätzung zu gelangen, wodurch das Kind
subjektiv belastet ist und welche Bewältigungsmöglichkeiten es verfügbar hat (Copingdiagnose des Kindes), ist das bisherige Krankheitsverständnis des Kindes. Neben dem
Verständnis für die *Art der Erkrankung* und ihrer *Auswirkungen* für den kranken Elternteil sollte gezielt nach den *Ätiologiemodellen* des Kindes gefragt werden. Hierbei wird
bisweilen erstmals deutlich, dass ein Kind *irrationale Verursachungsideen* hat, die Krankheit mitverschuldet zu haben oder etwa irrtümlich von einer Ansteckungsgefahr für sich
selbst ausgeht (ebd.). Eine wichtige Grundregel ist, dass die von den Eltern gewählte
Form der Mitteilungen an das Kind geachtet wird und dass die COSIP-Berater keine darüber hinausgehenden wesentlichen zusätzlichen Informationen an das Kind geben, die
es von den Eltern oder deren Behandler noch nicht erhalten hat. Gleichwohl können und
sollen zu Tage getretene *Missverständnisse* auf Seiten des Kindes zur erhaltenen Aufklärung oder selbst ergänzte irrationale Vorstellungen aufgegriffen und durch richtig-
stellende Erläuterungen möglichst ausgeräumt werden.

Fallbeispiel (aus Romer & Haagen, 2007, S. 33):

Die Mutter des 11-jährigen Matthias war an einer akuten Leukämie erkrankt und wurde
durch eine Knochenmarktransplantation behandelt. Die Eltern bezogen Matthias in die
Vorbereitung zur Transplantation ein und informierten ihn auch über die Risiken möglicher tödlicher Komplikationen. Er lernte dadurch die Angst, die beiden Eltern im Gesicht geschrieben stand, einzuordnen und wurde ermutigt, seine eigenen Ängste zu

artikulieren. Die Transplantation verlief weitgehend komplikationsfrei und Matthias konnte die meiste Zeit über telefonisch Kontakt zu seiner Mutter halten. Er verstand auch, dass er sie wegen der strengen Quarantänevorschriften in den ersten Wochen nach der Transplantation nicht selbst besuchen durfte. Nach erfolgreicher Behandlung und Stabilisierung der Immunlage der Mutter stand deren Entlassung nach Hause an. Niemand in der Familie vermutete, dass Matthias, in Erwartung dieser Entlassung, unter großer ängstlicher Anspannung stand. Es hatten bereits vor und während der stationären Behandlung der Mutter Beratungsgespräche stattgefunden. In einer Einzelsitzung vor der Entlassung der Mutter äußerte Matthias auf Nachfrage, er habe Angst, es könne zu Hause etwas schief gehen. Er wisse, dass er, wenn seine Mama nach Hause komme, „ganz doll aufpassen" müsse, dass er nicht aus Versehen aus der Flasche trinke, da er damit „die Mama ganz schlimm anstecken" könne, so schlimm, dass sie daran auch sterben könne. Auf die prompte Aufklärung des Therapeuten, er habe zwar wichtige Dinge, die den Verlauf von Mamas Krankheit betreffen, genau verstanden, dieser Zustand habe sich aber mittlerweile verändert, und er könne ganz sicher sein, dass die Ärzte, wenn die von ihm beschriebene Gefahr tatsächlich so bestehen würde, niemals erlauben würden, dass seine Mutter nach Hause komme, zeigte sich Matthias sichtlich entlastet.

Tauchen in diesem Dialog, in dem das vom Kind verstandene Narrativ zur elterlichen Krankengeschichte entwickelt wird, bislang unbeantwortete oder erstmals gestellte *Fragen* des Kindes auf, sollten diese gesammelt werden. Daraufhin sollte ein Gespräch mit den Eltern oder deren medizinischen Behandler vorbereitet werden, in dem das Kind diese Fragen aus erster Hand beantwortet bekommen sollte (ebd.).

Emotionales Erleben und Legitimität eigener Gefühle

Wenn ein zusammenhängendes Narrativ zum elterlichen Krankheitsgeschehen aus der Erlebnisperspektive des Kindes oder Jugendlichen dialogisch entwickelt ist, welches sich meistens eher an den konkreten Auswirkungen der Krankheit auf den Familienalltag orientiert als an medizinischen Fakten, entsteht ein erster Eindruck der kognitiven Orientierung des Kindes zur Situation. Nun kann das emotionale Erleben einschließlich der *Sorgen und Ängste* erfragt und zu diesem kognitiven Orientierungsrahmen in Beziehung gesetzt werden. Im Erleben des Kindes, welches vielleicht erstmalig über seine Angst um den kranken Elternteil spricht, ermöglicht dies, diese Ängste einer vorher gemeinsam benannten und mit dem COSIP-Berater geteilten Realität zuzuordnen. Eine weitere wichtige Erfahrung im Gespräch über Sorgen und Ängste, mit denen das Kind beschäftigt ist, ist deren grundsätzliche *Legitimierung*. Das Gefühl mit diesen Sorgen nicht alleine zu stehen, kann dem Kind in aller Regel dadurch leicht vor Augen geführt werden, dass man es fragt, was es denn glaubt, wie es damit den *anderen Familienmitgliedern* gehe. Wenn sich alle in einer Familie Sorgen machen und auch bisweilen Angst haben und traurig sind, erfühlen dies die Familienmitglieder intuitiv untereinander, auch wenn alle sich noch so große Mühe geben, diese Gefühle voreinander zu verbergen (ebd.). Insbesondere Kinder haben hierfür ausgesprochen gute Antennen. Fragt man sie gezielt nach ihren gefühlten Wahrnehmungen, können sie meist differenziert beschreiben, wer in der Familie Angst hat oder traurig ist, wer dies offen zeigt und bei wem sie das nur „einfach so spüren". Kommen so vom Kind wahrgenommene Ängste und Sorgen der anderen Familienmitglieder zur Sprache, fällt es ihm meist leichter, über die eigenen zu sprechen. Zudem wird daraufhin das Angebot, in einem späteren Familiengespräch gemeinsam zu versuchen, dass sich über ihre Sorgen austauschen, von den Kindern meist interessiert aufgenommen (ebd.).

Kindliche Copingstrategien

Wenn im Dialog ein Bild entstanden ist, womit das Kind oder der Jugendliche im Hinblick auf die elterliche Erkrankung am meisten beschäftigt ist und was dabei von ihm subjektiv als belastend erlebt wird, können auf dem Weg zur *Copingdiagnose des Kindes* nun die in dessen Erleben verfügbaren intrapsychischen und familiären *Ressourcen* sowie bislang gewählte *Bewältigungstrategien* eruiert werden.

Hierzu gehört die Frage danach, inwieweit die Bewältigungsstrategien der Eltern bewusst wahrgenommen werden (z. B. „Weißt Du, was Dein Papa macht, wenn er traurig ist, damit es ihm wieder besser geht?") sowie gezielte Fragen danach, was das Kind in Momenten, in denen es sich „schlecht fühlt," tut, um besser mit diesem Gefühl zurechtzukommen (ebd.). Auch jüngere Kinder können auf Nachfrage bewusst gewählte Strategien zur Selbstregulation berichten, zum Bespiel:
- gezielte Ablenkung („dann geh ich draußen spielen und versuche, nicht daran zu denken")
- Trostsuche bei Stofftieren
- Rituale zur Stressableitung („dann schreib ich das auf einen Zettel und leg den unter das Kopfkissen")
- Versuch, Nähe zu einer vertrauten Person herzustellen

Häufige Themen

Neben den oben beschriebenen Schritten auf dem Weg zu einer *Copingdiagnose des Kindes* soll der Dialog das Kind anregen, sich bewusst auf der Basis seines Krankheitsverständnisses mit dem äußeren Stressor auseinanderzusetzen sowie alle Fragen zu stellen, die für diese Auseinandersetzung wichtig sind, auch die, die es bislang nicht gestellt hat. Zudem soll es ermutigt werden, eigene Gefühle und Bedürfnisse wahr- und ernst zu nehmen. Ferner soll ein Raum geschaffen werden, in dem zwiespältige Gefühle ebenso Platz haben wie Gedanken zur ferneren Zukunft, wenn diese in der Familie aktuell nicht laut gedacht werden.

Häufige Themen von Kindern und Jugendlichen im Erstgespräch
(Romer & Haagen, 2007)

- Versuch, Ängste und Sorgen von den Eltern fernzuhalten
- dem kranken Elternteil Trost spenden wollen
- Angst, den kranken Elternteil zu verlieren
- Leiden unter der gefühlten Ohnmacht, nichts gegen die Krankheit tun zu können
- Angst davor, was in der Zukunft aus der Familie und aus ihnen wird

---

Diagnostische Fragen für das Erstgespräch mit dem Kind/ Jugendlichen (Romer & Haagen, 2007):

- Was hat das Kind/der Jugendliche bisher von der elterlichen Erkrankung, ihrer Behandlung und Prognose verstanden?
- Wie erlebt das Kind/der Jugendliche die Auswirkungen der Krankheit auf das Familienleben? Was wäre in der Vorstellung des Kindes/Jugendlichen in der Familie anders, wenn der Elternteil wieder völlig gesund wäre?
- Welche Vorstellungen hat das Kind/der Jugendliche von der Verursachung der Krankheit?
- Womit ist das Kind/der Jugendliche in Bezug auf die elterliche Krankheit innerlich am meisten beschäftigt? Welche Sorgen und Ängste gibt es dabei?
- Was nimmt das Kind/der Jugendliche von Sorgen und Ängsten der Eltern und Geschwister wahr?
- Gibt es Situationen, in denen sich das Kind/der Jugendliche schlecht fühlt?
- Welche Bewältigungsversuche stehen ihm in solchen Situationen zur Verfügung?
- Gibt es unbelastete Lebensbereiche, die von der elterlichen Erkrankung unberührt sind?

Familiäre Perspektive einnehmen

Neben der diagnostischen Klärung, welche Bewältigungsstrategien dem Kind zur Verfügung stehen, ist ein therapeutisches Ziel dieses Dialogs, die psychische Arbeit, die das Kind bei der Angst- und Stressbewältigung zu leisten hat, anzuerkennen. Des weiteren geht es darum, das Kind in seinen diesbezüglichen Bemühungen und Wünschen nach Entlastung zu bestärken sowie durch den Blick auf die Familie das Interesse nach mehr Austausch mit Eltern und Geschwistern zu wecken, um so die Familie als wichtige Ressource für Anlehnung und gemeinsame Problembewältigung mehr nutzen zu können. Zum *Abschluss* des Gesprächs mit dem Kind oder Jugendlichen werden gegebenenfalls Fragen und Wünsche für den weiteren Verlauf der Beratung gesammelt.

4 Flexible Interventionsphase

Setzen von Interventionszielen. Nach Abschluss der diagnostischen Phase, die wie dargestellt bereits Interventionscharakter haben kann, wird in einer Supervision oder Intervision die weitere, flexibel angepasste Intervention geplant. Hierzu gehört, dass anhand einer Checkliste (Formblatt „Beratungsfokus" S. 251, Anhang) aus den in Kapitel 2 beschriebenen zehn Interventionszielbereichen die ein bis zwei vorerst vorrangigsten ausgewählt werden. Dies geschieht auf der Basis der eruierten wichtigsten Schwierigkeiten von Kind und Familie anhand folgender Fragen:

- Wo liegt die größte psychische Belastung bzw. ggf. eine für die funktionale Bewältigung der Situation relevante Blockade im Familiensystem?
- Von welcher Veränderung bzw. umschriebenen Zielerreichung wird der größte Effekt für eine Entlastung des Systems bzw. für eine funktionale Bewältigung aller Familienmitglieder erwartet?

Im Zusammenhang der Setzung von Interventionszielen lässt sich folgende bekannte für die Fokaltherapie von Balint (1973) entwickelte Metapher anführen: Auf einem Strom abwärts treibende Baumstämme werden durch einen quer liegenden festhängenden Stamm blockiert und stauen sich. Durch gezielte Veränderung von dessen Ausrichtung können alle Stämme wieder stromabwärts treiben.

Die Definition fokussierter Interventionsziele im Rahmen der Inter- oder Supervision bedeutet auch eine Eingrenzung der Interventionsplanung *(lat. definire – begrenzen)* auf das Vorrangige und im Rahmen der Beratung Machbare angesichts möglicherweise vielschichtig wahrgenommener Belastung und seelischem Schmerz in der Familie. Sie dient damit auch einer reflektierenden Distanz von einer zu engen Verwicklung mit den Ratsuchenden (vgl. Luborsky, 1988) bzw. einem professionellen innerlichen Zurücktreten von dem emotionalen Engagement, das die Berührung mit lebensbedrohlicher Krankheit in Beratern häufig auslöst. Dies geschieht im Vertrauen auf die Bindungsressourcen in den bestehenden familiären Beziehungen, die in der Regel für die emotionale Bewältigung von Verlustangst und ggf. Verlustschmerz und Trauer hinreichend sind. Oder konkreter: Es wird davon ausgegangen, dass in einer existenziell bedrohlich erlebten Lebenssituation reale Bindungspersonen in der Familie als Halt gebende und Trost spendende Beziehungspartner angemessener und geeigneter sind als professionelle Berater. Diese wiederum können jedoch sehr hilfreich sein, wenn es darum geht, betroffene Familien dabei zu unterstützen, ihre vorhandenen Ressourcen für die zu leistende gemeinsame emotionale Bewältigung zu aktivieren, indem beispielsweise eine blockierende Sprachlosigkeit unter den Familienmitgliedern überwunden wird (Interventionsziel F1: Offenere Kommunikation über die elterliche Erkrankung) oder indem Missverständnisse, die aus unterschiedlichen Bedürfnissen oder Copingstilen der Familienmitglieder entstanden sind, geklärt werden (Interventionsziel F2: Flexiblerer Umgang mit divergenten Bedürfnissen einzelner Familienmitglieder).

Bestimmen des Beratungs-Settings. In einem nächsten Schritt wird das für das Erreichen der so fokussierten Ziele geeignet erscheinende Beratungs-Setting bestimmt. Hierzu gehört die geplante Anzahl von Sitzungen, der günstig erscheinende Zeitabstand zwischen diesen sowie die Wahl des Systems oder der Subsysteme, mit denen jeweils Gespräche geführt werden sollten. In Betracht kommen die Fortsetzung der supportiven Elternberatung, Einzelsitzungen mit einem Kind, Sitzungen mit den Geschwistern oder Familiensitzungen. Auf der Grundlage der so entstandenen Interventionsplanung folgt nun die fokussierte Interventionsphase, die sich in der Regel über weitere zwei bis sechs Sitzungen erstreckt. Sie beginnt damit, den Eltern in einem Gespräch zu vermitteln, wie sich der Verlauf der bisherigen Sitzungen aus beraterischer Sicht zusammenfassend dargestellt hat, was von den möglichen Schwierigkeiten auf Seiten der Kinder und in der Familie verstanden wurde (unter Beachtung der Schweigepflicht hinsichtlich der Gespräche mit den Kindern oder Jugendlichen), und welche vorrangigen Themen sich aus Sicht der Berater daraus für eine Fortsetzung der Beratungsgespräche sinnvollerweise ergeben. Während des weiteren Verlaufs – insbesondere, wenn er sich über einen längeren Zeitraum erstreckt – kann es sich als sinnvoll erweisen, die umrissenen Ziele erneut zu formulieren (vgl. in anderem Kontext Luborsky, 1988).

4.1 Übergreifende Prinzipien

Bevor die Interventionen nach den einzelnen Interventionszielen differenziert werden, sollen einige übergreifende Prinzipien dargestellt werden, die für alle Zielbereiche relevant sind.

4.1.1 Berücksichtigung familiärer Verarbeitungsweisen und -möglichkeiten

Die individuellen Verarbeitungsweisen der einzelnen Familienmitglieder sind zu erkunden und zu akzeptieren. Grenzen, die sich möglicherweise aus den individuellen Verarbeitungsstrategien ergeben, müssen ebenfalls erkundet, dürfen aber nicht überschritten werden. Dabei kann es zu schwierigen Situationen kommen, in denen z. B. die Verleugnung von Angst, Verzweiflung oder Trauer für die Eltern aktuell psychisch stabilisierend wirken kann, sich jedoch gleichzeitig dysfunktional für eine angemessene Bewältigung der Situation auf Seiten des Kindes auswirkt: Das Kind erspürt die unbewusst abgewehrte Angst und Trauer der Eltern und leidet unter nicht greifbaren Gefühlen im Sinne einer diffusen Beunruhigung. Hier gilt es zunächst, im Elterngespräch hinreichend empathischen Raum entstehen zu lassen, um die Bewältigungsstrategien der Eltern in ihrem lebensgeschichtlichen Kontext zu verstehen und anzuerkennen. Die Vorgehensweise wird im Einzelfall sehr davon abhängen, wie flexibel oder rigide die elterlichen Bewältigungsstrategien organisiert sind. Auch wenn sich das familientherapeutische Vorgehen kindzentriert definiert, wird die Annahme zugrunde gelegt, dass sich alles, was die Eltern destabilisiert, auch ungünstig auf die Kinder auswirken würde. Insofern ist bei dem Versuch, das Verständnis der Eltern für die Erlebensperspektive des Kindes zu erweitern, vorrangig darauf zu achten, dass sich die Eltern nach jeder Sitzung subjektiv unmittelbar entlastet fühlen können. Nach unseren Erfahrungen hat es sich in Gesprächen mit Eltern bewährt, als abgewehrt wahrgenommene Ängste der Eltern bei geeigneter Gelegenheit durch offene Thematisierung der mit ihnen notgedrungenermaßen einhergehenden Beziehungswünsche nach Halt und Sicherheit indirekt aufzugreifen, z. B. in folgender Form: „In solch einer Situation [...] ist es bestimmt sehr beruhigend, einen Menschen in Ihrer Nähe zu wissen, auf den Sie sich voll und ganz verlassen können." (Romer & Haagen, 2007, S. 123 f.).

4.1.2 Ressourcen herausarbeiten

Nach Möglichkeit soll versucht werden, die Familie in ihrem Selbstbild als zur kompetenten Krisenbewältigung befähigtes System zu stützen. Gerade niedrigschwellige Beratungsangebote für körperlich Kranke und ihre Familien müssen deren latente Ängste vor einer möglichen Stigmatisierung als „psychosoziale Problemfamilien" sorgsam im Blick haben und gegebenenfalls frühzeitig aufgreifen. Daher ist ein konsequent ressourcenorientierter Blick der COSIP-Berater besonders wichtig. Hierbei gilt es anzuerkennen, dass sowohl die Familie als auch die COSIP-Berater der elterlichen Krankheit und ihrem Verlauf ohnmächtig gegenüberstehen. Hingegen können beide Seiten Vieles dazu beitragen, dass die Familie die Situation gut bewältigen kann. Im Gegensatz zu Familien, die in psychiatrischen Behandlungskontexten vorstellig werden, sind psychopathologisch auffällige familiäre Beziehungen in Familien mit körperlich kranken Eltern nicht häufiger als in der Gesamtbevölkerung (Kabacoff et al., 1990). Diese Familien haben oft sehr eindrucksvolle Fähigkeiten, schwierige Situationen zu meistern, die angesichts der Herausforderung des Schicksals, die die Krankheit bedeutet, mobilisiert werden. Zudem sind die Bindungskräfte in der Familie durch die existentielle Gefahr, die eine schwere Krankheit bedeutet, meist maximal aktiviert, was die Familienkohäsion stützt und die Bereitschaft der Familienmitglieder erhöht, füreinander da zu sein (Romer & Haagen, 2007). Gelingt es, an Begebenheiten anzuknüpfen, bei denen die Familie schwierige Lebenssituationen zu meistern hatte, lenkt dies den Blick der Familienmitglieder auf ihre verfügbaren Ressourcen zur Problembewältigung. Dieser konsequent ressourcenorientierte Blick gilt nicht zuletzt auch für dialogisch-psychoedukative Beratungssituationen. Bevor COSIP-Berater z. B. mit Eltern thematisieren, welchen lebenszyklischen Schwellensituationen besondere Beachtung geschenkt werden sollte im Hinblick auf die Vulnerabilität ihrer Kinder für krankheitsbezogene Stressoren, oder im Hinblick darauf, wie eine Aufklärung zur Situation für ein Kind altersgerecht gestaltet werden kann, empfiehlt es sich, die Eltern nach ihrem Bild vom individuellen, besonderen Wesen des Kindes zu fragen. Eltern haben in aller Regel ein gutes Gespür, was für ihre Kinder besonders beunruhigend sein kann und wissen auch über typische Verhaltensweisen, die signalisieren, dass ihr Kind gerade etwas beschäftigt, bestens Bescheid. Wenn es gelingt, dass die Eltern mit ihren intuitiven Elternkompetenzen als eigene Ressource im Gesprächsverlauf gut in Kontakt kommen, ist dies für einen erfolgreichen beraterischen Prozess sehr hilfreich.

4.1.3 Arbeiten an Beziehungs- und Systemgrenzen

Schwer zu verarbeitendes seelisches Leid kann in Familien mit einem körperlich kranken Elternteil dann entstehen, wenn Grenzen nicht intakt sind. Wenn in der Familie beispielsweise ein Klima undifferenzierter Gefühlsansteckung (affect contagion) herrscht,

bei dem sich die einzelnen Familienmitglieder untereinander ihre belasteten Stimmungs-
zustände zu eigen machen, so wie dies Minuchin für sogenannte „psychosomatische Familien" mit dem Begriff des „enmeshment" (Verfilzung, Verstrickung; Minuchin et al.,
1978), beschrieben hat, gelingt es Kindern und Jugendlichen kaum, sich in ihre Eltern
einzufühlen und dabei ihre unabhängigen eigenen Gefühle von Freude über andere Dinge
abzugrenzen. In einer solchen Situation geht es, wenn es dem kranken Elternteil schlecht
geht, allen in der Familie gleichermaßen schlecht. Umgekehrt kann es Kindern nur gut
gehen, so lange es den Eltern auch gut geht. Eine solche Situation macht familienthera-
peutisches Arbeiten an der Legitimierung, Etablierung und Stabilisierung von interpersonellen Grenzen nötig, um eine weniger „verstrickte" innerfamiliäre Affektregulation
zu ermöglichen. Des Weiteren können Systemgrenzen zum Fokus familientherapeuti-
scher Interventionen werden, beispielsweise wenn die *Generationengrenze* zwischen Eltern und Kind durch eine altersunangemessene Parentifizierung des Kindes dysfunktional organisiert ist, oder auch, wenn die *Außengrenze* der Familie zu wenig durchlässig
ist mit der Folge, dass die Familie weitgehend isoliert ist, die Eltern kaum soziale Außenkontakte pflegen und die Kinder in der Freizeit ebenfalls wenige Kontakte mit Gleichaltrigen außerhalb der Familie haben.

4.1.4 Entwicklungsbezogene Aspekte der Interventionen

In Kapitel 1.5 dieses Manuals wurde der *entwicklungspsychologische Referenzrahmen*
für ein Verständnis alterstypischer Belastungs- und Konfliktkonstellationen ausgeführt.
Aus diesem leiten sich für jedes Entwicklungsalter typische Interventionen ab (nach
Romer & Haagen, 2007), die im Folgenden dargestellt werden:

Schwangerschaft. Der existenzielle Zielkonflikt zwischen den Lebensinteressen von Mutter und Kind ist für eine an Krebs erkrankte Schwangere psychisch kaum integrierbar
und stellt somit meist eine psychische Überforderung dar. In einem solchen Fall wird
daher empfohlen, der Mutter eine längerfristig angelegte psychotherapeutische Begleitung zur Verarbeitung dieser Situation nahezulegen und ggf. zu vermitteln – unabhängig davon, ob bei der Mutter nach der Geburt Symptome einer Anpassungs- oder einer
posttraumatischen Belastungsstörung vorliegen oder nicht.

Säuglingsalter (0 bis 12 Monate). Wenn die Mutter eines Säuglings ernsthaft erkrankt,
sollten Trennungen, wenn sie notwendig sind, auf eine minimale Dauer begrenzt werden. Für die alltägliche Versorgung sollten dem Säugling bereits vertraute Personen zur
Verfügung stehen. Bei einem längerem Krankenhausaufenthalt der Mutter, bei dem der
Säugling nicht mit aufgenommen werden kann, ist, wenn der Vater beispielsweise tags-
über berufstätig ist, die tägliche Versorgung durch eine stetig präsente Tagesmutter für
den Säugling besser verarbeitbar als ein mehrfacher Wechsel durch vermeintlich vertraute Mitglieder der erweiterten Familie. Atmosphärische Irritationen im Beziehungsumfeld des Säuglings können, wenn Eltern unter Stressbelastung stehen, nicht gänzlich
vermieden werden. Um das auf den Säugling wirkende Störpotential möglichst gering
zu halten, ist jedoch darauf zu achten, dass alles, was dem Kind im Tagesablauf vertraut
ist (Rituale bei Mahlzeiten, beim Einschlafen, Spielrituale etc.), weitest möglich aufrechterhalten wird. Insbesondere wenn eine erkrankte Mutter für Behandlungsmaßnahmen wiederkehrend abwesend ist oder zu Hause wegen Erschöpfung oder depressiven

Stimmungstiefs wenig für den Säugling präsent sein kann, sollten Eltern miteinander Wege entwickeln, die der Mutter in regelmäßigen Abständen eine atmosphärisch entspannte und emotional positiv getönte Kontaktaufnahme mit ihrem Baby ermöglichen, auch wenn diese noch so zeitlich begrenzt sind („Inselzeiten"). Dies reicht, wenn die alltägliche Versorgung durch Ersatz-Bindungspersonen aufgefangen wird, gegebenenfalls aus, um das Kind daran zu erinnern, dass die zwischenzeitlich verloren geglaubte Mutter seiner Welt nicht ganz entzogen wird.

Kleinkindalter (1 bis 3 Jahre). Eltern sind unbedingt zu ermutigen, besonderes Augenmerk und Extra-Zeit zu investieren, um dem Kleinkind eine altersgerechte kognitive Kontrolle über potenziell beunruhigende Situationen zu ermöglichen. Hierzu gehört, dass das Kind auf jede anstehende Veränderung alltäglicher Abläufe in mehreren Anläufen vorbereitet wird, damit es begreifen kann, was auf es zukommt. Das gleiche gilt für vorhersehbare körperliche Veränderungen, z. B. den Haarausfall bei einer Chemotherapie. Da Kleinkinder die Tragweite einer ernsthaften körperlichen Erkrankung in der Regel nicht verstehen können, können sie grundsätzlich sehr unbefangen mit solchen Situationen umgehen. Es hilft ihnen dabei, wenn sie beispielsweise mit einer Puppe mit Perücke, die auf- und abgesetzt werden kann, spielerisch auf den bevorstehenden Haarausfall bei der Mutter vorbereitet werden, diesen völlig angstfrei zu verarbeiten. Wichtig bei der Vorbereitung von Kleinkindern auf für sie potenziell beunruhigende Situationen ist, dass diese mehrfach wiederholt werden und dass sprachliche Erklärungen in der Regel nicht ausreichen. Es bieten sich zur Veranschaulichung sowohl altersgerechte Bilderbücher (auch selbstgemalte!) als auch das Vorspielen von Abläufen mit Puppen oder Spielfiguren an. Um Phantasien des Kindes vorzubeugen, vorübergehende Trennungen von einer vertrauten Bindungsperson erfolgten als Bestrafung, sollten Eltern ermutigt werden, nach Trennungen ein besonderes Augenmerk auf die Gestaltung der Begrüßung bei der Wiederbegegnung zu legen. Auch kleine Abschiedsgeschenke, die die abwesende Bindungsperson symbolisieren, wie beispielsweise ein Foto, ein gemaltes Bild oder ein Stofftier, können als Übergangsobjekte genutzt werden, die dem Kind helfen, seine innere Repräsentanz der Bindungsperson aufrecht zu erhalten und die „nicht feindliche" Motivation der elterlichen Abwesenheit zu verstehen. Bei Abwesenheiten der Bindungsperson über eine oder mehrere Nächte ist, soweit möglich, ein täglicher telefonischer Kontakt zu empfehlen, um den Trennungsstress zu mildern.

Kindergarten- und Vorschulalter (4 bis 5 Jahre). Wenn eine vertraute Bindungsperson weniger verfügbar oder für längere Zeit abwesend ist, kreist die vorrangige kindliche Sorge darum, wer diese Person wie lange vertritt. So können vorübergehende Trennungen vom kranken Elternteil als Probelauf für die Erfahrung, dass immer jemand da ist, und das Kind nie allein sein muss, genutzt werden. Kinder dieser Altersstufe profitieren von einer konkreten Anschauung des Ortes, an dem sich der erkrankte Elternteil befindet und von der befriedigten Neugierde, was dort mit ihm gemacht wird. Unter präventiven Gesichtspunkten sind Eltern zu ermutigen, ein offenes Gesprächsklima in der Familie zu pflegen, das dem Kind signalisiert, dass seine Fragen stets Gehör finden. Darüber hinaus sollte die „Verschuldungsfrage" besser nicht abgewartet, sondern bereits bei der Erklärung der Situation, dass Papa oder Mama krank ist, vorausschauend aufgegriffen werden („Das ist von selbst gekommen, so wie Du manchmal einfach so plötzlich Bauchweh bekommst." „Es kommt ganz sicher nicht davon, dass Du oder irgendjemand anders nicht lieb genug war."). Kognitive Orientierung kann insbesondere dadurch unterstützt werden, dass die Auswirkungen, die die elterliche Erkrankung auf den konkreten Alltag des Kindes hat, immer wieder im Vorfeld angekündigt und erklärt werden („Wer ist wann da?" „Wer ist wann und wie lange weg?" „Wie oft muss ich schlafen, bis Mama wiederkommt?"). Für längere Abwesenheiten kann ein an die Situation angepasstes Pendant eines Adventskalenders hilfreich sein. Schließlich ist das Aufrechterhalten der Alltagsroutine, insbesondere der regelmäßige Besuch des Kindergartens bzw. der Vorschule, besonders wichtig. Dem Kind bleibt die ernster gewordene Atmosphäre zu Hause nicht verborgen und es profitiert deshalb sehr davon, wenn es einen von dieser Ernsthaftigkeit nicht eingetrübten Spielraum hat, in dem es seinen altersgerechten Interessen in vertrauter Umgebung nachgehen kann.

Schulalter bis zur Pubertät (6 bis 11 Jahre). Es ist darauf zu achten, dass Schulkinder als mitdenkende Angehörige in Überlegungen und Planungen, die die elterliche Krankheit betreffen, einbezogen werden können. Sie profitieren davon, einen kranken Elternteil im Krankenhaus besuchen zu können und nehmen vorbereitete Aufklärungsgespräche aus erster Hand, d. h. durch die für die elterliche Krebserkrankung zuständigen Ärzte gerne an. Wenn Kinder danach fragen bzw. darum bitten, den kranken Elternteil sehen zu dürfen, können vorbereitete Besuche auch auf einer Intensivstation eine wichtige Hilfestellung für die kindliche Bewältigung der Situation darstellen. Verhalten sich Erwachsene entsprechend der weit verbreiteten Auffassung, dass Kinder möglichst wenig durch ernste und traurige Wahrheiten belastet werden sollten, verstehen die Kinder intuitiv die Botschaft, dass eine schreckliche Wahrheit in der Luft liegt, die zu schrecklich ist, als dass man sie ihnen mitteilen könnte. Im Zweifelsfall können die zur Erklärung vom Kind selbst entwickelten Fantasien bedrohlicher sein als die Realität. In der Regel profitieren Schulkinder davon, in ihrer sozialen Verantwortlichkeit und Fürsorglichkeit ernst genommen und wertgeschätzt zu werden, bei gleichzeitiger Legitimation, sich altersangemessenen Aktivitäten zu widmen. Hilfreich sind klar umschriebene, altersgerechte Aufgaben, die sie zum Wohle des kranken Elternteils zu Hause übernehmen können, bei damit einhergehender Ermutigung, nach deren Erledigung ihren Freizeitinteressen mit Gleichaltrigen außerhalb der Familie unbeschwert nachgehen zu können. Da sich Schulkinder sehr viele eigene Gedanken zum Krankheitsgeschehen machen und aus den Informationen, die sie erhalten, eigene Schussfolgerungen ziehen, stellen sie nach einer anfänglichen Aufklärung über die Situation oft wenige Fragen, insbesondere im Verlauf einer Krankheit. Es ist daher wichtig darauf zu achten, dass Erwachsene von sich aus jede Veränderung im Krankheitsverlauf, die Konsequenzen für das Kind haben kann, aufgreifen und über den neuen Stand jeweils neu informieren.

Pubertät und Jugendalter (12 bis 17 Jahre). Jugendliche sollten so früh und so vollständig wie möglich über die elterliche Erkrankung Bescheid wissen. Auch sie profitieren von einer altersangemessenen Einbindung in die Mitverantwortung für den kranken Elternteil und die gesamte Familie, bei damit einhergehender Erlaubnis, sich ebenso einer ihrem Jugendalter angemessenen Freizeitgestaltung mit Gleichaltrigen zu widmen. Entlastend kann auch die Ermutigung sein, dass Jugendliche sich mit ihren engsten Freunden über die Situation zu Hause austauschen können. Hierfür ist es hilfreich, wenn Eltern im Sinne eines Modells offen legen, dass sie selbst es als hilfreich erleben, Freunde außerhalb der Familie zu haben, mit denen sie über ihre Sorgen sprechen können. So wird ein vermeintlicher Mythos, die Krankheit sei eine alleinige innere Angelegenheit der Familie, aufgelöst und Jugendliche werden, wenn sie sich Freunden anvertrauen, nicht zu heimlichen „Verrätern". Eltern oder erwachsene Helfer, die Jugendlichen in dieser Situation beistehen, tun gut daran, sich auf die vielschichtige Beschäftigung mit Krankheitsätiologie und Prognose einzustellen und gezielt nach den Gedanken zu fragen, die Jugendliche sich hierzu machen. Außerdem gehört selbst in kritischen Situationen, wenn beispielsweise keine Aussicht auf Heilung besteht, die Aufrechterhaltung des von der Krankheit nicht beeinträchtigten jugendlichen Lebens typischerweise zur Trauerverarbeitung Jugendlicher (Christ, 2000). Der Umstand, dass es schwerkranken Eltern in aller Regel tröstlich ist, mitzuerleben, dass ihre Krankheit den eigenen Kindern „nicht die Jugend zerstört", kann Jugendlichen ausdrücklich bewusst gemacht werden, um diese von möglichen Schuldgefühlen zu entlasten. Besonders schwierig wird die Verarbeitung einer elterlichen Erkrankung für Jugendliche dann, wenn die Eltern-Kind-Beziehung bereits vor dem Beginn der Krankheit oder ihrer Diagnosestellung in eine ernsthafte Krise geraten ist. Ist der Umgang miteinander von vornherein bestimmt durch das Erleben des Jugendlichen, sich mit den Eltern nicht zu verstehen, sich mit ihnen wuterfüllt zu streiten, von ihnen tief enttäuscht oder verletzt zu sein oder sie gar mitunter zu hassen, erschwert dies die Bewältigung der neuen Situation erheblich. In einem solchen Fall wird durch die Erkrankung meist das Austragen und Klären der bestehenden Konflikte völlig blockiert und die Schuldgefühle werden unerträglich. Hier ist meist tiefer greifende psychotherapeutische Unterstützung angezeigt.

4.2 Interventionsziele

Im Folgenden wird nun das Vorgehen in Bezug auf die einzelnen Interventionsziele dargestellt. Wenn sich zwischen diesen Überschneidungen ergeben, liegt dies in der Natur der Sache und verdeutlicht noch einmal die Interdependenz zwischen den Bereichen, die nicht isoliert voneinander betrachtet werden können (vgl. Kap. 2.6).

Es erscheint naheliegend, für ein bestimmtes Interventionsziel zunächst an das der angesprochenen Systemebene entsprechende Setting zu denken. Es sollten jedoch auch Gespräche in anderen Konstellationen erwogen werden. So können beispielsweise zur Förderung der offenen Kommunikation sowie der Legitimierung eigener Gefühle des Kindes durchaus auch Elterngespräche zielführend sein. In der folgenden Darstellung erfolgt entsprechend für jedes Interventionsziel eine Unterteilung in Eltern-, Kinder- und Familiengespräche. Dies soll Hinweise und Anhaltspunkte für mögliche Beratungsverläufe geben und bedeutet nicht, dass alle angeführten Formen in jedem Fall so stattfinden sollen. Andererseits erheben die Ausführungen wiederum keinen Anspruch auf Vollständigkeit. Die konkreten Abläufe und Themen ergeben sich aus den spezifischen familiären Konstellationen nach klinischem Ermessen. Bei der Gewichtung möglicher vorrangiger Interventionsziele wird die Orientierung an den in Tabelle 6 aufgeführten diagnostischen Fragen empfohlen, aus deren Beantwortung sich in aller Regel genügend klinisches Fallmaterial ergibt, um in der klinischen Reflexion eine Entscheidung treffen zu können, welche beiden Interventionsziele im vorliegenden Fall am vorrangigsten sein sollten (vgl. Tab. 6).

Tabelle 6: Interventionsziele der Beratung und diagnostische Fragen (Romer & Haagen, 2007)

Ziele	Diagnostische Fragen
Die Familie betreffend:	
F1: Offenere Kommunikation über die elterliche Erkrankung	– Wie offen sprechen die Eltern im Erwachsenen-system (Partner/Freunde) über die Krebser-krankung und worüber im Einzelnen? – Was wurde den Kindern bisher mitgeteilt und was nicht? – Welche Überlegungen haben die Eltern hin-sichtlich ihrer „Informationspolitik" gegenüber den Kindern angestellt?
F2: Flexiblerer Umgang mit di-vergenten Bedürfnissen einzelner Familienmitglieder	– Wie werden Bedürfnisse einzelner Familienmit-glieder innerhalb der Familie wahrgenommen? – Wie wird auf unterschiedliche Bedürfnisse ein-zelner Familienmitglieder eingegangen?
F3: Reduzierung altersunange-messener Parentifizierung	– In welchem Maße übernehmen Kinder Aufga-ben oder Verantwortung von Erwachsenen? – Inwieweit scheint dies altersangemessen bzw. altersunangemessen?
Die Eltern betreffend:	
E1: Stützung des elterlichen Kom-petenzerlebens	– Inwieweit fühlt sich der gesunde Elternteil im Umgang mit seinem Kind/seinen Kindern sicher bzw. verunsichert? – Inwieweit fühlt sich der kranke Elternteil im Um-gang mit seinem Kind/seinen Kindern sicher bzw. verunsichert?
E2: Erhöhung der emotionalen Verfügbarkeit der Eltern	– Inwieweit ist der gesunde Elternteil für das Kind/die Kinder emotional präsent und kann ange-messen auf deren Gefühle eingehen? – Inwieweit ist der kranke Elternteil für das Kind/die Kinder emotional präsent und kann ange-messen auf deren Gefühle eingehen?
Das Kind betreffend:	
K1: Bessere kognitive Orientie-rung	– Was hat das Kind von den ihm mitgeteilten In-formationen zur elterlichen Erkrankung bisher verstanden?
K2: Legitimierung eigener Gefühle und Bedürfnisse	– Welche Bedeutung misst das Kind eigenen Ge-fühlen bei? – Inwieweit gestattet sich das Kind, eigene Be-dürfnissen zu benennen/ihnen nachzugehen?

Tabelle 6: (Fortsetzung)

Das Kind betreffend:	
K3: Aktive Bewältigung	– Welche Copingstrategien stehen dem Kind zur Verfügung, um mit Problemen, die durch die elterliche Erkrankung entstehen, zurechtzukommen?
K4: Integration ambivalenter Gefühle	– Inwieweit kann das Kind ambivalente Gefühle gegenüber dem kranken Elternteil bei sich wahrnehmen und sie ggf. ausdrücken?
K5: Unterstützung antizipierender Trauerarbeit	– Inwieweit beschäftigt sich das Kind mit dem möglichen Verlust des erkrankten Elternteils?

Interventionsziel F1: Offenere Kommunikation über die elterliche Erkrankung

Leiden die einzelnen Familienmitglieder vor allem unter einer Verunsicherung darüber, wie sie krankheitsbezogene Themen ansprechen können, von denen sie annehmen, dass die jeweils Anderen durch sie ebenso belastet sind wie man selbst, und führt dies zu einer allseitigen Vermeidung dieser Themen, dann sollte die Beratung die Familienmitglieder dabei unterstützen, miteinander ins Gespräch zu kommen: über die Krankheit, über mit ihr einhergehende Wünsche „Ängste und Fragen" sowie über andere bislang unausgesprochene Themen, die allen „auf der Zunge liegen".

Elterngespräche. Es sollte in Elterngesprächen möglichst gut geklärt werden, wie die Eltern selbst *miteinander und mit ihren engsten erwachsenen Vertrauenspersonen über die Erkrankung sprechen*, da dies den kommunikativen Spielraum mit den Kindern definiert. Nur Themen und Fragen, über die die Eltern auch untereinander bzw. mit vertrauten Erwachsenen offen kommunizieren wollen und können, sind grundsätzlich für eine offene Kommunikation mit den Kindern geeignet. Bei der Erkundung dieser Kommunikation innerhalb des erwachsenen Bindungssystems ist eine respektvolle Haltung gefragt, die streng darauf achtet, dass das Kommunikationsverhalten der Eltern nicht normativ bewertet oder gar als ungünstig oder unzureichend in Frage gestellt wird. Vielmehr geht es darum, einen erwachsenen Kommunikationsstil in seiner lebensgeschichtlich gewachsenen Stimmigkeit zu verstehen und anzunehmen. Auf der Basis der mit den Eltern herausgearbeiteten Kommunikation unter Erwachsenen können dann gezielt die Fragen und Verunsicherungen durchgesprochen werden, die die Eltern im Hinblick darauf beschäftigen, was sie bislang von dem auch mit ihren Kindern geteilt haben und was nicht. Dies gechieht meist bereits im *Elternerstgespräch*. Einzelne Gesprächsinterventionen, die dazu geeignet sind, mit Eltern eine offenere Kommunikation mit ihren Kindern vorzubereiten sind bereits dort beschrieben (vgl. Kap. 3.2.4). In der Interventionsphase kann es z. B. um eine verbesserte *Ansprechbarkeit für Fragen der Kinder* gehen, auch wenn diese, insbesondere wenn sie sich auf körperliche Veränderungen oder auf einen möglichen tödlichen Verlauf der elterlichen Krebserkrankung beziehen, beunruhigend erlebt werden. So kann beispielsweise ein achtjähriges Kind seine brustkrebskranke Mutter fragen: „Wie soll ein Baby denn aus *der* Brust trinken?" (Haagen & Möller, 2011). Es ist wichtig, dass Eltern solche Fantasien nicht als feindselig begreifen und das Sprechen mit den Kindern über die Erkrankung in der Folge nicht vermeiden. Wenn Eltern Situationen berichten, in denen sie aufgrund eines situativen „Zusammenzuckens" über eine Frage des Kindes eine ausweichende Antwort gegeben haben, sollten die Ängste und Verunsicherungen, die durch diese Frage ausgelöst wurden, durchgearbeitet werden und es kann daraufhin mit den Eltern vorbereitet werden, wie sie auf das Kind zugehen können, um diese Frage nochmals aufzugreifen, um eine angemessene Antwort „nachzuliefern". Dabei wird dem Kind implizit die korrektive Botschaft vermittelt, dass jegliche Frage, mit der es beschäftigt ist, legitim ist und dass die Eltern als Ansprechpartner zur Verfügung stehen, auch wenn sie einmal in einem ungünstigen Moment „erwischt" wurden.

Gespräche mit Kindern und Jugendlichen. Über die Erkrankung ist auch bei Kindern ein fortlaufender *Dialog* nötig. Dies schließt Gespräche darüber ein, was das Kind belastet, wie es die Situation erlebt und bewältigt, welches Verständnis es von der Krankheit entwickelt hat. Dabei sind insbesondere auch die Vorstellungen von der *Verursachung* der Krankheit zu erfragen, um möglichen irrationalen Ätiologiemodellen auf die Spur zu kommen und diese besprechbar zu machen. Manchmal fällt es Kindern und Jugendlichen leichter, in der Beratungssituation offen ihre Gedanken und Gefühle zu artikulieren, da hier die Sorge entfallen kann, die Eltern zusätzlich zu belasten. Daher sind die Kinder in den Sitzungen zu ermutigen, eigenen Wünschen und Fragen nachzugehen, die dann in einem zweiten Schritt mit den Eltern oder in einem Familiengespräch besprochen werden können.

Familiengespräche. Zeigt sich in den Einzelsitzungen, dass es bislang in der Familie nicht offen ausgesprochene Themen gibt, mit denen gleichwohl alle beschäftigt sind, und lässt sich zudem ein Wunsch aller Familienmitglieder nach offenerem Austausch benennen, begründet dies einen Auftrag an die COSIP-Berater, zu einem Familiengespräch einzuladen. Solche Sitzungen können sehr produktiv und entlastend für alle Familienmitglieder sein. Allerdings benötigen sie eine sorgsame *Vorbereitung in den getrennten Settings*, in denen die Ängste und Verunsicherungen auf beiden Seiten, die bislang zu einer Vermeidung offener Kommunikation geführt haben, verstanden und besprochen wurden. Kinder werden sich in der Regel vor den restlichen Familienmitgliedern nur öffnen können, wenn sie vorher im geschützten Rahmen von ihren Ängsten, den ohnehin sichtlich belasteten Eltern zusätzlich ihre Sorgen zuzumuten, entlastet wurden. Es ist bei einer potentiell lebensbedrohlichen elterlichen Erkrankung in der Regel davon auszugehen, dass Kinder spätestens ab dem Schulalter mit konkreten Ängsten beschäftigt sind, der kranke Elternteil könne sterben (Romer et al., 2006). Wenn sie diese Ängste bislang gegenüber den Eltern nicht geäußert haben, werden sie es auch nicht erstmals in einem Familiengespräch tun, wenn sie nicht vorher einmal die Erfahrung gemacht haben, dass es emotional entlastet, darüber zu sprechen. Im Familiengespräch kann ein erster Schritt die *Herstellung einer gemeinsamen Wirklichkeit* aller Familienmitglieder bezogen auf das Wissen zur elterlichen Erkrankung sein. In Familien mit mehreren Kindern stellt sich hierbei nicht selten heraus, dass die älteren Kinder ausführlicher informiert und demnach besser zur Situation orientiert sind als die jüngeren. Dies muss keineswegs von den Eltern bewusst intendiert gewesen sein. Ältere Kinder haben oft in Alltagssituationen mehr Gelegenheit, an Gesprächen Erwachsener teilzuhaben, bei denen sie entsprechende zusätzliche Informationen aufnehmen. Wenn dann die Atmosphäre ängstlich getönt ist, teilt sich dies diesen Kindern leicht als unausgesprochenes Schweigegebot mit, so dass sie für sich fühlen, es sei wohl besser, das Gehörte nicht mit den jüngeren Geschwistern zu teilen. Gelingt die Herstellung einer gemeinsamen geteilten Wirklichkeit, an der sich alle Familienmitglieder miteinander orientieren können, sind solchermaßen subtil entstandene Schweigegebote ausgeräumt und eine offene Kommunikation gebahnt. Hiervon profitieren insbesondere die jüngeren Kinder unmittelbar auch für ihre kognitive Orientierung (vgl. Interventionsziel K1).

In diesen Familiengesprächen fungieren die *COSIP-Berater v. a. als Moderatoren*, die durch ihre zu einer offeneren Kommunikation führenden Fragen, die Zuversicht der Familienmitglieder stärken, dass die im Raum stehenden unausgesprochenen Fragen, Gedanken und Gefühle mitteilbar sind sowie die gemeinsame Erfahrung ermöglichen, dass dies nicht belastend sondern entlastend erlebt wird. Dies geschieht z. B. durch klärende Nachfragen, die ebenso behutsam wie beharrlich gestellt werden, solange im Raum stehende Fragen in der Wahrnehmung der Berater noch nicht für alle Beteiligten in der Runde verständlich beantwortet sind. Für die innere Haltung der Berater ist dabei wichtig, dass sie auf möglicherweise auftauchende Gefühle von Angst oder Taurigkeit eingestellt sind und diesen ebenso einfühlsam wie auch unerschrocken („wie ein Fels in der Brandung") begegnen können. Für Familiengespräche hat es sich bewährt, dass sie nach Möglichkeit im kotherapeutischen Setting von zwei COSIP-Beratern gemeinsam geführt werden, weil dies eine angemessene Wahrnehmung aller direkt und indirekt geäußerten Belange der Familie erleichtert.

Interventionsziel F2: Flexiblerer Umgang mit divergenten Bedürfnissen einzelner Familienmitglieder

In Familien mit einem an Krebs erkrankten Elternteil entstehen durch die unterschiedlichen Erlebnisperspektiven der Familienmitglieder mitunter stark divergierende Bedürfnisse. So kann der kranke Elternteil vorwiegend mit der Angst vor einem bald anstehenden medizinischen Eingriff beschäftigt sein, während der Partner vor allem durch die physische Erschöpfung belastet ist, die sich in einer immens erhöhten Alltagsbelastung neben der Begleitung des kranken Elternteils begründet. Unabhängig davon ringen Kinder vielleicht darum, welchen Platz ihre altersgerechten Freizeitaktivitäten außerhalb der Familie haben können. Es stellt sich die Frage, wie sich mit diesen Divergenzen umgehen lässt.

Elterngespräche. Um einen flexibleren Umgang mit divergenten Bedürfnissen in der Familie zu ermöglichen, kann eine dialogische *Psychoedukation über altersspezifische Verarbeitungs- und Umgangsweisen* von Kindern mit der Erkrankung eines Elternteils ein angemessener erster Schritt sein. Dies kann z. B. eine Anregung an die Eltern sein, mit den Kindern die für diese häufig bedeutsamen konkreten Alltagsfragen zu klären („Wer macht in den nächsten zwei Wochen mit Dir die Hausaufgaben?"). Es kann z. B. auch heißen, den Eltern zu verdeutlichen, dass die manchmal überraschenden Reaktionen und

Fragen der Kinder ebenso wie deren Wünsche nach von der Krankheit nicht belasteten Aktivitäten keineswegs auf Ablehnung oder Gleichgültigkeit schließen lassen. Ebenso sind Eltern zu ermutigen, probehalber *die Perspektive ihrer Kinder* einzunehmen und diese beim Ausdruck krankheitsbezogener Gedanken, Gefühle und Wünsche auch durch gezieltes Nachfragen zu unterstützen („Ich könnte mir vorstellen, dass Dich die Frage, wie es mit meiner Krankheit weitergeht, ziemlich beschäftigt …"). Dabei sollten Signale der Kinder, das Gespräch beenden zu wollen, respektiert und der Faden an anderer Stelle wieder aufgenommen werden. Auf Seiten der Eltern ist hierbei eine Akzeptanz von Getrenntheit und Eigenständigkeit ihrer Kinder wesentlich. Stellt sich heraus, dass Eltern in der akuten Situation zu wenig inneren Spielraum haben, um den Bedürfnissen der Kinder angemessen Rechnung zu tragen, ist gemeinsam zu überlegen, welche Personen des erweiterten Bezugssystems der Familie diesen ergänzend als Ansprechpartner und Begleiter zur Verfügung stehen könnte.

Manchmal kristallisieren sich in den Gesprächen bereits zwischen den Eltern sehr unterschiedliche Wünsche, Verarbeitungsweisen und Anliegen heraus oder es kommt zu der schwierigen therapeutischen Situation *inkompatibler Copingstrategien* zwischen Eltern und Kindern. In diesem Fall wirken sich Bewältigungsstrategien der Eltern, die für sich gesehen lebensgeschichtlich stimmig und zur eigenen psychischen Stabilisierung geeignet erscheinen, auf die Bewältigung der Situation durch das Kind dysfunktional aus. Das therapeutische Problem einer solchen Konstellation besteht in der Regel darin, dass das, was für eine kindgerechte Verarbeitung hilfreich wäre, für die Eltern zumindest aktuell destabilisierend wirken könnte. Scheint eine für die kindliche Verarbeitung der Situation ungünstige Copingstrategie der Eltern wenig flexibel organisiert zu sein, kann wiederum eine Einbeziehung der fiktiven kindlichen Erlebnisperspektive empfehlenswert sein. Auch die Hinzunahme eigener Kindheitserfahrungen der Eltern kann hier mitunter hilfreich sein (z. B. „Haben Sie als Kind einmal erlebt, dass in Ihrer Familie etwas Schlimmes passiert ist? Wer hat mit Ihnen als Kind darüber gesprochen?").

Gespräche mit Kindern und Jugendlichen. Auch die Einzelgespräche mit Kindern und Jugendlichen können dafür genutzt werden, deren Wahrnehmung für divergente Bedürfnisse in den Familien zu schärfen. So kann z. B. nach einer Erkundung und Benennung der Sorgen, Ängste und Wünsche des Kindes (vgl. Interventionsziel K2: Legitimierung eigener Gefühle und Bedürfnisse) die Frage gestellt werden, wie das Kind die anderen Familienmitglieder im Hinblick darauf wahrnimmt, wer sich in der Familie Sorgen macht oder wer die Unterstützung der anderen in besonderem Maße benötigt. Wenn es dabei gelingt, über die in der Familie allgegenwärtige Angst um den erkrankten Elternteil ins Gespräch zu kommen, kann die Frage gestellt werden, wie die einzelnen Familienmitglieder in der Wahrnehmung des Kindes mit dieser Angst umgehen, um sie besser aushalten zu können (z. B. „Jedem Menschen hilft etwas anderes besser, wenn man Angst hat, damit man die Angst besser aushalten kann. Was hilft Dir am besten, wenn Du Angst hast? Wie ist das bei den anderen in Deiner Familie?"). So kann eine Reflexion darüber entstehen, die es dem Kind erleichtert, die in der Familie vorhandenen divergenten Copingstrategien als solche zu verstehen und besser zu akzeptieren. Dies kann Missverständnissen und hieraus entstehenden Kränkungen zwischen den Familienmitgliedern in deren alltäglichem Umgang vorbeugen. Ein krebskranker Vater beispielsweise, der sich häufig zurückzieht, um im Internet Informationen zu seiner Krankheit zu recherchieren, kann dann eher in seiner Suche nach Information (d. h. kognitiver Orientierung als angstmindernde Strategie) denn als am Kontakt mit dem Kind desinteressiert wahrgenommen werden.

Familiengespräche. Hier steht die Klärung divergenter Bedürfnisse und Erlebnisperspektiven im Beisein aller Familienmitglieder im Vordergrund, die auch im Sinne einer Arbeit an den Beziehungsgrenzen wirken kann. Der COSIP-Berater sollte zunächst durch offene Fragen, wie jeder einzelne in der Familie mit der Situation umgeht, solche bestehenden Divergenzen benennen, wobei es Familienmitgliedern oft leichter fällt, ihre Beobachtungen über die anderen hierzu zu berichten, als über sich selbst Auskunft zu geben, so dass sich ein indirektes Erfragen, wer was bei den anderen beobachtet, anbietet. Idealerweise sollte so der jeweils vorrangige persönliche Umgangsstil jedes einzelnen Familienmitglieds im Beisein aller herausgearbeitet und benannt werden. Dies trägt zum wechselseitigen Respekt divergierender Copingversuche bei und stärkt bei jedem Familienmitglied das Gefühl, von den anderen gesehen zu werden. Die Klärung divergenter Bedürfnislagen, Sichtweisen und Wünsche bzw. der *Austausch* darüber hilft Familien dabei, sich auf diese einzustellen und beugt so kränkenden Missverständnissen im Alltag vor, die beispielsweise durch das Rückzugsverhalten Einzelner ausgelöst werden können. Manchmal kann es zu Situationen kommen, in denen sich die unterschiedlichen Erlebnisperspektiven der Familienmitglieder vielleicht klären aber nicht „vermitteln" lassen. Beispielsweise kann beim erkrankten Elternteil das Bedürfnis auftreten, sich aktuell von gemeinsamen Aktivitäten zurückzuziehen, die sich die Kinder hingegen wünschen. In einem solchen Fall ist es wichtig, diese Konstellationen zu benennen, zu besprechen und gegebenenfalls auf eine *Anerkennung und Akzeptanz* der Unterschiedlichkeit bzw. der Grenzen der Gemeinsamkeit hinzuarbeiten – auch wenn solche Prozesse für die Einzelnen enttäuschend und schmerzlich sein mögen. Hilfreich ist hier der Verweis darauf, dass es sich nicht um eine grundsätzliche Divergenz, sondern um eine situative und damit begrenzte Anforderung handelt. Für die Integration divergenter Erlebnisperspektiven der einzelnen Familienmitglieder hinsichtlich der Auswirkungen der elterlichen Erkrankung auf das Familienleben in eine von allen geteilte Wahrnehmung, kann versucht werden, mit der Familie ein gemeinsames und für alle eingängiges *Bild der Familiensituation* zu entwickeln. Die Anregung, als „Momentaufnahme für die aktuelle Lebenssituation" der Familie miteinander beispielsweise das Bild einer Landschaft oder eines Gebäudes zu fantasieren, spricht das emotionale Erleben ebenso wie die kognitive Verarbeitung der Situation an. Vor allem Kinder, denen es oft leichter fällt als Erwachsenen, sich in bildhaften Vergleichen auszudrücken, können sich spontan mit ihren Einfällen einbringen. Dies trägt dazu bei, dass die Beschreibung der familiären Lebenssituation nicht allein durch die Eltern erfolgt. Gelingt es, ein solches Bild mit der Familie auszugestalten, kann gegebenenfalls versucht werden, an das familiäre Selbstkonzept vor Beginn der elterlichen Erkrankung anzuknüpfen, indem die Familie gebeten wird, miteinander zu überlegen, wie dieses Bild wohl ausgesehen haben könnte, als der betreffende Elternteil noch gesund war und wie sich das Bild verändern würde, wenn er wieder ganz gesund werden würde.

Interventionsziel F3: Reduzierung altersunangemessener Parentifizierung

Durch die Erkrankung werden Kinder häufig verstärkt in fürsorgliche Verantwortung in der Familie eingebunden. Dadurch kann es unter Umständen zu Konstellationen kommen, in denen sie sich für das Wohlergehen der Erwachsenen hauptverantwortlich fühlen und damit überfordert sind. Hier steht in der Beratung die Entlastung der Kinder von altersunangemessener Parentifizierung im Vordergrund.

Elterngespräche. Zunächst bietet sich meist ein Elterngespräch an, in dem eine dialogisch-psychoedukative Intervention wiederum ein erster Schritt sein kann. Hier sollte deutlich werden, dass eine Übernahme von Aufgaben für Kinder nicht nur notwendig, sondern im Sinne aktiver Bewältigung insbesondere von Ohnmachtsgefühlen durchaus *hilfreich* ist, sofern sie *altersgerecht* und *zeitlich begrenzt ist*. Um diese Zusammenhänge zu erhellen, kann in der Beratungssituation stellvertretend die fiktive Erlebnisperspektive des Kindes eingebracht werden, indem Eltern danach gefragt werden, was sie glauben, wie ihre Kinder sich gegebenenfalls mit ihren vermehrt übernommenen Verantwortungen fühlen. Zur Förderung einer klareren Rollenverteilung zwischen Erwachsenen und Kindern, auch im Sinne einer Achtung der Generationengrenze trägt die explizite Klärung der Erwartungen der Eltern an die Kinder bei. Es ist hierbei wichtig, sich zu vergegenwärtigen, dass Parentifizierung in einer Interaktion, d. h. unter Beteiligung beider Seiten, der Eltern und der Kinder, entsteht. Erwartungen und Wünsche der Eltern treffen auf die Bereitschaft von Kindern, fürsorgliche Verantwortung zu übernehmen. Im Gespräch mit den Eltern geht es vorrangig darum, gegebenenfalls deren Anteile an einer altersunangemessenen Parentifizierung herauszuarbeiten. Hierzu müssen zunächst die Wünsche und Erwartungen an das Kind explizit benannt und in ihrer emotionalen Bedeutung als grundsätzlich legitim gespiegelt werden. In einem nächsten Schritt bietet sich die Frage an, welche erwachsenen Personen im Umfeld des kranken Elternteils für die Erfüllung dieser Wünsche und Erwartungen ebenfalls zur Verfügung stehen („wenn es Ihrem Kind einmal zu viel sein sollte"). So kann ein Dialog darüber entstehen, welche Aspekte fürsorglicher Verantwortung bei nahestehenden Erwachsenen liegen sollten, und welche den Kindern übertragen werden können. Um Schuldgefühlen der Eltern darüber vorzubeugen, dass sie in dieser belastenden Situation auch auf ihre Kinder bauen und diese im Alltag einspannen, gilt es, ihnen mit einer Haltung zu begegnen, die würdigt, dass Kinder in aller Regel gerne dazu beitragen, ihre Eltern in einer existentiell bedrohlichen Situation zu unterstützen, und dass dies auch für die Kinder förderlich sein kann. Gleichwohl gilt es, die Eltern gegebenenfalls zu sensibilisieren, dass ihre Kinder, um von dieser übernommenen Verantwortung profitieren zu können, die Sicherheit brauchen, dass die Hauptverantwortung verlässlich durch Erwachsene getragen wird, weil sie sonst durch beunruhigende Fantasien, was alles geschehen könnte, wenn sie ausfielen, sich rasch überfordert fühlen können. Gegebenenfalls sind die Eltern zu ermutigen, sich *Unterstützung* durch andere Erwachsene (Angehörige, Freunde, psychosoziale Hilfen etc.) zu suchen. Hierfür kann es gegebenenfalls erforderlich sein, Tendenzen zur Isolation gegenüber der sozialen Umwelt aufgrund der krankheitsbedingten Verunsicherung zu thematisieren sowie auch das professionelle Helfersystem zu aktivieren (z. B. Haushaltshilfen, Hilfen zur Erziehung etc., vgl. Kap. 9).

Gespräche mit Kindern und Jugendlichen. In den Gesprächen mit Kindern und Jugendlichen sollte zunächst eruiert werden, welche Aufgaben und Pflichten diese im Rahmen der elterlichen Erkrankung übernommen haben und welche Verantwortlichkeitsgefühle entstanden sind. Die COSIP-Berater können direkt danach fragen, ob die Kinder das Gefühl haben, etwas tun zu können, was den Eltern gut tut. Dies kann im Sinne einer *Stärke des Kindes*, wichtige Anliegen in der Familie wahrzunehmen und zu erfüllen, positiv konnotiert werden. Zugleich ist die „andere Seite der Medaille" in den Blick zu nehmen. Kinder sollten für ihre eigenen Grenzen und mögliche Überforderungssituationen sensibilisiert werden. Ein besonderes Augenmerk ist auch auf mögliche *psychische Funktionen* der Parentifizierung auf Seiten der Kinder zu legen: Möglicherweise zeigen sich hier Themen wie z. B. Schuldgefühle oder Ambivalenzen gegenüber den Eltern, Abwehr von Angst, Hilflosigkeit oder auch Aggression, die im Blick behalten und gegebenenfalls – im Sinne einer Entlastung der Kinder – angesprochen und gemeinsam thematisiert werden sollten.

Familiengespräche. Bei diesem Interventionsziel sind Familiengespräche in der Regel erst nach vertiefenden Gesprächen mit den Eltern sinnvoll. Dabei ist auch im Familiengespräch vor allen Beteiligten hervorzuheben, dass es angemessen und hilfreich sein kann, wenn die Kinder und Jugendlichen innerhalb ihrer Handlungsmöglichkeiten etwas Konkretes tun, was dem kranken Elternteil gut tut, und sei es auch nur für den Augenblick. Die Erfahrung, durch *altersangemessene Aufgaben* etwas Fassbares tun zu können, das zur Entlastung der Situation beitragen kann, unterstützt die aktive Bewältigung. Wenn ein konkreter Auftrag ausgeführt ist, sollte das Kind aus seiner Verantwortung für den kranken Elternteil entlassen werden, um ohne fortbestehende Gefühle der Verpflichtung wieder altersgerechten eigenen Interessen nachgehen zu können. Wenn diese Haltung mit den Eltern im Elterngespräch erarbeitet werden konnte, sind Familiengespräche zielführend, in denen konkrete Verabredungen und „Spielregeln" für den Alltag verhandelt werden. Es ist hilfreich, wenn Eltern hierbei ihre Kinder ausdrücklich zu eigenen außerfamiliären Aktivitäten ermutigen. Wenn es noch nicht gelungen ist, die Eltern für die Notwendigkeit einer Entlastung ihres Kindes von gefühlter fürsorglicher Verantwortung hinreichend zu sensibilisieren, das Kind aber im Einzelgespräch in der Lage war, sein Gefühl von Überforderung zu artikulieren, kann versucht werden, mit dem Kind ein Familiengespräch vorzubereiten, in welchem das Kind mit moderierender Unterstützung durch die COSIP-Berater, den Eltern dieses Gefühl rückmeldet.

Interventionsziel E1: Stützung des elterlichen Kompetenzerlebens

Hat die schwere Erkrankung eines Elternteils durch den Strudel der Ereignisse das Erleben, den elterlichen Aufgaben kompetent gewachsen zu sein, nachhaltig erschüttert, kann besonders eine Vergegenwärtigung, Stärkung und Verankerung der diesbezüglichen Fähigkeiten und Handlungsspielräume (vorwiegend im Elterngespräch) angezeigt sein.

Elterngespräche. Für die Stützung des elterlichen Kompetenzerlebens ist es wichtig, die *Ressourcen* der Eltern herauszuarbeiten. Dabei kann man im Gespräch an Erfahrungen vor der Erkrankung anknüpfen, in denen das Familienleben unbelastet und von Vertrauen, Selbstwirksamkeit o. Ä. geprägt war. Genauso kann es sinnvoll sein, Erfahrungen früherer Krisenbewältigungen in der Familie aufzugreifen. Um sich als kompetent zu erfahren, kann es für Eltern hilfreich sein, die eigenen *Copingstrategien* vor dem eigenen biografischen Hintergrund zu verstehen. Dies kann auch Einsichten darüber beinhalten, was an diesen Strategien heute als besondere Stärke, als hilfreich oder aber eher als konflikthaft und problematisch erlebt wird. Gelingt ein solches Verständnis eigener Bewältigungsmuster und deren Geschichte, wird ein flexiblerer, d. h. weniger „automatischer" und mehr situationsbezogener Umgang damit möglich und der Handlungsspielraum erweitert sich. Weiterhin können Eltern angeregt werden, probehalber die *Erlebnisperspektive ihrer Kinder* einzunehmen und dabei auch ihren spontanen Einfällen und Intuitionen Gehör zu schenken (z. B. „Was sagt Ihr Gefühl als Mutter oder Vater, was Ihr Kind gerade beschäftigt oder was ihm am ehesten helfen könnte, mit der Situation besser zurechtzukommen?") Hierdurch wird auch einer möglichen Tendenz entgegengewirkt, allzu bereitwillig eine „Expertensicht" (wie oftmals in der gewohnten Arzt-Patienten-Beziehung) zu übernehmen und damit vor allem andere – und nicht sich selbst – als kompetent zu erleben. Hilfreich kann auch eine Förderung des *Verstehens der kindlichen Reaktionen* in dialogisch-psychoedukativer Form sein. Dabei kann es um altersgerechte Informationen ebenso gehen wie um die Vorbereitung auf mögliche Kinderfragen. Hier ist besonders darauf zu achten, die Eltern zunächst nach ihren eigenen Einschätzungen und Bildern vom Wesen des Kindes oder nach seinen Umgangs-, Reaktions- und Erlebnisweisen zu fragen. Wenn Eltern die Erfahrung machen, dass sich COSIP-Berater bemühen, zunächst den Wissens- und Erfahrungsvorsprung der Eltern bei der Einschätzung, wie ihre Kinder auf seelische Belastungen reagieren, zu nutzen, bevor sie ihre entwicklungspsychologischen Kenntnisse in die Beratung einbringen, fühlen sie sich meist besser verstanden und in ihrer Rolle als *Experten für ihr Kind* respektiert. Auch der elterliche Wissensvorsprung in Bereichen, die den Umgang mit ihrer Krankheit betreffen (eigene Krankheitsbewältigung, Informationen über die Krankheit, Selbsthilfesysteme etc.), stützt das Kompetenzerleben, indem sich die Eltern als *Experten in eigener Sache* gesehen fühlen. Nicht zuletzt kann die Aufrechterhaltung eines strukturierten Alltags bzw. einer *Alltagskontinuität* für die Kinder zum elterlichen Kompetenzerleben beitragen.

Familiengespräche. Hin und wieder kann es auch angezeigt sein, in einem Familiengespräch das elterliche Kompetenzerleben zu unterstützen. Beispielsweise kann der Austausch darüber gefördert werden, in welchen Bereichen sich die Kinder bereits gut gesehen fühlen, wo – und wie – die Eltern ihnen verstärkt beistehen sollen, und in welchen Bereichen keine weitere Unterstützung nötig ist.

Interventionsziel E2: Erhöhung der emotionalen Verfügbarkeit der Eltern

Bei krebskranken Eltern und ihren Lebenspartnern kann die mit der Krankheit einhergehende Stressbelastung dazu führen, dass sie als Eltern für ihre Kinder weniger emotional ansprechbar sind. Ist dies in der diagnostischen Beurteilung (s. o.) ausschlaggebend für eine erschwerte Bewältigung der Sitation auf Seiten der Kinder, sollte der Fokus darauf gerichtet werden, die Ressourcen der Eltern im Sinne einer verbesserten emotionalen Verfügbarkeit für die Belange ihrer Kinder zu aktivieren. Meist richtet sich dieses Interventionsziel vornehmlich an den gesunden Elternteil, damit der erkrankte Elternteil von gefühlten zusätzlichen Anforderungen der Familie entlastet werden kann.

Elterngespräche. Die emotionale Verfügbarkeit für Kinder bedeutet zunächst eine *einfühlsame Wahrnehmung* von und eine *Achtsamkeit* für deren Befinden und Anliegen. Ein eher dezentes, unauffälliges Verhalten von Kindern spricht nicht unbedingt für Unbelastetheit. Vor dem Hintergrund, dass sich manche Kinder von ihrer stärksten Seite zeigen, um keine zusätzliche Belastung darzustellen, *unterschätzen* Eltern die Ängste und Sorgen ihrer Kinder bisweilen (Welch et al., 1996) und gehen nur begrenzt auf deren emotionale Situation ein (Lewandowski, 1992). Hier sind Eltern zu ermutigen, sensibel auf Äußerungen, Bilder, Spiele oder auch Träume der Kinder zu achten und immer wieder aktiv das Gespräch zu suchen, dass das subjektive Erleben des Kindes in den Mittelpunkt der elterlichen Aufmerksamkeit rückt. Dabei können vermutete oder erahnte Gefühle direkt angesprochen werden („Betrübt Dich vielleicht etwas, aber Du magst es nicht sagen?"). Auch ihre *eigenen Gefühle* sollten Eltern ihren Kindern gegenüber offen ausdrücken. Unausgesprochene Stimmungen der Eltern, die Kinder in dieser Situation ohnehin mit ihren empathischen Antennen erfühlen und miterleben, wirken auf diese besonders dann beunruhigend, wenn die Eltern als Modell versuchen, diese Stimmungen zu verbergen und dadurch ein Klima erzeugen, in dem es nicht erlaubt scheint, schwierige Gefühle offen zu zeigen. Dabei geht es nicht darum, starke Stimmungsschwankungen oder extreme Verzweiflung ungefiltert vor den Kindern auszuleben und sie damit zu überfordern. Wenn aber Kinder beispielsweise ein greifbares Bild davon bekommen, dass ihre Mutter, so stark und tapfer sie insgesamt sein mag, auch manchmal mutlos und traurig wird, jedoch nach einer Weile auch wieder Kraft und Hoffnung schöpft, fühlen sie, dass es auch für sie legitim ist, wechselnde Gefühle zur Situation zu haben und diese zu zeigen. Fällt es Eltern schwer, sich für ihre Kinder emotional ansprechbar zu zeigen, kann sowohl eine Klärung divergenter Bedürfnisse in der Familie (vgl. *Interventionsziel F2*) im Sinne einer Arbeit an den *Beziehungsgrenzen* sinnvoll sein, als auch eine Reflexion dieser Schwierigkeiten vor dem jeweiligen *biografischen Hintergrund*. Dadurch kann sich die Möglichkeit eröffnen, die eigenen Bewältigungsmuster zu verstehen, zu überdenken und vielleicht sogar andere Formen zu erproben. Zur Erhöhung der emotionalen Verfügbarkeit kann wiederum auch die entwicklungspsychologische Expertise der COSIP-Berater beitragen. *Entwicklungsaufgaben*, wie etwa die Eingliederung in den Kindergarten oder die Einschulung, sind relevante Schwellensituationen der Loslösung von den Eltern und werden vom Kind subjektiv meist als Autonomiegewinn erlebt. Ist gleichzeitig die Bindungssicherheit als Basis für die Exploration neuer Felder, die es zu erobern gilt, durch die lebensbedrohliche Erkrankung eines Elternteils bedroht, kann die Explorationsfreudigkeit durch Trennungs- und Verlustängste erheblich beeinträchtigt werden. Dies kann sich in einem „geräuschlosen" Funktionieren des Kindes ohne gefühlten Autonomiegewinn durch den Loslösungsschritt oder in einem offenen Signalisieren von Trennungsängsten durch regressives Anklammerungsverhalten zeigen (z. B. wieder im Bett der Eltern schlafen wollen etc.). In beiden Fällen sollten Eltern für die real begründeten Trennungs- und Verlustängste des Kindes und die damit einhergehenden der Situation angemessenen Wünsche nach Auftanken von Bindungssicherheit sensibilisiert werden, was in der Regel die Empfehlung beinhaltet, auf regressive Anklammerungswünsche zu achten und diesen, soweit diese ohne Überlastung der Eltern erfüllbar sind, eher gewährend entgegen zu kommen, weil zu erwarten ist, dass sich die Ängste am ehesten beruhigen lassen, wenn die Signale des Kindes mit realer Verfügbarkeit der Bindungsfigur beantwortet werden. Schließlich ist es förderlich, wenn familiäre

Alltagsrituale und klare Strukturen aufrechterhalten werden und darauf geachtet wird, dass möglichst regelmäßig Zeit für unbelastete, interessante und angenehme Aktivitäten mit den Kindern zur Verfügung steht. Beispielsweise kann gemeinsam überlegt werden, wann es für jeden Elternteil umschriebene Zeiten geben kann, in denen dieser für eine unbeschwerte Freizeit mit den Kindern zur Verfügung stehen kann.

Gespräche mit Kindern und Jugendlichen. Die Elterngespräche sind gegebenenfalls durch Einzelsitzungen mit den Kindern und Jugendlichen zu ergänzen, um die subjektiv erlebte emotionale Verfügbarkeit der Eltern zu eruieren und dabei zu helfen, diesbezüglich eigene Anliegen und Wünsche an die Eltern zu formulieren.

Familiengespräche. Mitunter kann es auch sinnvoll und entlastend sein, das Gespräch über Wünsche und Bedürfnisse der Kinder an die Eltern in Familiensitzungen zu vertiefen, um die Eltern auf diese Weise für die Anliegen der Kinder anspechbarer zu machen und konkrete Vereinbarungen, z. B. über geschützte Zeitfenster für gemeinsam gestaltete Zeit, zu befördern.

Interventionsziel K1: Bessere kognitive Orientierung

Dieses Interventionsziel ist darauf ausgerichtet, den Informationsstand der Kinder über die Krankheit, ihre Behandlung und den damit einhergehenden Veränderungen ihrer Eltern sowie ihres Lebensalltags auf altersangemessene Weise zu verbessern, damit sie die Situation besser begreifen und verarbeiten können. Es geht somit um die altersgerechte Vermittlung von kohärentem Krankheitswissen.

Elterngespräche. Manchmal äußern sich Eltern darüber verunsichert, wie viel Kinder von der Information einer ernsten Prognose verstehen und verarbeiten können. Hier kann die *entwicklungspsychologische Expertise* des COSIP-Beraters dialogisch-psychodedukativ einfließen. So kann besprochen werden, wie eine kindgerechte Aufklärung über die Krankheitssituation durch die Eltern ablaufen kann, die ein Begreifen der gegebenen Informationen möglich macht (vgl. Kap. 4.1.4). Um den Eltern zu ermöglichen, den Kindern zu helfen, die krankheitsbedingten Veränderungen angemessen einzuordnen und zu verstehen, sind psychoedukative Aspekte nützlich. Hierbei können *von den Eltern initiierte Gespräche* mit den Kindern über die Erkrankung und deren Folgen für das Familienleben, etwa in der Vorbereitung von Krankenhausaufenthalten, durchgesprochen werden. Altersspezifisch kann die kindliche Orientierung z. B. dadurch unterstützt werden, dass die *Auswirkungen auf den konkreten Alltag* im Vorfeld immer wieder angekündigt und erklärt werden („Wer ist wann da bzw. wer ist wie lange weg?"usw.). Auch Fantasien des Kindes über Entstehung, Verlauf und Wirkung der *Krankheit* können dabei von den Eltern angesprochen und aufgenommen werden, mit dem Ziel, Differenzen zur Realität herauszuarbeiten bzw. zu benennen. Eltern sind zu ermuntern, Fragen ihres Kindes aktiv aufzugreifen. Dabei kann es durchaus vertrauensstärkend wirken, wenn Eltern eingestehen, dass sie etwas selbst nicht wissen, dass sie sich aber – wenn hierzu die Möglichkeit besteht – um eine Klärung bemühen bzw. das Kind informieren werden, sobald es Neuigkeiten gibt. Kinder setzen sich nicht nur mit der Krankheit, sondern auch mit der Art und Weise auseinander, wie die Familienmitglieder mit der Situation umgehen. Daher sind Erklärungen darüber, wie die Eltern mit der Situation umgehen für die Orientierung des Kindes ebenso wichtig und hilfreich wie die Aufklärung zur Krankheit selbst. Die bedrohliche Realität ist per se für das Kind beunruhigend, eine „mitgelieferte" Erklärung, wie die Eltern als wichtigste erwachsene Bezugspersonen mit dieser bedrohlichen Realität umgehen, gibt als *elterliches Copingmodell* dem Kind eine wesentliche zusätzliche Orientierung, die einem potentiellen Erleben von völliger Ohnmacht und Hilflosigkeit entgegenwirkt.

Gespräche mit Kindern und Jugendlichen. Bei diesem Interventionsziel geht es darum, die kognitive Orientierung bzgl. der elterlichen Erkrankung vor dem Hintergrund dessen, was den Kindern von den Eltern mitgeteilt wurde, zu eruieren und in ein *kohärentes Narrativ* zu bringen (Romer & Haagen, 2007). Möglicherweise auftretende irrationale Verursachungsphantasien sollten angesprochen und – so weit wie möglich – richtig gestellt und aus der Welt geschafft werden. Tauchen in den Einzelsitzungen Fragen der Kinder in Bezug auf die Erkrankung auf, die noch nicht von den Eltern erklärt wurden, sollten diese gemeinsam gesammelt und in einem folgenden Gespräch mit den Eltern, das auch im Rahmen eines begleiteten Familiengesprächs stattfinden kann, oder in einem Angehörigengespräch mit deren medizinischen Behandlern geklärt werden. Aus zwei Gründen ist es wichtig, dass COSIP-Berater nicht selbst informative Neuigkeiten zur elterlichen Erkrankung übermitteln: Erstens sollten Kinder wichtige Informationen stets von den Eltern selbst erfahren bzw. Eltern sollten in ihrer „Informationshoheit" nicht beschnitten werden. Zweitens wird die Rolle und Funktion eines Moderators für innere Verarbeitungsprozesse kontaminiert, wenn COSIP-Berater selbst zu Informanten für bedrohliche äußere Lebensereignisse werden.

Ärztliches Aufklärungsgespräch. Gerade für eine bessere kognitive Orientierung kann ein ärztliches Aufklärungsgespräch unter Einbeziehung der Kinder sehr sinnvoll sein. Da dies den Familien nur selten direkt angeboten wird, sollten Eltern ermutigt werden, ihre medizinischen Behandler darum zu bitten und ihr Kind entsprechend vorbereiten (ebd.). Dies schließt die Ermutigung der Kinder ein, alles fragen zu dürfen, was sie wissen möchten. Im Sinne des familienorientierten Ansatzes können im Übrigen auch die Behandler selbst kollegial darin bestärkt werden, ihre Krebspatienten mit Kindern gezielt in ihrer Funktion als Eltern wahrzunehmen und deren Kinder frühzeitig in informative Angehörigengespräche einzubeziehen.

Interventionsziel K2: Legitimierung eigener Gefühle und Bedürfnisse

Die Verarbeitung einer lebensbedrohlichen Erkrankung eines Elternteils führt bei Kindern nicht selten dazu, dass sie eigene Gefühle und Bedürfnisse, z. B. nach außerfamiliärer Freizeitgestaltung, zugunsten der Rücksichtnahme auf den kranken Elternteil in einem Maße hintanstellen, das für die eigene Entwicklung ungünstig erscheint. Dies kann so weit gehen, dass sie diese gar nicht mehr bewusst selbst wahrnehmen, bzw. falls sie dies doch tun, diese als illegitim erleben und Schuldgefühle entwickeln.

Gespräche mit Kindern und Jugendlichen. In den Gesprächen mit den Kindern und Jugendlichen selbst geht es in diesem Bereich darum, die eigenen Erlebnisperspektiven, Ängste, Sorgen und Wünsche zu eruieren und zu benennen. Altersgerechte Aktivitäten außerhalb der Familie sollten als positive Ressource unterstützt und legitimiert werden.

Unter diesem Aspekt kann in Gesprächen mit Kindern und Jugendlichen auch die Förderung des Verständnisses für das Befinden der anderen Familienmitglieder vertieft werden, um diesbezüglich Ähnlichkeiten und Differenzen der spezifisch eigenen Bedürfnislage näher ins Auge zu fassen. Zunächst sind die Gefühle und Bedürfnisse des Kindes zu eruieren, indem es *erzählen* kann, wie es ihm mit der Situation zu Hause geht. Manchmal kann z. B. im *Spiel* mit Kindern der Zugang zu schwierigen Themen und Gefühlen auch dadurch erleichtert werden, dass man diese nicht direkt bezogen auf das Kind, sondern gemeinsam in Bezug auf eine Puppe, andere Kinder o. Ä. anspricht, benennt und ihnen auf diese Weise Raum gibt. Eine wichtige Aufgabe des COSIP-Beraters ist, dem Kind zu vermitteln, dass alle Gefühle grundsätzlich „normal" und berechtigt sind und ihren Platz im Leben brauchen, unabhängig davon, ob es einzelne Gefühle den Eltern offen zeigen will oder nicht. Hierbei können auch Erlösungsphantasien des Kindes in Bezug auf einen unter einer unheilbaren Krebserkrankung sehr leidend wahrgenommenen Elternteil zur Sprache kommen, die gegenüber den Eltern gänzlich unaussprechlich sind. Im Hinblick auf außerfamiliäre Freizeitbedürfnisse werden Kinder in der Beratung darin bestärkt, ihre Wünsche möglichst umfassend auszuformulieren. Nicht selten stehen hierbei spürbar werdende latente oder subtile Schuldgefühle der Kinder im Widerspruch zu den realen Wünschen der Eltern, für die die Vorstellung eher tröstlich ist, dass für ihre Kinder das Leben außerhalb der Familie in möglichst normalen Bahnen weitergeht. In diesem Fall kann den Kindern eben dieser Gedanke zur Entlastung von Schuldgefühlen angeboten werden, auch wenn die Eltern selbst im Gespräch nicht anwesend sind (z. B. „Ich könnte mir vorstellen, dass es für Deine Mutter ein großer Trost sein kann, wenn sie erlebt, dass die Krankheit, die ihr so viel von ihrem Leben wegnehmen kann, niemals so viel Macht hat, dass sie auch noch Dir Dein normales Leben wegnimmt. Was meinst Du dazu?").

Elterngespräche. Vor allem *Schulkinder* neigen typischerweise dazu, angesichts eines lebensbedrohlich erkrankten Elternteils eigene Gefühle und Bedürfnisse für unwichtig zu halten und sich nach außen hin möglichst unauffällig und angepasst zu verhalten. Hier kann es sinnvoll sein, die Eltern im Gespräch anzuregen, sich in die Lage ihrer Kinder hineinzuversetzen und deren unausgesprochenen Gefühle und Bedürfnisse zu erahnen und diese daraufhin gegenüber den Kindern von sich aus anzusprechen. Allgemein empfiehlt es sich, mit den Eltern durchzusprechen, dass „krankheitsfreie" außerfamiliäre Aktivitäten für die Kinder enorm wichtig sind und gemeinsam Ideen zu entwickeln, wie diese durch ausdrückliche Ermunterung durch die Eltern eingeräumt werden können, auch wenn sie von den Kindern nicht offen eingefordert werden. Besonders schwierig wird es für Eltern, die Gefühle ihrer Kinder als legitim zu erleben, wenn diese mit offenen Reaktionen von Wut einhergehen, die sich gegen die Eltern richtet. Oftmals kann diese Wut primär psychodynamisch dahingehend verstanden werden, dass sie primär der Krankheit gilt, die dem Kind einen Elternteil wegzunehmen droht bzw. bereits schon viel gemeinsame Zeit mit diesem Elternteil „geraubt" hat, und dass sie Ermangelung eines geeigneten Addressaten für diese Wut, auf den betroffenen Elterteil selbst verschoben wird, der diese Krankheit real verkörpert. Dieser Hypothese folgend bietet es sich an, im Elterngespräch zu erkunden, inwieweit die Eltern bei sich das aus Ohnmacht gegenüber der Krebserkrankung erwachsende Gefühl von Wut gegen die Krankheit oder gegen das als ungerecht erlebte Schicksal kennen. Sofern dies bejaht wird, kann darüber eine Einfühlung in eine ähnlich „gestrickte" Wut beim Kind erarbeitet werden, die die Eltern manchmal „abbekommen", was den Eltern erheblich erleichtert, diese Wutreaktionen gelassen zu überstehen, ohne sich von ihnen persönlich verletzt zu fühlen.

Familiengespräche. Im Familiengespräch können Anliegen und Bedürfnisse der Kinder in einer moderierten Form formuliert und mit den Eltern verhandelt werden. Dies setzt in der Regel voraus, dass dies mit beiden Subsystemen (Eltern und Kinder) sorgsam vorbereitet wurde. Das Familiengespräch ist insbesondere dann nützlich, wenn eine explizite Ermutigung der Kinder durch die Eltern, ihre eigenständigen Bedürfnisse zu äußern und ihnen nachzugehen nicht hinreichend klar ausgesprochen wurde und durch moderierende Fragen im Beisein aller noch mehr klarzustellen ist.

Interventionsziel K3: Aktive Bewältigung

Führt der Umgang mit der elterlichen Erkrankung zu einem subjektiv stark beeinträchtigten Gefühl der Selbstwirksamkeit des Kindes und dominieren – ausgehend von der *Copingdiagnose* – Bewältigungsstrategien wie z. B. Rückzugs- und Vermeidungsverhalten, dann liegt ein Fokus der Beratung darin, dem Kind bei einer Ausweitung seines Spielraums für alternative Copingstrategien zur Seite zu stehen (z. B. durch aktive Bewältigungsformen wie Suche nach sozialer Unterstützung, Problemlösen, kognitives Umordnen o. Ä.).

Gespräche mit Kindern und Jugendlichen. Zu einer aktiven Bewältigungsstrategie können viele Wege führen. Um eine solche zu ermöglichen, kann das Beratungsgespräch z. B. zu einer Suche nach sozialer und emotionaler Unterstützung oder Nähe bei vertrauten Personen ermutigen. Wie kann das Kind sich an andere wenden und ggf. Hilfe suchen? Es kann auch darum gehen, die Geschehnisse in ein für das Kind sinngebendes *Narrativ* der eigenen Lebensgeschichte einzuflechten. Oder aber es steht problembezogen die Anregung zur Informationssuche im Sinne einer bewussten Auseinandersetzung mit dem Stressor im Vordergrund. Auch Überlegungen, was das Kind trotz des unkontrollierbaren Krankheitsverlaufs durch die Übernahme begrenzter Aufgaben zur Entlastung der familiären Situation beitragen kann, sind an dieser Stelle oft bedeutsam. Förderlich ist es, wenn sich in bestimmten Lebensbereichen für das Kind die subjektiv erlebte *Selbstwirksamkeit* stärken lässt. Beim Vorherrschen von *Vermeidung oder Verleugnung* sollte der COSIP-Berater sensibel dafür sein, welche Ängste, Phantasien, Überforderungsgefühle, Aggressionen etc. hierfür möglicherweise eine Rolle spielen können. (z. B. „Was wäre besonders belastend, wenn es darum ginge, der Krankheit ‚ins Gesicht zu sehen?") Zielführend kann sein, gemeinsam zu eruieren, wie das Kind mit belastenden Gefühlen umgeht: Kann es sich selbst beruhigen? Kann es im Bedarfsfall den Austausch mit anderen suchen? Versteht es sich abzulenken? Um die Aufmerksamkeit für die eigenen Verarbeitungsweisen und Ressourcen zu wecken, macht es Sinn, nach dem Umgang mit den als negativ erlebten, aber auch nach positiv erlebten Situationen zu fragen (z. B. „Wenn Du Dich schlecht fühlst, was machst Du dann?" „Was tut Dir normalerweise gut?" oder „Wann geht es Dir richtig gut?"). Auch kann der reflektierende Blick auf die Verarbeitungsweisen anderer in der Familie gelenkt werden, um das denkbare eigene Spektrum von Bewältigungsstrategien erweitern zu helfen („Was macht Dein Papa, wenn er mal traurig ist, damit es ihm wieder besser geht?"). Förderliche Bewältigungsmecha-

nismen unterscheiden erheblich zwischen Individuen und jede Art des Copings kann viel-
seitigen Funktionen dienen (Skinner et al., 2003). So können vor dem Hintergrund einer
grundsätzlichen Anerkennung der Situation z. B. Strategien der Ablenkung situativ durchaus dienlich sein.

Elterngespräche. Eltern können ihre Kinder bei ihrer Bewältigung unterstützen und begleiten. Sie sind in der Beratung zu ermutigen, sich die krankheitsbezogenen Verarbeitungsweisen der Kinder zu vergegenwärtigen und ihnen gegebenenfalls andere oder zusätzliche Möglichkeiten aufzuzeigen. Dies geschieht idealerweise in Auseinandersetzung
mit den *eigenen Copingstrategien.* Ein solcher Einbezug der elterlichen Verarbeitungsweisen kann sowohl den Blick für den unterschiedlichen Umgang mit der Krankheit in
der Familie schärfen und dadurch das Spektrum differenter, andersartiger Wege und
deren Akzeptanz erhöhen, als auch mögliche familiäre Muster deutlich machen (vgl. *Interventionsziel F2*). Ist ein Vermeidungsverhalten des Kindes z. B. durch Modelllernen
an einer ähnlich gelagerten Strategie der Eltern entstanden?

Familiengespräche. Im Sinne einer Unterstützung und Begleitung können auch Familiengespräche stattfinden, um im Beisein aller Familienmitglieder die jeweiligen Bewältigungsversuche aufzuzeigen, für die anderen verstehbar zu machen und gegebenenfalls
um ungewohnte Aspekte zu bereichern. Familiengespräche sind besonders sinnvoll, wenn
vom Kind eine solche Begleitung gewünscht wird, z. B., wenn es darum geht, den Eltern
die Sehnsucht des Kindes nach mehr Teilhabe oder Beistand (Suche nach Nähe) zu vermitteln. Nach Möglichkeit ist in Familiengesprächen insgesamt zu versuchen, die Stärken der Familie als Ressourcen zur Krisenbewältigung herauszuarbeiten, damit sich die
Kinder klarer an ihnen orientieren können.

Interventionsziel K4: Integration ambivalenter Gefühle

Wenn durch ambivalente Gefühle gegenüber einem lebensbedrohlich erkrankten Elternteil bei Kindern oder Jugendlichen Schuldgefühle entstanden sind, ist dieses Interventionsziel oft bedeutsam, insbesondere um gegebenenfalls spätere Trauerprozesse nicht zusätzlich zu erschweren.

Gespräche mit Kindern und Jugendlichen. Gespräche mit den Kindern und Jugendlichen
stehen hier im Zentrum der Beratung. Als ein Schritt auf dem Weg zur Integration emotional unterschiedlich besetzter Anteile des Kindes in der Beziehung zu einem Elternteil
sollten diese Anteile im Beratungsprozess zunächst erkundet werden. Hierfür ist auf Seiten der COSIP-Berater wiederum eine Haltung hilfreich, die zwischen einem mitgehen-
den *Sich-Hineinversetzen* und einer *Aufmerksamkeit für das „Unerhörte"* hin- und her-
gehen kann (Kläui, 2008). Gerade im Fall ambivalenter oder schuldhaft besetzter Gefühle
kann es entscheidend sein, nicht nur das zu hören, was das Kind zu sagen *beabsichtigt*,
sondern empfänglich zu sein für die Art und Weise einer Äußerung und für darin auftauchende Ungereimtheiten, Mehrdeutigkeiten, Auslassungen o. Ä., die auf das deuten
können, was für das Kind selbst befremdend ist. Dies kann dann mit dem Kind auf eine
einfühlsame und erlebnisnahe Weise verbalisiert werden. In der Beratung ist es wichtig,
einer bestehenden Ambivalenz im Sinne eines normalen Phänomens einer lebendigen
Eltern-Kind-Beziehung zu einer Berechtigung zu verhelfen, sie im geschützten Raum

der Beratungssituation aussprechbar zu machen und das Kind so möglichst von Schuldgefühlen zu entlasten.

Elterngespräche. In manchen Fällen kann es förderlich sein, den Eltern in ergänzenden Gesprächen nahezubringen, dass ambivalente Gefühle von Kindern oder Jugendlichen ihnen gegenüber der *Normalfall* sind und dass diese auch im Falle der bedrohlichen Erkrankung eines Elternteils nicht einfach aufhören, ja, dass sich sogar neue Ambivalenzen ergeben können, wenn z. B. die Sorge um den kranken Elternteil einen anstehenden Ablösungsprozess erschwert oder die entstehende Wut auf die Krankheit nicht ausgetragen werden kann (vgl. Interventionsziel K2: Legitimierung eigener Gefühle und Bedürfnisse S. 77). Dies kann den Eltern helfen, mit manchmal möglicherweise schwer einzuordnenden Reaktionen der Kinder einfühlsam umzugehen.

Familiengespräche. Eher selten bietet es sich an, darauf hinzuarbeiten, dass ambivalente Gefühle der Kinder in Familiengesprächen mit moderierender Unterstützung durch die COSIP-Berater ausgesprochen werden. Dabei ist es wichtig, keine überfordernde Situation heraufzubeschwören, sondern vielmehr aufzuzeigen, dass ambivalente Gefühle und daraus entstehende Konflikte in Familien normal sind, und dass es „unnormal" wäre, wenn diese in der aktuellen Situation nicht weiterbestehen würden. Dies kann einer Tendenz von Familien entgegenwirken, aus gegenseitiger Rücksichtnahme angesichts der existenziellen Bedrohung eines Elternteils Konflikte grundsätzlich zu vermeiden. Auch wenn es meist für die Betroffenen gar nicht ansteht, Konflikte offen auszutragen, kann es dennoch hilfreich sein, wenn die Familienmitglieder voneinander erfahren und gegenseitig anerkennen, dass solche Konflikte nicht „verschwinden" müssen.

Interventionsziel K5: Unterstützung antizipierender Trauerarbeit

Ist ein Elternteil unheilbar an Krebs erkrankt, ist eine vorbereitende Auseinandersetzung mit dem herannahenden Verlusterlebnis zu Lebzeiten des kranken Elternteils für den späteren Trauerprozess enorm förderlich (Christ, 2000). Indem sich ein Kind in seiner Vorstellung und in Gesprächen damit beschäftigt, kann es sich auf das schmerzliche Ereignis einstellen, angemessen Abschied nehmen, Fragen stellen und sich insgesamt mehr in die Themen und Gefühle, die die Familie bewegen, einbezogen fühlen (Saldinger et al., 1999). Insbesondere wenn in der verbleibenden Lebenszeit des kranken Elternteils eine gemeinsam geteilte und gestaltete Vorbereitung auf den Abschied gelingt, ist dies für den darauffolgenden Trauerprozess des Kindes immens hilfreich (Haagen & Romer, 2006).

Elterngespräche. Eltern suchen oft Beratung aus Sorge, bei ihren Kindern könnte eine Traumatisierung durch die lebensbedrohliche Erkrankung und den möglichen Tod eines Elternteils ausgelöst werden. Wenn die elterlichen kommunikativen Kompetenzen durch die existentielle Belastung blockiert sind, ist es Ziel der Beratung, dass Eltern sich wieder als hilfreiche Partner im Dialog mit ihren Kindern erleben können (vgl. Interventionsziel E1: Stützung des elterlichen Kompetenzerlebens S. 73). Eltern bringen es häufig nicht über sich, mit ihren Kindern über den Tod zu sprechen, benötigen Unterstützung, um zunächst ihre *eigenen Gedanken, Gefühle und Ungewissheiten* auszusprechen. Nicht selten geschieht das erstmalig zwischen den Eltern im Beratungsgespräch. Wenn die El-

tern über diese Fragen miteinander ins Gespräch gekommen sind, erleichtert dies ihnen
erheblich, ihren Kindern dabei zu helfen, sich mit den Themen Verlust und Tod auseinanderzusetzen. Meist ist es sowohl für den unheilbar kranken Elternteil als auch für die
Kinder eine Überforderung, den bevorstehenden Tod miteinander zu thematisieren, weil
es für beide Seiten zu belastend ist, neben dem eigenen Schmerz auch noch dem Schmerz
des Anderen ins Auge zu sehen. Daher bietet es sich eher an, dass der gesunde Elternteil, der als überlebende Bindungsperson die bedeutsamste Ankerfunktion für das Kind
hat, in dieser Situation die Verantwortung als „Lotse" für das Kind übernimmt. In den
Beratungen können Eltern mögliche Antworten auf Fragen des Kindes zum Tod vorfor-
mulieren und durchsprechen. Auch eine psychoedukative Aufklärung über altersabhängige unterschiedliche Todeskonzepte und Trauerreaktionen von Kinder und Jugendlichen kann in diesem Zusammenhang für eine gute Lotsenfunktion des überlebenden
Elternteils hilfreich sein, z. B. ob ein Kind bereits abstrakte Vorstellungen entwickeln
kann oder sich eher konkretistisch an den Geschehnissen orientiert. Wichtig zu beachten ist, dass auch bei einer infausten Prognose der elterlichen Krebserkrankung die fortbestehende Hoffnung auf Heilung für alle Familienmitglieder eine wichtige psychisch
stabilisierende Funktion haben kann („Die Hoffnung stirbt zuletzt"). Für eine Unterstützung antizipierender Trauer wird deshalb in der Regel nicht empfohlen, den definitiv bevorstehenden Tod eines Elternteils „auszurufen", bevor das Abschiednehmen nicht unmittelbar bevorsteht (vgl. Module 7.2.1 bis 7.2.4). Für ein Kind würde die Vorstellung,
möglicherweise über mehrere Monate eine Mutter oder einen Vater „auf endgültigem
Abruf" zu haben, eine heillose Überforderung bedeuten, umso mehr, je jünger es ist. Es
reicht für eine antizipierende Trauer daher, wenn Kinder über den potentiell tödlichen
Ausgang der Erkrankung und die in diesem Falle entstehenden konkreten Folgen für ihr
Leben rechtzeitig orientiert sind. So sollten Eltern ermutigt werden, dass die Möglichkeit, dass die Krankheit vielleicht nicht überlebt wird, frühzeitig als Wahrheit ausgesprochen wird (z. B. „An dieser Krankheit kann man auch sterben.") und darüber hinaus beizeiten ihre wichtigsten Überlegungen, wie das Leben auch in diesem Falle für
die überlebenden Familienmitglieder weitergehen würde („Was wäre, wenn ...?") mit
den Kindern zu teilen.

Betreuung jüngerer Kinder. Je jünger ein Kind ist, desto existentieller ist es von einer
verlässlichen konkreten täglichen Betreuung und Versorgung durch erwachsene Fürsor-
gepersonen abhängig. Droht der Verlust dieser Fürsorgeperson, sind jüngere Kinder daher
umso konkreter mit der Frage beschäftigt, *wer* sich in diesem Falle *wann* und *wie* um sie
kümmern würde („Was wird dann aus mir?"). Bereits erlebte Arrangements der Ersatz-
betreuung, die von den Eltern fürsorglich für längere Krankenhausaufenthalte des erkrankten Elternteils getroffen wurden (z. B. bei Verwandten oder einer Tagespflegemut-
ter), können vorsorglich die konkrete Erfahrung und Zuversicht vermitteln, dass die
Eltern, egal was passiert, immer gut für das Kind sorgen werden (Romer & Haagen,
2007). Sie können für das Kind demzufolge sehr geeignet sein, Verlustängste abzumil-
dern („Eigentlich geht es mir da richtig gut."). Diese Erfahrung kann auch dazu beitragen, dass das Kind in seiner inneren Vorbereitung auf den möglichen Verlust des Elternteils versucht, die angstbesetzte, hilflose Passivität vorauseilend in Aktivität umzuwandeln,
indem es die innere Bindung zum erkrankten Elternteil zu lösen beginnt und sich der bereits verfügbaren anderen Person zuwendet (ebd.). Der Versuch des Kindes, sich inner-

lich auf eine ihm bereits vertraute andere Person einzulassen und die Vorstellung, wie es wäre, von dieser versorgt zu werden in der Fantasie durchzuspielen, entspricht einem angemessenen und gesunden Bewältigungsverhalten in der antizipierenden Trauerarbeit von Kindern. Kinder erleben hierbei keineswegs, dass ihre Eltern als Eltern ersetzbar sind. Sie vergewissern sich lediglich, dass die Versorgungsfunktionen ersetzlich sein können (ebd.). Erleben schwerkranke Eltern in ihrer Einfühlung für ihr Kind mit, dass dieses bereits Bindungsbedürfnisse auf eine andere Person richtet, ist dies gleichsam zutiefst schmerzlich wie tröstlich. Der tröstliche Aspekt kann betroffenen Eltern dann zugänglicher werden, wenn sie bei ihrem Kind die Minderung der existentiellen Angst nachempfinden können, die durch das Vorhandensein einer in ihrer Fürsorgefunktion nicht beeinträchtigten Person möglich ist und die den drohenden Verlustschmerz lindern helfen kann.

Gespräche mit Kindern und Jugendlichen. Ist der Tod des erkrankten Elternteils zu befürchten, kann es für Kinder und Jugendliche hilfreich sein, sich in einem *geschützten Rahmen* über die eigenen Gefühle, Gedanken und Fantasien klarer zu werden, die mit diesem möglichen Verlust verbunden sind. Die Möglichkeit, diese zu äußern, kann bereits entlastend wirken. Der COSIP-Berater kann das Kind wiederum durch die Versicherung unterstützen, dass solche Zustände – auch wenn sie ambivalent geprägt sind oder von denen der Eltern abweichen – „normal" sind. Um Kinder und Jugendliche in Familiengesprächen angemessen ansprechen zu können, sind wiederum Kenntnisse kindlicher Todeskonzepte (diGallo & Bürgin, 2006) und Trauerreaktionen wichtig. In der antizipierenden Trauerarbeit – d. h. nicht erst in der terminalen Situation, in der der Tod unmittelbar bevorsteht – geht es für Kinder und Jugendliche oft darum, das, was am meisten befürchtet wird, *zu Ende zu denken*. In den Einzelsitzungen kann sich ergeben, dass Kinder oder Jugendliche andeuten, dass sie in ihren Phantasien den möglichen Tod des erkrankten Elternteils nicht nur als Katastrophe für sich selbst erleben würden, sondern auch positive Aspekte darin sehen könnten (z.B. „Dann kann das Leben weitergehen …"). Diese Selbstvergewisserung einer eigenen positiven Lebensperspektive nach dem Verlusterlebnis gehört zu normalen Phänomenen der antizipierenden Trauerarbeit bei Kindern, kann jedoch heftige Schuldgefühle verursachen und kann dazu führen, dass entsprechende Gedanken nur schwer zu Ende gedacht oder ausgesprochen werden können. Werden sie innerhalb der Familie ausgesprochen, machen die Kinder häufig die Erfahrung, dass Erwachsene erschrocken wenn nicht gar entsetzt reagieren. Positive Aspekte eines realen Verlustes des kranken Elternteils werden von Kindern beispielsweise auch dann fantasiert, wenn das durch die Krankheit hervorgerufene Leid zu einer allübergreifenden Überschattung des Familienlebens geführt hat und die Unabwendbarkeit einer terminalen Prognose bereits im Raum steht („… wenn es sowieso passiert, möchte ich, dass es lieber bald vorbei ist"). Solche *Erlösungsfantasien* sind mitunter auch erwachsenen Angehörigen nicht fremd. Im Kind werden sie u. a. auch aus dem Wunsch nach Lebensbereichen genährt, die von der elterlichen Erkrankung nicht beeinträchtigt sind. Sie sind Ausdruck von im Prozess antizipierender Trauerarbeit normalen Pendelbewegungen und ein Zeichen für einen intakten inneren psychischen Freiraum (Bürgin, 1989). Sie stärken zudem die Zuversicht des Kindes, den Verlustschmerz eines Tages überwinden zu können. Dennoch stellt der Umgang mit solchen „unaussprechlichen" Gedanken eine herausfordernde therapeutische Situation dar: Zunächst gilt es hier zu respektieren, dass Gedanken und Fantasien dieser Art in der Tat in aller Regel innerhalb der realen Beziehung zwischen Familienmitgliedern nicht gut besprechbar sind. Wie für die betroffenen Eltern kann es für Kinder entlastend sein, im vertrauensgeschützten Gespräch die Erfahrung zu machen, dass auch diese Gedanken zu Ende gedacht und ausgesprochen werden dürfen. COSIP-Berater können durch eine positive *Umkonnotierung* (Reframing) die adaptiven oder prosozialen Aspekte dieser Gedanken hervorheben. Hierbei kann die Erlebensperspektive des realen Beziehungspartners fiktiv eingebracht werden. Malt sich beispielsweise ein Kind konkret aus, wie und bei wem es nach einem möglichen Tod seiner Mutter leben würde und was daran gut wäre und was nicht, so kann der COSIP-Berater hervorheben, wie nahe es liegt, dass die in den Gedankenspielen des Kindes innewohnende Bewältigungskompetenz für den kranken Elternteil tröstlich sein kann (z. B. „Vielleicht hilft es Deiner Mutter sogar, wenn sie sich vorstellen kann, dass Du in Zukunft auch dann im Leben zurechtkommst, wenn sie vielleicht irgendwann nicht mehr für Dich da sein kann").

Familiengespräche. Familiengespräche sind für das Interventionsziel der Unterstützung antizipierender Trauer selten indiziert. Sie können in Einzelfällen ergänzend hilfreich sein, wenn die Vermeidung, über den möglicherweise bevorstehenden Tod zu sprechen, die Familienmitglieder emotional blockiert und offener Austausch über die familiäre Zukunft verhindert erscheint. Die grundsätzlich für Eltern und Kinder entlastende Erfahrung, die sich in der Regel einstellt, wenn die Angst, dass der erkrankte Elternteil sterben könnte, erstmals im Beisein aller Familienmitglieder ausgesprochen wird, wird noch nicht als antizipierende Trauerarbeit verstanden, auch wenn sie vielleicht einen ersten Schritt in diesem Prozess markiert. Sie wird im Sinne dieses Manuals üblicherweise dem *Interventionsziel F1 (Offenere Kommunikation)* zugeordnet.

4.3 Abweichende Interventionssettings

Eltern-, Kind- und Familiengespräche finden üblicherweise im Rahmen ambulanter Beratung statt. Aus unterschiedlichen Gründen sind aber Abweichungen möglich – typische Situationen werden im Folgenden kurz erläutert:
- *Arztgespräche.* Angehörigenaufklärungsgespräche unter Einbeziehung von Kindern werden Familien in den seltensten Fällen von den behandelnden Ärzten initiativ angeboten. Daher sollten Eltern ermutigt werden, gezielt darum zu bitten, wenn sie dies wünschen und ihre Kinder darauf entsprechend vorzubereiten – einschließlich der Ermutigung selbst alles zu fragen, was es wissen möchte. Dies trifft insbesondere für aus medizinischer Sicht kritische Situationen zu. Ein solches Arztgespräch kann die Eltern entlasten, indem zentrale Informationen nicht selbst übermittelt werden müssen. Für Kinder kann es eine wichtige objektive Informationsmöglichkeit darstellen und so zur kognitiven Orientierung (vgl. Interventionsziel K1) beitragen. Sofern möglich sollte im Vorfeld die anstehende Gesprächssituation dem behandelnden Arzt vor dem Hintergrund des bisherigen Beratungsverlaufes skizziert (z. B. durch ein telefonisches interkollegiales Briefing) und dabei die Teilnahme des Beraters als Ankerpunkt für die Familie angeboten werden. Mit Kindern können im Vorhinein Fragen für ein Arztgespräch gesammelt werden. Zudem empfiehlt es sich, nach einem sol-

chen ärztlichen Angehörigengespräch einen nachfolgenden Beratungstermin für die Kinder zur Reflexion über die erhaltenen Informationen zu nutzen.

- *Besuche von Kindern auf einer Intensivstation.* Wenn Kinder im Rahmen intensivmedizinischer Behandlungsmaßnahmen danach fragen bzw. darum bitten, den kranken Elternteil sehen zu dürfen, können vor- und nachbereitete Besuche auch auf der Intensivstation eine wichtige Hilfestellung für die kindliche Bewältigung der Situation darstellen. Zu achten ist hierbei darauf, dass eine *vertraute Bindungsperson*, wie beispielsweise der gesunde Elternteil, durch entsprechende *Vorbereitung* der Situation in die Lage versetzt wird, das Kind im Detail darauf einzustimmen, welche Situation es vorfinden wird, wie der erkrankte Elternteil aussehen wird, wer mit ihm sprechen wird und wie lange die Situation dauern wird. Sieht der auf der Intensivstation behandelte Elternteil besonders entstellt aus, z.B. durch Blutungen, Ödeme, rasierten Kopf oder den Beatmungsschlauch, ist dies keineswegs eine Kontraindikation für einen Besuch des Kindes am Krankenbett. Eine vertraute erwachsene Person sollte in diesem Fall dem Kind ankündigen, dass es vielleicht über den Anblick des kranken Elternteils sehr erschrecken werde und nachfragen, ob es trotzdem den Besuch wolle. Sollte das Kind dies bejahen, kann ein mitgebrachtes *Lieblingsfoto* des kranken Elternteils ein wirksames Hilfsmittel sein, das in der Erinnerung repräsentierte Bild von Mutter oder Vater wach zu halten und zu vermeiden, dass der möglicherweise erschreckende Anblick zu einer dieses innere Bild verdeckenden Erfahrung wird. Neben der sorgfältigen Vorbereitung ist darauf zu achten, dass eine vertraute Person des Kindes, die sich selbst der Situation gewachsen fühlt, das Kind während des Besuches und eine angemessene Zeit danach *begleitet.* In jedem Fall greifen Kinder die Botschaft der Erwachsenen auf, dass diese sich ernsthaft darum bemühen, sie als informierte und mitdenkende Angehörige in das Geschehen um die Behandlung des kranken Elternteils einzubeziehen. Sie werden dadurch zu einer aktiven Bewältigung der Situation ermutigt (vgl. Interventionsziel K3 S. 79). Einer weit verbreiteten Vorstellung, dass Kinder durch eine solche Einbeziehung zu sehr mit den ernsten Seiten der Situation konfrontiert werden, vor denen sie aufgrund ihrer bislang weitgehend unbeschwerten Kindheit geschützt werden sollten, ist entgegenzuhalten, dass die Kinder in aller Regel bereits längst mit den potenziell ernsthaften Konsequenzen der elterlichen Erkrankung befasst sind, auch wenn sie dies nicht offen mitteilen.

- *Kurzbesuche am Krankenbett/Konsile.* Bestehen Kooperationen der Beratungsstelle mit einer medizinischen Versorgungseinheit, so werden von den behandelnden Ärzten, dem Pflegepersonal oder weiteren Therapeuten ggf. Konsile angefordert. Der COSIP-Berater sieht den Patienten oder die Familien dann zu einem ersten Gespräch meist im Krankenzimmer, unter Umständen in Anwesenheit anderer Patienten. Eine ruhige Gesprächsatmosphäre ist schwieriger herzustellen. Solche konsiliarischen Konsultationen haben sich dennoch für die Erreichbarkeit der Beratung für die Familie, zum Herstellen von Niedrigschwelligkeit sowie zum Aufgreifen erster oder drängender Fragen bewährt. Für längere Beratungen ist dieses Setting erfahrungsgemäß meist weniger geeignet. Häufig gelingt es weniger gut, den gesunden Partner in die Beratung einzubeziehen. Konsiliarische Kontakte dieser Art dienen dennoch meist als gute Vorbereitung und Anbahnung einer weiterführenden Beratung. Ferner sind sie zur Unterstützung und Entlastung des medizinischen und pflegerischen Personals sehr geeignet, dem konkret vor Augen geführt wird, dass die COSIP-Beratung niedrigschwellig und verlässlich erreichbar ist, ein persönliches Gesicht hat, und dass sich jemand der besonderen Belange von Krebspatienten mit minderjährigen Kindern annimmt. Dies trägt wesentlich zu einer dauerhaft gelingenden Kooperation mit onkologischen Versorgungseinheiten bei.

- *Hausbesuche.* Familien, in denen der Patient aktiv in die Beratung eingebunden, aber so schwer erkrankt ist, dass er die Beratungsstelle nicht aufsuchen kann, sind meist sehr dankbar für das Angebot von Hausbesuchen. Außerdem sind Familien mit multiplen Belastungen, die in prekären Verhältnissen leben, oft über ein ambulantes Beratungsangebot nicht erreichbar. Bei Hausbesuchen ist der Berater sehr viel näher in das Alltagsleben der Familie involviert und erlebt die Auswirkungen der Erkrankung direkter. Ein sorgsamer Umgang mit den eigenen Ressourcen und Grenzen sowie regelmäßige Super- und Intervisionen sind umso wichtiger.

- *Telefonische Beratungen.* Telefonberatungen sind eine gute Möglichkeit, Kontakt mit Familien zu halten, die weiter von der Beratungsstelle entfernt wohnen, bei denen aufgrund der Erkrankung des Patienten eine Beratung vor Ort nicht möglich ist, oder die die Beratungsstelle zunächst niedrigschwellig kennenlernen möchten. Telefonische Beratungen sollten so geplant und geführt werden wie Beratungsgespräche vor Ort. Die inhaltliche Vorbereitung und ein ruhiger und geschützter Rahmen sind unabdingbar. Entsprechend sollten Termine für Telefongespräche im Vorhinein vereinbart werden, um die Familie nicht in einer ungünstigen Situation anzutreffen und auch der Familie die Möglichkeit zu geben, sich innerlich auf das Gespräch einzustellen.

5 Abschluss der Beratung

5.1 Vorgehen

Zum Abschluss der Beratung empfiehlt es sich meist, die Intervention mit einem *bilanzierend-integrierenden Familiengespräch* abzuschließen, alternativ mit einem Elterngespräch. Wo ist die Familie bzw. wo sind ihre einzelnen Mitglieder angekommen, wo stehen sie jetzt? Wie geht es weiter? Hier können die *Erlebnisperspektiven* nochmals *zusammengetragen* werden, etwaige Veränderungen seit Beginn der Intervention gewürdigt und die Wünsche der einzelnen für den künftigen Umgang miteinander gemeinsam benannt werden. Wenn sich kein Bedarf für ein weiteres Familiengespräch ergibt – was sich im Verlauf des Gesprächs aber durchaus herausstellen kann – dann dient das Abschlussgespräch auch der Verabschiedung des COSIP-Beraters. Wichtiges Element des Beratungskonzeptes ist hierbei die Transparenz hinsichtlich des *fortbestehenden Angebots*. So wird den Familien mitgeteilt, dass sie sich jederzeit bei künftig auftretenden Schwierigkeiten wieder an die Beratungsstelle wenden können. Dies wirkt erfahrungsgemäß beruhigend auf die Familien, die häufig zunächst keinen weiteren Beratungsbedarf haben, in größeren Abständen jedoch, wenn Entwicklungsschritte der Kinder oder Verschlechterungen des Krankheitsverlaufes des erkrankten Elternteils Neuanpassungen des Familiensystems erforderlich machen, gern niederschwellig an die frühere Beratungserfahrung anknüpfen. In diesem angebotenen Nachsorgesetting „on demand" sind fortgesetzte Beratungsverläufe über mehrere Jahre, in denen Eltern oder Familien sich in Abständen von sechs bis acht Monaten jeweils nur für eine oder zwei Sitzungen melden, keine Seltenheit. Wird die Beratungsstelle von einer Familie über einen längeren Zeitraum häufig in Anspruch genommen, ist im Bedarfsfall eine höherfrequente psychotherapeutische bzw. familientherapeutische Begleitung anzuregen.

5.2 Schwierigkeiten

Kommt es dazu, dass *Familien bereits vereinbarte Termine nicht wahrnehmen*, ohne sie abzusagen, oder sich nicht mehr melden, kann es durchaus angebracht sein, telefonisch oder per Postkarte ergebnisoffen nachzufragen, ob ein weiterer und ggf. abschließender Beratungstermin gewünscht wird. In der Konfrontation mit oft unberechenbaren Krankheitsverläufen kommt es häufig zu unplanbaren und überlastenden Situationen, in denen jeder zusätzliche Termin zu viel werden kann. Es lohnt sich meist, den Eltern das Wissen darum und ein aktives Interesse an der gegenwärtigen Situation zu bekunden und deutlich zu machen, dass die Beratungsstelle auch zu einem späteren Zeitpunkt wieder in Anspruch genommen werden kann (Romer & Haagen, 2007). Es hat sich gezeigt, dass die Beendigung der als familienbasierte präventive Intervention („Hilfe zur Selbsthilfe") konzipierten COSIP-Beratung sich nicht selten schwierig gestaltet. Allen von uns im

Laufe der vergangenen Jahre gemachten Erfahrungen mit sich schwierig gestaltenden Abschlüssen der Beratung ist gemeinsam, dass den identifizierten Schwierigkeiten nur im Voraus wirksam begegnet werden kann, d. h. durch entsprechende Klärungen des Rahmens, der Erwartungen an die Beratung sowie ihrer Grenzen *zu Beginn der Beratung*, also in der Erstgesprächsphase. Im Folgenden sind häufige Probleme und ihr präventives Management zu Beratungsbeginn aufgelistet:

Probleme beim Beratungsabschluss und ihre mögliche Vermeidung

Häufige Probleme beim Abschluss der Beratung

- *Weiterhin angegebener hoher Bedarf:* Familien haben Wunsch nach Fortsetzung der Beratung, aber COSIP-Berater haben nur begrenzte Kapazitäten
- *Vorzeitiger Abbruch:* Vorzeitige Beendigung der Beratung durch Eltern, obwohl aus Sicht der COSIP-Berater zumindest ein abschließendes Familiengespräch angezeigt wäre, um den Kindern eine integrierende Erfahrung zu ermöglichen
- *Vorläufige Beendigung:* Beratung verläuft im Sande, d. h. Familien melden sich nicht mehr, obwohl sie weiteren Beratungsbedarf haben
- *Krankheitsereignisse überschlagen sich:* Bei längerem Verlauf, neuen komplikationsreichen Therapieoptionen, Progression oder Versterben des Patienten kann es schwierig sein, einen Abschluss zu finden

Strategien zur Vorbeugung von Problemen beim Beratungsabschluss

- *Im Erstgespräch das Bild vom Berater als vorübergehenden „Lotsen an Bord in stürmischer See" verwenden:* Beratung als zeitlich begrenzte unterstützende Begleitung definieren, weil man davon ausgeht, dass die meisten Familien für eine angemessene Unterstützung ihrer Kinder keine intensivere Psychotherapie benötigen
- *Nach Abschluss der diagnostischen Phase: Indikation klären: Entweder:* präventiver Charakter, d. h. es liegt keine psychotherapeutische Behandlungsbedürftigkeit der Kinder und Eltern vor. *Oder:* behandlungsbedürftige Störung, d. h. weiterführende psychotherapeutische Maßnahmen sind indiziert (Regelversorgung)
- *Definierte Kompetenz und Zuständigkeit klären:* Beratung ersetzt Psychoonkologie oder Psychotherapie nicht, Zuständigkeiten/Rollen klären und enge Kooperationen etablieren
- *Antizipation des Beratungsendes:* Im Erstgespräch von Vornherein auf Rahmen von 6 bis 8 Terminen hinweisen (Selbstbegrenzung unterstützen)
- *Obligatorisches Abschlussfamiliengespräch:* In die Klärung des Rahmens im Erstgespräch aufnehmen, dass ein Abschlussfamiliengespräch dazugehört, auch wenn nach 1 bis 2 Sitzungen bereits eine nennenswerte Entlastung eingetreten ist, um so klare Erwartungen und Verbindlichkeiten zu schaffen
- *Nachsorgegespräche:* Hinweis, dass Bedarf nach Ende der Beratung bestehen bleiben kann.
- Familien ohne Therapieindikation erhalten dann (sporadisches) Nachsorgeangebot z. B. viertel- oder halbjährliche Nachsorgegespräche

5.3 Indikation und Vermittlung weiterführender Angebote

Ergibt sich ein Bedarf für eine weiterführende psycho- oder familientherapeutische Intervention, wird diese unter Einbeziehung des zur Verfügung stehenden *Versorgungsnetzes* vor Ort angeregt und ggf. eingeleitet. Wichtig ist dann eine fachgerechte fundierte Diagnostik und ggf. Behandlung durch Kinder- und Jugendpsychiater bzw. approbierte ausgebildete Kinder- und Jugendlichenpsychotherapeuten. Für das *Vorliegen einer psychischen Störung im Kindes- und Jugendalter* sprechen eine akute Gefährdung, eine Beeinträchtigung von Entwicklungsmöglichkeiten oder eine Beeinträchtigung in altersentsprechenden Lebensvollzügen oder ein Leidensdruck mit Behandlungsbedürfnis (Knölker et al., 2007). Wenn behandlungsbedürftige Symptome wie beispielsweise Einnässen/Einkoten, Störungen des Sozialverhaltens, Schulverweigerung, Essstörungen oder depressive Verstimmungen auftreten, bedeutet dies häufig, dass schwerwiegende Belastungen bereits über einen längeren Zeitraum bestanden haben. Das Auftreten von Symptomen zeigt dann nicht etwa den Beginn einer Belastung, sondern ein Versagen funktionaler Bewältigungsmöglichkeiten des Kindes oder Jugendlichen an. Zudem verläuft die Entwicklung der Persönlichkeit von Kindern und Jugendlichen nicht linear, sondern in Entwicklungsphasen. Belastungen in einer Phase können in einer darauffolgenden Phase kompensiert werden oder sich weiter komplizierend auswirken. Behandlungsbedürftige Symptome bei Kindern und Jugendlichen infolge einer elterlichen Erkrankung zeigen sich oft erst nach einer mehrjährigen Latenz anscheinender „Symptomfreiheit". Da *elterliche Depression,* insbesondere des gesunden Elternteils, *kumulative Stressbelastungen* sowie *familiäre Dysfunktion* (vor allem im Bereich affektiver Beziehungsgestaltungen) das Risiko kindlicher Symptombildungen erhöhen (Romer, 2007), sollte bei Kindern und Jugendlichen mit derartigen Risikofaktoren eine Diagnostik durchgeführt und diese Familien besonders unterstützt werden.

6 Kindzentrierte Sterbe- und Trauerbegleitung mit Familien[7]

Sterben und Tod bzw. – im Erleben von Angehörigen – Verlust und Trauer beschreiben einen Prozess, der in einem Kontinuum zu Krankheit und Krankheitsbewältigung zu sehen ist. So muss jedes psychoonkologische Versorgungskonzept darauf eingestellt sein, diesen Prozess in seiner Gesamtheit professionell zu begleiten. Auch in der COSIP-Beratung ist der Umgang mit dem bevorstehenden oder eingetretenen Verlust eines Elternteils und den damit einhergehenden Trauerprozessen eine wichtige und stetig wiederkehrende Herausforderung für die Berater, die mitunter hohe Anforderungen an die eigene psychische Belastbarkeit stellt. In unseren bisherigen klinischen Schulungen zum COSIP-Konzept füllte dieser Themenbereich einen Großteil der geäußerten Bedarfe und Wünsche der Schulungsteilnehmer nach Handlungsleitlinien für das beraterische Vorgehen.

Steht der Tod des Elternteils unmittelbar bevor oder ist der Elternteil bereits verstorben, braucht das Kind für seine Trauerarbeit die Hilfe von ihm nahe stehenden Erwachsenen. Nicht selten kommt es zu einer Inanspruchnahme der Beratung auch für die Trauerbegleitung – direkt nach dem Todesfall oder auch Monate später. Grundsätzlich orientiert sich die COSIP-Beratung bei der kindzentrierten Sterbe- und Trauerbegleitung in Familien an den gleichen Interventionszielen und Vorgehensweisen, die im Basismanual (vgl. Kap. 1 bis 5) beschrieben sind. Für die Trauerarbeit kann z. B. je nach familiären Erfordernissen offene Kommunikation, kognitive Orientierung, Stützung des elterlichen Kompetenzerlebens oder Erhöhung der emotionalen Verfügbarkeit des überlebenden Elternteils im Mittelpunkt stehen. Gleichwohl gibt es eine Reihe von häufig wiederkehrenden besonderen Fragen und Themen, auf die spezifisch in der Beratung einzugehen ist. Dies betrifft vorrangig die Beratungsinhalte und weniger die Interventionstechnik. In diesem Kapitel werden daher in einer kompakten Übersicht die wichtigsten Beratungsinhalte zusammengestellt, auf die COSIP-Berater bei der Trauerbegleitung eingestellt sein sollten. Im Ergänzungsmodul zur Palliativsituation (vgl. Kap. 7.2) wird ausführlicher auf spezifische Vorgehensweisen bei der Übermittlung schlechter Nachrichten, der Begleitung palliativer Situationen, der machmal nötigen sofortigen Krisenintervention bei unmittelbar bevorstehendem Tod eines Elternteils sowie im Umgang mit antizipierenden Trauerprozessen bei Jugendlichen eingegangen.

Familientherapeutische Trauerbegleitung kann den Familienmitgliedern nicht den mit dem Verlust verbundenen seelischen Schmerz nehmen. Es geht vielmehr darum, den Familienmitgliedern dabei zu helfen,

- gegenseitig an ihren Trauerprozessen Anteil nehmen zu können,
- Sprachlosigkeiten zu überwinden und
- ihre affektive Beziehungsaufnahme untereinander zu erleichtern.

---

7 Eine ausführliche Darstellung der spezifischen Aspekte in der Arbeit mit trauernden Kindern und Jugendlichen findet sich bei Haagen & Romer, 2006 sowie in Romer & Haagen, 2007 (Kap. 4).

6.1 Anregungen zur Kommunikation

Absehbarer Tod eines Elternteils [8]

Ist der herannahende Tod eines Elternteils absehbar, hat es sich bewährt, in einem Gespräch mit dem Kind oder Jugendlichen Gedanken darüber anzuregen, ob es bzw. er oder sie Wünsche hat, was es bzw. er oder sie in der verbleibenden Zeit diesem Elternteil unbedingt noch sagen, gemeinsam tun oder erleben will. Wird der sterbende Elternteil bis zu seinem Tod im Krankenhaus behandelt, können in Familiengesprächen miteinander Vorstellungen und Wünsche für die Gestaltung von Besuchskontakten unter Einbeziehung der Kinder geklärt und vorbesprochen werden, die anschließend von der Familie mit den behandelnden Ärzten oder dem Pflegepersonal ausgetauscht werden können. Hinweise, wie die Information, dass ein Elternteil in absehbarer Zeit sterben werde, kindgerecht kommuniziert werden kann, sind im Ergänzungsmodul *7.2.1 Schlechte Nachrichten übermitteln* (vgl. S. 118) ausführlich dargestellt.

Kindern die Todesnachricht übermitteln

Oft fragt sich der überlebende Elternteil, wie er seinen Kindern die Todesnachricht überbringen soll, wenn es eines Tages so weit sein sollte. Um in dieser schicksalhaft erschütternden Situation mit der nötigen haltgebenden Ruhe und Sicherheit handeln zu können, ist es sinnvoll, sich in der Beratung darauf vorzubereiten. Aufrichtigkeit im Gespräch mit Kindern gilt für alle Altersgruppen uneingeschränkt. Dies bedeutet nicht, alle Details zu benennen, sondern bedrohliche Situationen altersangemessen zu erklären. Lücken in den elterlichen Erklärungen werden von den Kindern mit Phantasien gefüllt, die bedrohlicher sein können, als es die Tatsachen selbst sind. Kinder brauchen darüber hinaus die ihnen nahe stehenden Erwachsenen als Modell dafür, wie man Gefühle von Traurigkeit und Erschütterung zeigen und ausdrücken kann. Wenn ein Elternteil sterbenskrank ist, ist es wichtig für die Kinder, im Voraus zu wissen, dass sie sich darauf verlassen können, dass und wie sie im Todesfall unverzüglich benachrichtigt werden, auch wenn sie gerade nicht vor Ort sind. Die Todesnachricht sollte dann *unmittelbar* überbracht werden. Dies ist ein wichtiger Moment im Trauerprozess und stützt das Vertrauen in die Erwachsenenwelt (Haagen & Romer, 2006). Viele Kinder und Jugendliche haben noch nie zuvor erlebt, dass ihre Eltern so stark emotional bewegt sind. Eine kurze einleitende Bemerkung, z. B. „Ich muss Dir etwas sehr Trauriges sagen", hilft dem Kind bei der inneren Vorbereitung. Außerdem ist es wichtig, die Todesumstände altersentsprechend zu erklären. Hilfreich für die kindliche Verarbeitung ist es, wenn Kinder die Erfahrung machen, dass sie mit ihrem Verlustschmerz keine zusätzliche Belastung für die anderen Familienmitglieder darstellen. Dies gelingt manchmal nur durch professionelle Unterstützung des gesunden Elternteils.

---

8 Siehe hierzu auch spezielle Ergänzungsmodule zur Palliativsituation 7.2.1 bis 7.2.4.

6.2 Kindern den Abschied ermöglichen

Den Abschied gestalten

Nach dem Verlust eines geliebten Menschen ermöglicht der Vorgang des Trauerns einen Umgang mit dem Verlust. Dieser Prozess wird durch die Todesumstände, intrapsychische, familiale und soziale Faktoren beeinflusst. Für das verwaiste Kind ist Trauerarbeit möglich, wenn die Realität des Todes der Eltern wahrgenommen, verstanden und geglaubt werden kann. Um den Tod für wahr halten und sich angemessen von der toten Person distanzieren zu können, ist es wichtig, Kindern zu erlauben, das Wissen der Familie über die konkreten Aspekte des Todesfalls zu teilen und deren individuelle und gesellschaftliche Trauerriten mitzuerleben (ebd.). Der Trauerprozess wird oft erleichtert, wenn der Trauernde die Möglichkeit hat, sich von dem Verstorbenen zu verabschieden und damit den Tod zu realisieren. Überlebende Eltern fragen oft, ob Kindern der Anblick des toten Elternteils zumutbar sei. Im Elterngespräch können eigene Erfahrungen reflektiert und Formen durchgesprochen werden, wie den eigenen Kindern der Abschied ermöglicht werden kann, beziehungsweise wie sie mit ihren Kindern darüber ins Gespräch kommen können. Viele Kinder wünschen einen Abschied und reagieren verstört, wenn er ihnen vorenthalten wird. Die Frage, ob die Kinder den toten Elternteil noch einmal sehen sollen, ist dabei kontextabhängig zu sehen (z. B. davon, ob der bzw. die Kranke im häuslichen Umfeld oder unter welchen Umständen er oder sie verstorben ist etc.). Kinder ab dem Vorschulalter sollten in der Regel selbst eine Wahlmöglichkeit haben, ob sie den toten Elternteil noch einmal sehen wollen oder nicht. Es ist dann wichtig, mit ihnen zu besprechen, was sie erwarten wird: ihnen z. B. den Anblick des Toten und die räumlichen Gegebenheiten, z. B. im Krankenhaus, zu schildern. Empfehlenswert ist, mit dem überlebenden Elternteil bzw. mit der in dieser Situation für das Kind bedeutsamsten erwachsenen Bindungsperson ein ausführliches Gespräch zu führen, in dem alle Aspekte eines solchen Abschiedsbesuches des Kindes chronologisch durchgesprochen werden und der Betreffende in seiner Aufgabe, das Kind auf diesem schweren Weg an die Hand zu nehmen und von Anfang bis Ende hindurch zu begleiten, unterstützt und vorbereitet wird.

Fragen des Kindes beantworten

Eine wichtige Intervention zum Fokus der kognitiven Orientierung (K1) kann sein, so weit das möglich ist, alle Fragen und Befürchtungen der Kinder, aber auch ihre möglicherweise unklaren und beunruhigenden Vorstellungen (z. B. „Wo ist Papa, wenn er gestorben ist?" „Was passiert mit dem toten Körper?") durch gezieltes Nachfragen zu sammeln und altersgerecht klären zu helfen. Die aktive Einbeziehung des überlebenden Elternteils stützt diesen in seinem Kompetenzerleben und in der konkreten Wahrnehmung seiner „Lotsenfunktion" für die Kinder.

Rituale etablieren

Trauerfeier und Beerdigung stellen Schlüsselrituale im Trauerprozess dar. Folgenden Bedürfnissen von Kindern kann durch die Teilnahme begegnet werden (Worden, 1996):

- den Tod anerkennen
- das Leben des Verstorbenen ehren
- Unterstützung und Trost geben und erhalten

Familienrituale sind wichtige Vermittler im Trauerprozess. Sie sorgen für Stabilität und Berechenbarkeit im Familienleben und dienen dem familiären Bedürfnis nach Kohäsion und Zugehörigkeit (Wirsching, 1988). Ferner kann die Selbstwirksamkeit in Familien auch angesichts eines Sterbenden gestärkt werden, wenn Wege gefunden werden, eigene Rituale einzuführen.

Die Teilnahme an Trauerfeier und Beerdigung eines verstorbenen Elternteils ist für Kinder eine wichtige Erfahrung, die ihr Gefühl stärkt, als nächste Angehörige in die Trauerrituale der Familie eingebunden zu werden. Von Ausnahmen abgesehen, wenn beispielsweise ein Kind von sich aus äußert, nicht an der Beerdigung teilnehmen zu wollen, sollten die überlebenden erwachsenen Familienmitglieder ermutigt und darin bestärkt werden, sich die Begleitung und Einbeziehung von Kindern jeden Alters zuzutrauen. In der späteren Erinnerung des Kindes markiert das Beerdigungsritual eine wichtige Zäsur. Hier und an diesem Tag sind alle dem verstorbenen Elternteil nahe stehenden Menschen zusammengekommen, um innezuhalten, ihren Schmerz miteinander zu teilen, gemeinsame Erinnerungen zu würdigen und den nächsten Angehörigen, zu denen auch die Kinder gehören, ihr Beileid zu bekunden und durch ihre Anwesenheit Trost zu spenden. Es ist wichtig, dass Kinder von den ihnen am nächsten stehenden erwachsenen Familienangehörigen entsprechend auf die Beerdigung oder Trauerfeier vorbereitet werden, d. h. Ablauf und Ausgestaltung sollten vorher durchgesprochen werden. Gerade kleineren Kindern sollte eine vertraute erwachsene Person zur Seite stehen, von der zu erwarten ist, dass sie dem Kind durchgehend unterstützend zur Seite stehen kann. Wenn sich der überlebende Elternteil aufgrund seiner eigenen seelischen Verfassung hierzu nicht sicher in der Lage fühlt, kann dies dem Kind erklärt werden und eine andere Vertrauensperson (Patentante, Großelternteil etc.) kann diesen Part übernehmen. Im Zweifelsfalle sollte das Kind vor der Erfahrung geschützt werden, sich selbst verantwortlich zu fühlen, den Trauerschmerz des überlebenden Elternteils an seiner Seite auffangen zu müssen. Dies kann beispielsweise dadurch geschehen, dass dem Kind vorher erklärt wird, wer an diesem Tag an der Seite des überlebenden Elternteils stehen wird und diesen, wenn er weint, in den Arm nehmen kann. Kinder erleben das Gefühl von Zugehörigkeit wenn ihnen ermöglicht wird die Familienrituale mitzugestalten. Dies kann sehr tröstlich sein und unterstützt eine aktive Trauerbewältigung. Meist gehen sie dabei deutlich unbefangener mit dem Tod und mit Ritualen um als Erwachsene. Für die Entwicklung gemeinsamer Rituale können vorbereitende Familiengespräche im Rahmen der COSIP-Beratung dienlich sein.

Zu diesen Familienritualen gehört auch die Pflege der Erinnerung in der nachfolgenden Zeit. Für Schulkinder ist es wichtig, sich freudvoll an den Verstorbenen erinnern zu dürfen, d. h. nicht nur über die Krankheit und den Tod, sondern auch über andere Erlebnisse mit dem Verstorbenen sprechen zu dürfen (Haagen & Romer, 2006). Manchmal bietet es sich an, Gegenstände, die dem Verstorbenen gehörten und diesem lieb und teuer waren, in ein neu zu kreierendes Familienritual einzubeziehen. Manchmal hat ein solcher Gegenstand ausschließlich für ein einzelnes Kind eine besondere Bedeutung. In diesem Fall sollte dieses Kind von den erwachsenen Hinterbliebenen darin ermutigt und unterstützt werden, diesem Gegenstand beispielsweise einen besonderen Platz in seinem Zimmer einzuräumen, der sich für ein eigenes Erinnerungsritual eignet. Die erwachsenen Hinterbliebenen sollten daher nicht ohne Einbeziehung der Kinder alle persönlichen Dinge des Verstorbenen wegräumen. Da Rituale gerade auch älteren Kindern eine Möglichkeit bieten können, ihre Trauer zu erleben, ist es wichtig, ihnen diese aktiv anzubieten, auch wenn sie nicht danach fragen. Dazu gehören gemeinsame Besuche auf dem Friedhof, das Bedenken des Todes- und Geburtstages des Verstorbenen und vieles mehr (ebd.).

Anregung: „Erinnerungskiste"

Packen einer Kiste mit wichtigen oder schönen Dingen des Verstorbenen. Dabei gilt es zu bedenken, dass Erwachsene und Kinder je unterschiedlichen Dingen eine persönliche Bedeutung beimessen.

6.3 Ressourcen in der Familie aktivieren

Sich in der Familie gegenseitig Halt und Orientierung geben. Gemeinsam durchlebte Trauer in Familien bedeutet nicht, dass Kinder unterschiedlichen Alters sowie Kinder und Erwachsene zur gleichen Zeit die gleichen Gefühle haben müssen. Ihre Beziehungen zum Verstorbenen waren jeweils verschieden und emotionale Trauerreaktionen sind sowohl individuell als auch altersabhängig sehr verschieden (vgl. altersabhängige Charakteristika kindlicher Trauerreaktionen in Kap. 1.5.2, S. 24).

Das Aufrechterhalten der vertrauten Umgebung im familiären Alltagsrahmen ist für Kinder im ersten Trauerjahr besonders wichtig. Es stärkt wesentlich das Gefühl von Kontinuität im Leben und vermittelt dadurch Halt und Sicherheit.

Ein wichtige Ressource für einen geteilten Trauerprozess in Familien können Geschwisterbeziehungen sein. Geschwister sind jedoch meist gewohnt, insbesondere Erlebnisbereiche, in denen sie emotional besonders verletzlich sind, wie beispielsweise eigene Schwächen oder unglückliches Verliebtsein etc. voreinander zu verbergen, um sich bei normalen Geschwisterstreitigkeiten keine Flanke für gezielte Verletzungen zu geben. Diese „Gewohnheit" aus anderen Kontexten kann dazu führen, dass Geschwister in der gemeinsamen Trauer um einen verstorbenen Elternteil sich einander wenig zeigen und dadurch wenig voneinander wissen, wie es den Anderen emotional geht. Dahinter steht in den meisten Fällen ein tiefes Bedürfnis, sich einander mehr mitzuteilen und insbesondere gemeinsame Erinnerungen an den verstorbenen Elternteil miteinander mehr zu teilen. Ein solcher Prozess des vermehrten Austausches unter Geschwistern, der für alle entlastend und haltgebend wirkt, kann in der COSIP-Beratung durch moderierte Geschwistergespräche angestoßen werden (vgl. Beratungsmodul Geschwister 7.4.1, S. 176). Besonders in Familien, in denen der überlebende Elternteil als Ansprechpartner für die mit dem Trauerprozess einhergehenden Gefühle der Kinder nicht zur Verfügung steht oder nicht geeignet ist, z. B. weil die Eltern getrennt lebten oder weil die Beziehung zwischen den Eltern bis vor dem Tod stark konfliktbelastet war, ist die Nutzung der Geschwisterbindung als Ressource in separaten Geschwistergesprächen sinnvoll.

6.4 Besondere Vulnerabilitäten

Existentielle Verlustängste aufgreifen. Eltern und Kinder sind in der Zeit des Sterbens häufig mit *Verlustängsten* konfrontiert, die aber aus Rücksichtnahme oft nicht thematisiert werden. Alle Kinder, die Vater oder Mutter verlieren, *sorgen sich darum, was aus ihnen werden sollte, wenn der andere Elternteil auch noch sterben könnte* oder zusammenbricht.

Beispiel:

Als der Vater der 6-jährigen Anna verstorben war, fragte diese ihre Mutter: „Mama, und wann stirbst Du?" Es war wichtig, die Mutter, die von dieser Frage schockiert war, zu entlasten und die zugrundeliegenden Verlustängste des Kindes anzusprechen, etwa: „Wir bleiben zusammen, und ich pass auf dich auf."

Ähnliche Gedanken kennen auch die gesunden Elternteile. Sie tragen häufig nun auch neben der Begleitung des sterbenden Partners die familiäre Last allein und fragen sich, wie sie diese bewältigen können. Dabei müssen sie auch Aufgaben übernehmen, die für sie völlig neu sind. Häufig versuchen sie das Fehlen oder Ausfallen der Aufgaben des Sterbenden auch noch zu ersetzen und überfordern sich dabei.

Patientenbeispiel:

„Wir müssen noch einmal über die Angehörigenvollmacht sprechen – als Du im Koma lagst, wurde mir klar, dass ich trotz allen Wissens überhaupt nicht darauf vorbereitet bin, manche Entscheidungen zu treffen."

Ambivalente Gefühle ausdrücken. Kinder und Jugendliche, die einen Elternteil verlieren, sind häufig mit ambivalenten Gefühlen konfrontiert, die sich schwer integrieren lassen und die nicht selten schuldhaft erlebt werden. So kann neben dem Verlustschmerz und der Antizipation unsäglichen Vermissens eine große Wut darüber entstehen, verlassen zu werden. Hat eine leidvolle palliative Behandlungsphase sich über einen längeren Zeitraum erstreckt, können ersehnte Gefühle der Erlösung aus dieser ausweglosen Belastung Schuldgefühle verursachen. Das Verhalten von Kindern, z.B. so zu tun, als wäre alles in Ordnung, oder eine aversive Haltung von Jugendlichen sollte möglichst nicht als Fehlverhalten kritisiert oder gar sanktioniert, sondern immer als Bemühen verstanden werden, Trauer, oder andere schwer aushaltbare Gefühle für sich selber, aber genau so für Angehörige leichter erträglich werden zu lassen. Der Umgang in der COSIP-Beratung mit „unaussprechlichen" Gedanken sowie mit ambivalenten Gefühlen ist im Basismanual ausführlich dargestellt (vgl. Kap. 4, Abschnitte über Gespräche mit Kindern und Jugendlichen bei Interventionszielen K4 und K5, S. 80 ff.).

6.5 Dauer der Trauerreaktion

Der schmerzliche aber notwendige Übergang in einen neuen Lebensabschnitt ohne den verstorbenen Elternteil und die hierfür notwendige Integration des Verlustes in ein von einem kohärenten Ich-Erleben geprägtes eigenes Lebens-Narrativ, in dem die Zeit vor dem Verlust und die danach ihre jeweils ebenbürtige Bedeutsamkeit haben können, gelingt nicht immer ohne professionelle Hilfe. Bei der Begleitung von Familien, in denen ein Elternteil verstorben ist, ist darauf zu achten, dass eine familiäre Krisensituation über Monate anhalten kann und sowohl auf der Ebene der familiären Interaktionen als auch auf der Ebene kindlichen Verhaltens und Befindens die Trauerreaktion innerhalb der ersten *sechs Monate* von bis zu klinisch auffällig wirkenden Phänomenen begleitet sein kann. So sind auch im Rahmen normaler, d.h. nicht protrahierter Trauerreaktionen bei Kindern psychische und psychosomatische Symptombildungen typisch. Bei andauerndem Entwicklungsrückschritt oder -stillstand sowie bei folgenden *Symptomen und Auffälligkeiten*, die länger als ein halbes Jahr andauern, sollte eine kinder- und jugendpsychiatrische Diagnostik zur Indikationsstellung für ggf. notwendige psychotherapeutische Unterstützung veranlasst werden (mod. nach Worden, 1996):

- Kind spricht nicht über den Verstorbenen
- aggressive Verhaltensauffälligkeiten
- Schul- und Lernschwierigkeiten
- Somatisierungen
- Schlafstörungen
- Essstörungen
- sozialer Rückzug
- Ängste
- anhaltende Schuldgefühle

7 Ergänzungsmodule

7.1 Spezielle onkologische Situationen

7.1.1 Beratung von Familien mit einem an einem Hirntumor erkrankten Elternteil

Spezifische Problemstellung

Die Diagnosestellung eines Hirntumors ist für viele Betroffene ein einschneidendes, als Schock erinnertes Erlebnis[9] (Schmer et al., 2008). Vor allem, weil das Gehirn – der Ort, an dem wir unsere Persönlichkeit, unsere Gedanken, Gefühle, den Ursprung unseres Verhaltens und Seins verorten – betroffen ist. Die spezifischen und unspezifischen Erkrankungssymptome können sich in Abhängigkeit von Größe, Art und Lage des Tumors stark unterscheiden (Weller et al., 2006). Neben der immanenten vitalen Bedrohung kann die Symptomatik zu einer erheblichen Belastung für alle Familienmitglieder und zur Entfremdung vom Erkrankten beitragen. Vor allem für Kinder bleiben die erkrankungsbedingten kognitiven, emotionalen, Verhaltens- und Persönlichkeitsänderungen häufig unverständlich. In diesem Beratungsmodul wird vorgestellt, wie Kinder und ihre Eltern gezielt im Umgang und bei der Verarbeitung dieser Situation unterstützt werden können.

Einführung in den Ansatz/theoretischer Hintergrund

Die Bedrohlichkeit einer Hirntumorerkrankung steht im Zusammenhang mit deren epidemiologischem Hintergrund und der spezifischen Symptomatik. Gehirntumore können lange Zeit unentdeckt bleiben (Weller et al., 2006). Manchmal gehen der Diagnose aber klinische Symptome voraus, die mit Fehldiagnosen wie Migräne, Burnout, Depression, Alkoholismus oder Demenz verbunden sein können (Schubart et al., 2008; Schmer et al., 2008).

Emotionale, Verhaltens- und Persönlichkeitsveränderungen, neurologische Ausfälle (z. B. Lähmungen, Gefühls-, Sprach-, Sehstörungen, epileptische Anfälle) aber auch frühe Hirndruckzeichen (bspw. Übelkeit, Erbrechen oder Kopfschmerzen) sind typische Charakteristika der Erkrankung (Weller et al., 2006; Schubart et al., 2008).

Tumoren des Zentralnervensystems sind mit etwa 2 % aller Krebserkrankungen in Deutschland relativ selten (Robert Koch-Institut, 2010). Sie treten gehäuft bei Kindern und älteren Menschen auf, die Inzidenzrate beträgt etwa 7.000 Neuerkrankungen pro Jahr.

Die relative 5-Jahres-Überlebenswahrscheinlichkeit nach Erstdiagnose liegt für die meisten an einem Hirntumor erkrankten Person unter 30 % (Schubart et al., 2008), bei einem Glioblastom beträgt die mittlere Überlebensrate unter Behandlung ungefähr ein Jahr

---

9   Ausführliche Patientenberichte sind z. B. auf der Homepage der Deutschen Hirntumorhilfe e. V. zusammen getragen: www.hirntumorhilfe.de.

(Weller et al., 2006). Neben primären Hirntumoren kommen Hirnmetastasen, als Absiedlungen von Primärtumoren z. B. der Lunge oder der Haut, bei erwachsenen Patienten häufig vor (ebd.; Schlegel & Herms, 2007).

Institutionelle Aspekte

In der Beratung von Familien mit einem an einem Hirntumor erkrankten Elternteil ist Wissen über die neurologischen und neuropsychiatrischen Veränderungen von Bedeutung, um die Verhaltensweisen des erkrankten Elternteils verstehen und ihn wenn möglich in die Beratung einbeziehen zu können. Dafür kann das Studium entsprechender Lehrbücher oder das Gespräch mit einem Fachspezialisten (z. B. Neurochirurgen, -onkologen, -psychologen) hilfreich sein. Wenn der Wunsch der Familie besteht, können in der Beratung Familiengespräche mit diesen Spezialisten vorbereitet werden.

Indikationskriterien

Das Beratungsmodul bezieht sich auf Familien, in denen der Elternteil an einem primären Hirntumor oder an einem Tumor des extrakraniellen zentralen Nervensystems erkrankt ist, bzw. auf Familien, in denen beim erkrankten Elternteil Hirnmetastasen vorliegen.

Fokussetzung/zentrale Themen

Die Beratung orientiert sich bei Familien Hirntumorkranker besonders am Konzept des Kohärenzsinns, welches nach Antonovsky dadurch gekennzeichnet ist, dass Anforderungen als verstehbar, bewältigbar und sinnhaft eingeordnet werden (zit. nach Bengel, Strittmatter & Willmann, 2001). Demnach stehen für die Beratung die Interventionsziele *Offene Kommunikation über die elterliche Erkrankung (F1)*, *Bessere kognitive Orientierung (K1)*, *Stützung elterlichen Kompetenzerlebens (E1)* und *Erhöhung der emotionalen Verfügbarkeit (E2)* vor allem des gesunden Elternteils im Mittelpunkt.

Folgende Interventionsziele sind für die Beratung von Familien mit einem an einem Hirntumor erkrankten Elternteil weiterhin von Bedeutung:
• Flexiblerer Umgang mit divergenten Bedürfnissen einzelner Familienmitglieder und Integration ambivalenter Gefühle sind entscheidend, um die Nutzung individueller und sozialer Ressourcen beim Kind zu fördern und den konstruktiven Umgang mit möglicherweise wahrgenommenen Scham- und Schuldgefühlen zu unterstützen.
• Unterstützung antizipierender Trauerarbeit: Der sukzessive Abschied vom kranken Elternteil ist ein spezifisches Thema in der Beratung Hirntumorkranker und ihrer Familien (vgl. S. 99).

Setting

Elterngespräch. Am Erstgespräch sollten beide Eltern teilnehmen. Häufig kann der Erkrankte aber aufgrund seiner Einschränkungen nicht mehr einbezogen werden, z. B. weil er Besprochenes nicht adäquat einordnen kann, oder es fällt gesunden Partnern schwer, Probleme vor dem erkrankten Partner offen auszusprechen. Dann sind getrennte Elterngespräche wichtig und dienen v. a. dem Ziel, den gesunden Elternteil gezielt zu stärken.

Kindgespräch. Im ersten Kindgespräch sollte darauf geachtet werden, ausreichend Zeit auf das Erfassen des sich durch die Erkrankung des Elternteils verändernden Alltags zu verwenden und damit einhergehende Belastungen zu erheben. Möglicherweise machen Kinder zudem in der Beratung erstmals die Erfahrung, dass als merkwürdig wahrgenommene Verhaltensweisen des erkrankten Elternteils außerhalb der Familie ausgesprochen werden können.

Weitere Settings orientieren sich analog zum im Manual beschriebenen Vorgehen an den Bedürfnissen und Wünschen der Familienmitglieder.

Beschreibung der Interventionen

Die Inhalte der Intervention sind auf die in dieser Gruppe vorherrschenden Symptome und familiären Schwierigkeiten abgestimmt. Im Folgenden werden die wichtigsten Symptombereiche und die daraus resultierenden Konsequenzen für die Beratung dargestellt:

Neurologische Ausfälle und kognitive Einschränkungen. Möglich sind z. B. Gedächtnis-, Aufmerksamkeits-, Sprach-, Verarbeitungsgeschwindigkeits- oder psychomotorische Defizite (Schubart et al., 2008). Diese kognitiven und neurologischen Veränderungen können als Folge der Erkrankung, assoziierter epileptischer Anfälle, der chemo-, radiologischen oder adjuvanten Therapie sowie der psychischen Belastung des Patienten bzw. der Patientin auftreten (Taphoorn & Klein, 2004; Pelletier et al., 2002; Meyers, 2000) und können für die Angehörigen ebenfalls psychisch stark belastend sein (Schmer et al., 2008). In der Beratung können sie u. a. dazu führen, dass der Erkrankte die familiäre Realität verzerrt einschätzt.

Fallbeispiel:

Ein erkrankter Vater wollte seinen 6-jährigen Sohn an einem Sonntag zur Schule schicken. Trotz Erklärungen des Sohnes verstand der Vater die Situation nicht. Als der Sohn nicht zur Schule gehen wollte, kam es zum Streit.

Angehörige, die bei einer Befragungsstudie angaben, die neurokognitiven Veränderungen nicht verstanden zu haben, nahmen diese auch als belastender wahr (Schubart et al., 2008). Zentral ist daher die Psychoedukation von Angehörigen über vorhandene *und* zu erwartende neurologische Defizite und Persönlichkeitsveränderungen, deren psychosoziale Auswirkungen sowie über Unterstützungsmöglichkeiten (Haagen, 2006; Schneider, 2009). Um dies zu gewährleisten sollte zu Beginn der Beratung das Ätiologiemodell der Eltern und besonders das des Kindes und anschließend sein Wunsch nach weiterer Aufklärung durch die Eltern oder einen behandelnden Arzt erfragt werden. Das Tempo der gewünschten Informationsvermittlung sollte vom Kind immer selbst gewählt werden können. Als Unterstützung können z. B. Kinderbücher herangezogen werden. Außerdem sollten Eltern bestärkt werden, Absprachen mit und für die Kinder für akute Notfälle, z. B. epileptische Anfälle, zu treffen (Wer macht wann was?).

Emotionale Symptome und psychiatrische Störungen. Zu psychiatrischen Störungen und Symptomen bei Hirntumorpatienten können Delir, dementielle Störungen, Fatigue, Depressivität, Ängstlichkeit, Somnolenz oder Disinhibition gehören (Pelletier et al., 2002). Depressive und andere affektive Symptome werden von den Angehörigen unter Umständen als herausfordernder erlebt als die (körperliche) Pflege des Erkrankten (Schubart et al., 2008).

In der Beratung ist es wichtig herauszustellen, dass die emotionale Symptomatik keine Reaktion auf das Verhalten der Kinder oder Partner ist, um die Distanzierungsfähigkeit von Kindern und gesunden Eltern zu unterstützen. Auch hier kann die Aufklärung über die Symptomatik einer Hirntumorerkrankung verstehen helfen. Möglicherweise sind Ängstlichkeit und Depressivität auch als Folge der Auseinandersetzung mit existenziellen Fragen zu verstehen. Dann sollte die Beratung je nach Wunsch der Familie daran ansetzen, die innerfamiliäre Kommunikation über existenzielle Ängste zu unterstützen bzw. Möglichkeiten der emotionalen Verfügbarkeit des erkrankten Elternteils auszuloten. Außerdem könnte die Vergegenwärtigung dieses Elternteils vor der Erkrankung, mit Hilfe von Fotos oder Erinnerungen an gemeinsame Erlebnisse, hilfreich sein.

Vor allem sollten aber die mit der Erkrankung im Zusammenhang stehenden Gefühle der Kinder aktiv angesprochen werden (z. B. „Viele Kinder haben dann solche Angst/ Wut/starke Gefühle … Wie geht es Dir damit?"). Die Beratung kann helfen, die Ambivalenz zwischen Zuneigung zu und Ablehnung des erkrankten Elternteils zu erlauben, auszusprechen, auszuhalten oder andere Ausdrucksmittel zu finden.

Verhaltens- und Persönlichkeitsänderungen. Im Zusammenhang mit Hirntumoren werden u. a. Unruhe, Verhaltensweisen im Zusammenhang mit manischen Störungen, aggressive oder impulsive Verhaltensweisen, aber auch kommunikative Veränderungen beschrieben (Schubart et al., 2008; Pelletier et al., 2002). Dadurch kann es zu Ambivalenz, zu Distanzierung oder Ablehnung des kranken Elternteiles auf Seiten der Kinder kommen.

> **Fallbeispiel:**
>
> Die erkrankte Mutter eines 15-jährigen Sohnes kann sich nicht mehr orientieren, sie verlässt das Haus, ohne dann zurück zu finden. Außerdem schreit sie den Sohn unvermittelt und aufgrund von Kleinigkeiten an. Das nicht erwachsenengerechte Verhalten der Mutter verstört den Sohn zutiefst und führt zu dessen vermehrter Distanzierung von der Mutter.

Hier ist es wichtig, Kinder nicht mit ihren Gedanken und Gefühlen allein zu lassen und ggf. zu schützen, womit gesunde Eltern manchmal überfordert sein können. Die Beratung kann dabei unterstützen, indem entsprechende Situationen antizipiert und Szenarien des Umgangs entwickelt werden. Auch hier ist Psychoedukation bedeutsam, da Angehörige, die verstehen, dass sich der Erkrankte nicht kontrollieren und sein Verhalten nicht ändern kann, mit der Situation besser umgehen können (Schubart et al., 2008). Kindern kann verdeutlicht werden, dass die Erkrankung diese Verhaltensweisen und Persönlichkeitsveränderungen hervorruft und sie nicht willentlich durch den erkrankten Elternteil verursacht werden (Butera-Prinzi & Perlesz, 2004). Für ältere Kinder können anatomische Erklärungen, z. B. anhand eines Körperatlas für Kinder, hilfreich sein.

Weiterhin ist eine Entlastung der Familie wichtig. Dies kann z. B. dadurch erreicht werden, dass weitere Familienangehörige als instrumentelle oder emotionale Stützen einbezogen werden. Da positive Erfahrungen protektiv wirken, sollte das Kind ermutigt werden, seine Ressourcen im schulischen und Freizeitbereich zu nutzen, sodass verlässliche Beziehungen zu mehreren Erwachsenen und Gleichaltrigen gepflegt werden können (Fischer & Gerster, 2005).

Familienleben, Elternrolle und soziale Isolation. Körperliche und psychische Veränderungen setzen in vielen Fällen sehr plötzlich ein und stellen damit eine Herausforderung an die Anpassungsleistung des Einzelnen und der Familie dar (Schubart et al., 2008). Partnerschaftsbeziehungen, familiäre Rollen und Verantwortlichkeiten u. a. für die Kindererziehung ändern sich – oft erfolgt eine sukzessive Verantwortungsübernahme durch den gesunden Elternteil (Tyerman & Booth, 2001).

Außerdem charakterisierten Angehörige in einer Studie ihre Situation als geprägt von Isolation und (der Angst vor) sozialer Stigmatisierung sowie dem Gefühl, emotional überwältigt und erschöpft zu sein (Schubart et al., 2008). Das Gefühl sozialer Isolierung wird ggf. dadurch verstärkt, dass kognitive und Persönlichkeitsveränderungen für Außenstehende weniger sichtbar sein können (Tyerman & Booth, 2001). Daneben wird sozialer Rückzug von den Familien ggf. bewusst eingesetzt, um unangenehme Reaktionen der Umwelt auf sozial nicht akzeptierte Verhaltensweisen des Erkrankten zu vermeiden (Verhaeghe et al., 2005).

In die Etablierung täglicher Routinen kann bewusst Zeit zwischen Eltern und Kindern, z. B. am Abend, eingeplant werden. Ferner kann die Beratung positive Aspekte des gegenwärtigen Familienlebens, wie mehr Zeit mit dem Patienten oder stärkere Familienzusammengehörigkeit, hervorheben (Butera-Prinzi & Perlesz, 2004). Weitere Unterstützung bieten der Einbezug anderer hilfreicher Personen, das Vernetzen mit unterstützenden Institutionen sowie das Planen von positiven Freizeitaktivitäten (Schmer et al., 2008; Butera-Prinzi & Perlesz, 2004). Möglichkeiten, mit stigmatisierenden Reaktionen Außenstehender umzugehen, können in der Beratung erarbeitet werden (Schneider, 2009). Insgesamt sollten die Eltern in ihrer Erziehungskompetenz und -sicherheit gestützt werden.

Veränderte Partnerschaftsbeziehung. Im Rahmen der mit der Erkrankung assoziierten kognitiven, emotionalen und Persönlichkeitsveränderungen des Patienten kommt es zu Änderungen in Partnerschaftlichkeit und Reziprozität, die vom Erkrankten möglicherweise unterschätzt werden (Tyerman & Booth, 2001).

Fallbeispiel:

„Wir haben eine veränderte Beziehung. Ich habe meinen Partner verloren und ich habe die Gleichberechtigung zwischen uns verloren, und das ist am schwersten für mich" (Schmer et al., 2008, S. 81, Übersetzung des Autors).

Die Themen Scham und Schuld sowie die Frage, ob der gesunde Partner weiter mit dem Erkrankten zusammen leben kann, treten hervor. Veränderungen in der Partnerschaftsbeziehung, die mit verbalen, in seltenen Fällen auch auf körperlicher Ebene ausgetragenen Konflikten einhergehen können, werden teilweise von den Kindern miterlebt oder erfühlt und können mit der Angst vor dem Auseinanderbrechen der Familie einhergehen (Butera-Prinzi & Perlesz, 2004).

Wichtige Bausteine der Beratung, die auch die Kinder entlasten, sind die Thematisierung der schwierigen Situation, die eigenen Bedürfnisse wieder wahrnehmen zu lernen (Schubart et al., 2008) und das Suchen sozialer Unterstützung auf Elternseite.

Auseinandersetzung mit Endlichkeit, Tod und Abschied. Die Themen Sterben und Tod sind bei Hirntumorpatienten und deren Familien oft seit Diagnosestellung und während der gesamten Erkrankungsphase präsent (Schmer et al., 2008). Es kann schwierig sein, Hoffnung und Realität miteinander in Einklang zu bringen, häufig ist die Erkrankungsphase geprägt von Hoffnungslosigkeit (Pelletier et al., 2002). In palliativer Situation ist die Symptomkontrolle bei neurochirurgischen Patienten z. T. sehr schwierig, starke Einschränkungen in der Lebensqualität bleiben oft trotz intensiver Pflege durch Angehörige bestehen (Haagen, 2006).

Insgesamt steht die Familie vor der Herausforderung eines phasenweisen Abschieds, wobei zunächst der Verlust der Persönlichkeit und später der Tod des Erkrankten zu bewältigen sind (Schmer et al., 2008). Die äußerliche Veränderung des Elternteils kann eine konstante Erinnerung an Erkrankung und Verlust sein.

Die Beratung kann hier Unterstützung bieten und Gespräche z. B. anhand von Kinderbüchern antizipieren helfen. Die elterliche Traurigkeit zu formulieren kann dabei der erste Schritt sein, um miteinander ins Gespräch zu kommen. Außerdem sei auf die entsprechenden Inhalte des Manuals und das Modul zum Thema „Unterstützung antizipierender Trauerarbeit bei Jugendlichen" verwiesen (vgl. S. 140).

Fallbeispiel:

Herr M. litt an einem vor 10 Jahren diagnostizierten gastrointestinalen Stromatumor, im Verlauf traten u. a. Hirnmetastasen auf. Ein Anliegen der Mutter der 10-jährigen Tochter und des 12-jährigen Sohnes war im Erstgespräch, Beratung dazu zu erhalten, wie sie die Kinder durch die schwierige Zeit begleiten könne.

Die familiäre Situation sei durch die Erkrankung des Mannes stark beeinträchtigt gewesen. Die Mutter beschrieb Herrn M. als paranoid und wesensverändert. Nach massiven Ehekonflikten hatten sich die Eltern schließlich vor zwei Jahren getrennt und sind inzwischen geschieden. Die Kinder leben bei der Mutter. Seit der Trennung erhalte Frau M. von ihrem Ex-Mann sehr wenig Informationen bezüglich seiner Erkrankung. Zwei Monate vor Beratungsbeginn sei eine Gehirnoperation durchgeführt worden, von der die Kinder nichts wussten. Durch die äußerlichen Veränderungen des Vaters nach der Operation (z. B. Rückstände oranger Desinfektionsflüssigkeit, insgesamt Alterung des Vaters) seien die Kinder geschockt gewesen. Die Tochter freue sich auf gemeinsame Zeiten mit dem Vater, der Sohn traue sich nach Ansicht der Mutter nicht, die Besuche beim Vater abzulehnen.

In der Beratung war ein Ziel, Herrn M. einzubeziehen. Dazu wurden mehrfach Telefonate sowie ein Gespräch vor Ort mit ihm geführt, um zu erfahren, was ihn als Vater beschäftigt. Herr M. schilderte, dass seine Ex-Frau seine Informationen nur teilweise aufnehme. Er äußerte die Angst, dass die Kinder irgendwann allein ohne ihn auskommen müssten und habe das Gefühl, dass seine Frau allein für die Kinder zuständig sein wolle: „Ich soll weg!". Seine Bereitschaft zur Beratung gründete auf seiner Sorge um die Kinder und dem Wunsch, seine Sicht einbringen zu können. Außerdem erfahre er Unterstützung im Rahmen individueller Psychotherapie. In Einzelgesprächen mit Vater sowie Mutter wurde Sensibilität dafür geschaffen, dass die Information und somit Vorbereitung der Kinder auf anstehende medizinische Behandlungen bzw. Akutmaßnahmen für die Bewältigung der Kinder unerlässlich sind. Dazu wurde angeregt, die Oma, die einen engen Kontakt zum Vater hatte, als Informantin mit einzubinden. Zusammen mit der Mutter wurde entwickelt, wie sie mit den Kindern über die Wesensveränderungen des Vaters sprechen kann.

Besondere Herausforderungen

Eine besondere Schwierigkeit besteht, wenn der Erkrankte seine und die familiäre Situation nicht mehr realistisch reflektieren kann, wenn seine Verhaltensweisen für den Berater schwierig einzuordnen sind (krankheitswertig?, krankheitsbedingt?) oder dieser die Beratungsstelle nicht aufsuchen kann oder möchte. Soweit wie möglich sollte der kranke Elternteil in die Beratung einbezogen werden. Falls dies nicht möglich ist, sollten Einzelsettings oder eine ausschließliche Beratung des gesunden Elternteils und der Kinder im Vordergrund stehen.

Eine weitere Herausforderung besteht, wenn Persönlichkeitsveränderungen so gravierend sind, dass Ehe-/Trennungs- und Konflikte mit dem sozialen Umfeld die Beratung überlagern (vgl. auch Modul „Umgang mit prämorbiden Paarkonflikten", S. 161). Dann sind ggf. der Einbezug eines gemischt-geschlechtlichen Beraterteams oder wiederum die getrennte oder Einzelberatung sinnvoll.

7.1.2 Umgang mit Rezidivsituationen

Spezifische Problemstellung

Jede Phase der Krebserkrankung ist durch spezifische Herausforderungen gekennzeichnet, auf die Krebspatienten und ihre Familien oft kaum vorbereitet sind. Das folgende Modul beschreibt den Umgang mit Rezidivsituationen, da insbesondere für jüngere Patienten (< 50 Jahre) das Auftreten eines Rezidivs ein besonders einschneidendes Krankheitsereignis darstellt (Okamura et al., 2000; Ponto et al., 2010).

Einführung in den Ansatz/theoretischer Hintergrund

Für viele Patienten ist das Auftreten eines Rezidivs in einigen Aspekten noch bedrohlicher als die Erstdiagnose. Häufig ist die Entscheidung über die Behandlungsstrategie schwieriger, die Nebenwirkungen werden als schwerwiegender empfunden und das körperliche Befinden ist in der Regel deutlich schlechter als in der ersten Erkrankungsphase (Vivar et al., 2009). Rezidive, die innerhalb der ersten zwei Jahre nach Remission auftreten, werden hierbei als besonders belastend erlebt (Okamura et al., 2000). Nach Feststellung eines Rezidivs kann sich beim erkrankten Elterteil die Einstellung zur Erkrankung und Behandlung und zu krankheits-/gesundheitsbezogenem Verhalten verändern: Arztbesuche werden verzögert, die Hoffnung auf Heilung wird geringer (Herth, 2000), es kann Misstrauen in die bisher angewandten Behandlungsmethoden entstehen, Isolations-, Trennungs- und Verlustängste können sich verschlimmern. Der in der ersten Erkrankungsphase meist noch vorhandene Wunsch nach vollständiger Information kann sich verändern (Meerwein, 2000). Aufgrund der zunehmenden Beeinträchtigung durch die Erkrankung nehmen sich Patienten oft als abhängiger von ihren Behandlern und ihrem Umfeld wahr. Viele Patienten beschäftigen sich mit der Suche nach eigenen Verschuldungen, die eine erneute Erkrankung mit verursacht haben könnten. Die Konfrontation mit der eigenen Sterblichkeit wird bei einem Rezidiv als deutlich konkreter erlebt und führt bei den Betroffenen oft zu Hilflosigkeit, Angst und Hoffnungslosigkeit (Loscalzo & Brintzenhofeszoc, 1998). Hält die Hoffnungslosigkeit an, erhöht sich die Wahrscheinlichkeit einer depressiven Symptomatik deutlich (Brothers & Andersen, 2009). Allerdings kann sich das psychische Befinden, auch bei gleichbleibend schlechtem körperlichen Zustand, verbessern, wenn sich Patienten durch die bisherigen Behandlungserfahrungen besser vorbereitet fühlen als in der ersten Erkrankungsphase (Andersen et al., 2005; Oh et al., 2004; Yang et al., 2008).

Familienmitglieder sind oftmals durch die Wiedererkrankung psychisch stärker betroffen als der Patient selbst. Bereits in der erkrankungsfreien Phase (Remission) können Familienmitglieder unter einer stärkeren Wiedererkrankungsangst (Progredienzangst) leiden als der erkrankte Elternteil (Mellon et al., 2007). Familienmitglieder fühlen sich oft vom medizinischen System wenig wahrgenommen und unterstützt und empfinden eine starke Unsicherheit über den Verlauf der Krebserkrankung (Northouse et al., 2002). Durch das Auftreten eines Rezidivs wird die Krebserkrankung von Kindern in der Regel als schwerwiegender wahrgenommen (Huizinga, Visser, van der Graaf, Hoekstra, Klip et al., 2005b). Töchter von Eltern mit einem Rezidiv beschreiben sich als psychisch belasteter als Töchter von Eltern, die zum ersten Mal die Diagnose Krebs erhalten hatten.

Kinder und Jugendliche berichten ebenfalls, dass das Auftreten eines Rezidivs es noch schwieriger macht, mit den Eltern über die Erkrankung zu reden (Huizinga et al., 2005a). Die stärkere körperliche Symptomatik des Elternteils nach einem Rezidiv ist insbesondere für jüngere Kinder schwer zu verarbeiten und kann zu Verhaltensproblemen führen (Visser et al., 2005).

Institutionelle Aspekte

Die institutionellen Aspekte entsprechen denen der allgemeinen Beratung. Bei besonderer psychischer Belastung der Elternteile sollte eine Kooperation mit einem Psychoonkologen bzw. einer Psychoonkologin angestrebt werden.

Indikationskriterien

Das Beratungsmodul richtet sich an Familien, in denen ein Elternteil aktuell oder in der jüngeren Vergangenheit von einem Rezidiv betroffen ist oder war.

Fokussetzung/zentrale Themen

Bei Auftreten eines *Rezidivs* fällt es den Eltern oft besonders schwer, mit den Kindern über das Wiederauftreten der Erkrankung zu sprechen und damit deren Hoffnung auf dauerhafte Heilung zu enttäuschen. Insgesamt scheint das Wiederauftreten der Krebserkrankung eine lähmende Wirkung auf die meisten Familienmitglieder zu haben und zu größerer Sprachlosigkeit zu führen als die Erstdiagnose. In der Beratung steht deshalb bei vielen Familien das Thema Förderung der *„Kommunikation über die elterliche Erkrankung" (F1)* im Mittelpunkt.

Viele Menschen glauben, dass Stress und Belastung die Entstehung von Krebs begünstigen können. Nicht selten haben Kinder und Jugendliche aber auch die erwachsenen Familienmitglieder Verschuldungsphantasien. Eine *Verbesserung der „kognitiven Orientierung" (K1)* im Bezug auf das Wiederauftreten der Krebserkrankung kann bereits eine sehr entlastende Wirkung auf die Familie haben. Für die Patienten und insbesondere auch den nicht erkrankten Elternteil kann es nach einem Rezidiv schwierig sein, ihre Elternrolle auszufüllen und die Bedürfnisse der Kinder wahrzunehmen, da die eigenen Bewältigungsversuche zu sehr im Vordergrund stehen. In diesem Falle sollte die Beratung auf eine *„Erhöhung der emotionalen Verfügbarkeit" (E2)* fokussieren. Gleichzeitig ist es oft wichtig, den Kindern den Zugang zu eigenen *„aktiven Bewältigungsstrategien" (K2)* zu ermöglichen, insbesondere, wenn sich Hoffnungslosigkeit und Passivität bei den Elternteilen nicht verändern lassen.

Durch die zunehmende körperliche Beeinträchtigung des erkrankten Elternteils kann es verstärkt zu einer Einbindung der Kinder in die Betreuung des erkrankten Elternteils oder kleinerer Geschwister kommen. Die *„Reduzierung altersunangemessener Parentifizierung" (F3)* kann deshalb besonders in der Rezidivsituation eine Rolle spielen.

Das Auftreten eines Rezidivs wird von allen Familienmitgliedern, auch von den Kindern, in der Regel als eine gravierende Verschlimmerung der Krankheitssituation wahrgenommen. Das Thema „Sterblichkeit" rückt hierdurch deutlicher in den Vordergrund als in der ersten Erkrankungsphase und sollte deshalb auch in der Beratung mit dem Interventionsziel *„Unterstützung antizipierender Trauerarbeit" (K5)* aufgegriffen werden.

Setting

Einzelgespräche mit den Kindern. Einzelgespräche sind besonders dann angezeigt, wenn die Kommunikation in der Familie beeinträchtigt ist. So kann exploriert werden, welche Veränderungen die Kinder und Jugendlichen in der Familie wahrnehmen und welche Ängste, Sorgen und eventuell Verschuldungsphantasien sie bewegen. Das Kindersetting ist ebenfalls geeignet, um bei Bedarf aktive Bewältigungsstrategien mit den Kindern/Jugendlichen zu entwickeln.

Familiengespräche. Da familiärer Zusammenhalt *(family hardiness)* zu den wichtigsten Prädiktoren in der Bewältigung der Rezidivphase gehört (Northouse et al., 2005), sollten Familiengespräche intensiv genutzt werden, um einen Austausch über die aktuelle Erkrankungs- und Behandlungssituation, ggf. neue Rollenverteilungen und Unterstützungsmöglichkeiten anzuregen. Durch die Verstärkung der körperlichen Symptomatik oder häufigere Krankenhausaufenthalte des erkrankten Elternteils können sich die Familiengespräche auch auf die nicht-erkrankten Familienmitglieder beschränken.

Einzelgespräche mit dem erkrankten Elternteil und dem Partner bzw. der Partnerin des erkrankten Elternteils. Einzelgespräche mit den Eltern sind in dieser Erkrankungsphase sehr zentral und nehmen vielleicht mehr Platz ein, um Veränderungen im Umgang mit der Erkrankung detailliert erfragen zu können. Das Elternsetting bietet außerdem einen vertraulichen Rahmen, um Ängste und mögliche Gefühle von Schuld und Überforderung ansprechen zu können.

Beschreibung der Interventionen

Ein hilfreicher Ausgangspunkt für die Interventionsplanung ist die Erfassung der bisherigen und aktuellen elterlichen Copingstrategien. Durch die neuen Anforderungen der Rezidivdiagnose kann es zu einem Zusammenbruch der elterlichen Bewältigungsmöglichkeiten kommen. Hier ist es hilfreich, mit den Eltern zu erarbeiten, welche Bewältigungsstrategien ihnen in der ersten Erkrankungsphase gut geholfen haben und wie sich diese auf die neue Situation übertragen lassen.

Ein wichtiger Schritt zur Bearbeitung der Interventionsziele *„Förderung einer offenen Kommunikation" (F1)* und *„Kognitive Orientierung (K1)"* ist die Erfassung der subjektiven Krankheitstheorien aller Familienmitglieder. Da Kinder und Jugendliche möglicherweise Schuldfantasien haben, wonach ihr eigenes (Fehl-)Verhalten zur Wiedererkrankung des Elternteils beigetragen hat, ist es wichtig, entsprechende Gedanken zu identifizieren und die Eltern für diese Überlegungen der Kinder zu sensibilisieren oder in einem gemeinsamen Gespräch zu thematisieren. In der Arbeit mit den Kindern hat sich die Methode der verbalen Themenkärtchen gerade in der Anfangsphase der Beratung bewährt, da die (vermutlich noch angstbesetzte) Offenheit der Beratungssituation durch dieses Verfahren strukturierter/vorhersehbarer wird. Dazu werden verschiedene

Themenkarten gestaltet, auf denen ein „Reizwort" (z. B. *Hoffnung, Schule, Ängste & Sorgen, Krankheit, Freunde, Enttäuschung, Wut, Schöne Dinge, Stärken, Schwieriges, Ziele*) zu lesen ist. Zu den gezogenen Wörtern soll das Kind/der Jugendliche spontan seine Gedanken bzw. Assoziationen äußern. Anhand der emotionalen Reaktion und der verbalen und nonverbalen Signale kann der Berater dann im Gespräch auf besonders wichtige oder intrusive Gedanken und Äußerungen eingehen. Sollten Schuldphantasien eine Rolle spielen, können neben Psychoedukation auch Visualierungstechniken (z. B. Nutzung von Kreisdiagrammen, um Anteile der möglichen und unmöglichen Einflussfaktoren darzustellen) oder zirkuläres Fragen dabei helfen, die Schuldgedanken in einen realistischen Kontext zu setzen.

In der Familie kann ein Rezidiv großes Misstrauen gegenüber dem medizinischen Hilfesystem auslösen. Aufgaben und Rollen innerhalb der Familie müssen zudem abermals neu strukturiert werden und die Familienangehörigen müssen mit den durch die Wiedererkrankung ausgelösten physischen und psychischen Belastungen umgehen lernen und die Erfahrungen in das alltägliche Leben integrieren. Eine Verbesserung der „*elterlichen emotionalen Verfügbarkeit" (E2)* ist manchmal nur über die Einbindung eines Psychoonkologen möglich, der sich individuell um die Belange der Erwachsenen kümmern und so zur Entlastung des Familiensystems beitragen kann.

Selbstwirksamkeit und Familienzusammenhalt erleichtern eine erfolgreiche Bewältigung der Rezidivphase (Northouse et al., 2002). Von daher sollten in der Beratung Ressourcen identifiziert werden, die die familiäre Wahrnehmung stärken, einen Umgang mit der Erkrankung zu finden. Wenn Familiengespräche dazu genutzt werden können, Informationen abzugleichen, Ängste und Sorgen miteinander zu teilen, kann dies den Familienzusammenhalt deutlich verbessern. In Familiengesprächen können insbesondere über eine lösungsorientierte Vorgehensweise gemeinsam neue Perspektiven entwickelt werden, die helfen, mit der anfänglichen Hoffnungslosigkeit umzugehen (Northouse et al., 2005).

Bei der „*Förderung eines aktiven Bewältigungsstils" (K3)* sollten die bestehenden Copingstrategien bzw. die Ressourcen des Kindes gestärkt werden. Hierbei kann der Blick auf das soziale Netzwerk des Kindes gelenkt und Unterstützungsmöglichkeiten besprochen werden.

Fallbeispiel:

Der 15-jährige S. kam in Begleitung seiner Mutter in unsere Beratung. Die Mutter leide an einem Morbus-Hodgkin-Rezidiv und sei derzeit zur Mobilisierung der Stammzellen stationär aufgenommen. Die Mutter schilderte im Erstgespräch den Jungen als sehr introvertiert und zurückgezogen, sie wisse nicht, was in ihrem Sohn vorgehe. Sie frage ihn des Öfteren, „Wie geht es Dir?", „Wie geht es Dir mit meiner Erkrankung?" Darauf antworte der Junge meist, „is' alles O. K." Sie mache sich aber dennoch Sorgen, da ihr Sohn traurig wirke und zudem auch aktuell die Schule schwänzen würde. Im Einzelgespräch wirkt der Sohn erst einmal abwartend-passiv und wenig kommunikationsbereit. Er äußert, er wisse über die Erkrankung Bescheid. Zur Förderung der Kommunikation wird der Vorschlag der „verbalen Themenkärtchen" eingebracht. S. nimmt dies gern an, es verschafft ihm wahrscheinlich in der noch unsicheren Beratungssituation ein gewisses Maß an Sicherheit und Vorhersehbarkeit. Bei der von ihm gezogenen Karte „Enttäuschungen" verändert sich seine Mimik, er überlegt, fängt dann an zu weinen und berichtet, „Ich habe Mutti enttäuscht." Er berichtet dann eigeninitiativ, dass er glaube, durch seine Schwierigkeiten mit der Schule (er meint hier das Schwänzen), habe er das Rezidiv seiner Mutter ausgelöst. „Mutti hatte so viel Stress wegen mir, das hat alles dazu beigetragen." Mit S. wird dann gemeinsam versucht, seine subjektive Auffassung über die auslösenden Faktoren des Rezidivs (Verschuldungsangst) zu hinterfragen. Hierbei wird S. auch psychoedukativ über das Krankheitsgeschehen informiert. Es wird deutlich, dass diese Informationen für S. sehr entlastend sind. In einem nächsten Gespräch mit der Mutter berichtet diese, dass S. offener und lebendiger wirke und schon besser über seine Gefühle sprechen könne, allgemein habe er sich in emotionaler Hinsicht mehr öffnen können.

Besondere Herausforderungen (Besonders schwierige klinische Situationen)

Wenn sich die Informationsbedürfnisse der Familienmitglieder durch die Rezidivmitteilung stark verändern und nicht mehr miteinander vereinbar sind, kann es schwierig sein, wieder eine gemeinsame Informationsbasis herzustellen. In dieser Situation ist es hilfreich, einen Austausch in der Familie über die unterschiedlichen Motive, Information zu suchen oder zu vermeiden, anzuregen und zu begleiten. Besonders bei kleineren Kindern kann eine erneute Psychoedukation der Eltern über die Wichtigkeit einer offenen Informationspolitik für das Wohlergehen der Kinder angezeigt sein.

Weiterhin ist die Beratung als therapeutischer Rahmen möglicherweise nicht mehr ausreichend, wenn die Hoffnungslosigkeit als Reaktion auf die Rezidivmitteilung in Depression oder Rückzug eines Familienmitglieds mündet.

Das Auftreten eines Rezidivs kann auch die Einstellung der Behandler zum Erkrankten beeinflussen (Meerwein, 2000; Wilkinson, 1991). Gerade, wenn man eine Familie bereits länger begleitet hat, können sich auch auf Beraterseite durch das Auftreten eines Rezidivs z.B. Hoffnungslosigkeit und Wut oder ablehnende Gefühle gegenüber der betroffenen Familie einstellen. Regelmäßige Intervision oder Supervision ist hier besonders wichtig, um entsprechende Gefühle wahrzunehmen und zu verbalisieren und konstruktiv in die Arbeit mit der Familie einzubringen.

7.1.3 Vorbereitung auf Behandlungen mit hohem Mortalitätsrisiko am Beispiel der Stammzelltransplantation

Spezifische Problemstellung

Bei einigen Krebserkrankungen bieten spezifische Behandlungsmethoden, die mit einem verstärkten Risiko gravierender Nebenwirkungen und letalem Ausgang einhergehen können, die einzige Hoffnung auf erhöhte Heilungschancen. Betroffene Eltern sind häufig angesichts der damit verbundenen Belastungen und Risiken stärker belastet als Patienten ohne Kinder (Moore & Rauch, 2006). Eltern wissen oftmals nicht, wie sie ihre Kinder insbesondere auf das Mortalitätsrisiko vorbereiten und während der Behandlung ausreichende Unterstützung und Kontakt zum erkrankten Elternteil sicherstellen können (Romer & Haagen, 2007). Eine gezielte präventive Beratung von Eltern und Kindern als Vorbereitung auf die Behandlung ist sinnvoll, um die Familien dabei zu unterstützen, Risiken und Belastungen zu antizipieren und Umgangsmöglichkeiten zu erarbeiten, auf die später stressreduzierend zurückgegriffen werden kann.

Einführung in den Ansatz/theoretischer Hintergrund

Zu den Hochrisikobehandlungen gehören beispielsweise Operationen bei bestimmten Hirntumoren (vgl. 7.1.2 Modul Beratung von Familien mit einem an einem Hirntumor erkrankten Elternteil, vgl. S. 99) oder Stammzelltransplantationen (SZT)[10]. Da letztere eine häufig angewandte Therapiemethode bei Krankheitsbildern wie Leukämien oder Lymphomen ist und etwa ein Viertel der Patienten, die eine SZT erhalten, Kinder unter 18 Jahren haben (National Cancer Institute, 1992), wird der Beratungsansatz am Beispiel dieser Behandlungsformen dargestellt.

Wie bereits erwähnt, ist die SZT mit besonderen Belastungen und Risiken verbunden: toxische Nebenwirkungen der Konditionierung (wie Übelkeit, Erbrechen, Durchfall, Haarausfall, Herzerkrankungen, Leberversagen oder Spätfolgen), Infektionen, Abstoßungsreaktionen (Graft-versus-Host Disease), ein Mortalitätsrisiko von bis zu 30 %, lange Krankenhausaufenthalte unter vorübergehenden Isolationsbedingungen sowie in einigen Fällen anhaltende poststationäre physische und psychische Probleme mit ausgeprägtem Fatigue-Syndrom sind häufige Begleiterscheinungen und Folgen (Wingard et al., 2010; Socié et al., 2001; Neitzert et al., 1998). Durch die verminderte Verfügbarkeit des erkrankten Elternteils in der Versorgung der Kinder können Defizite und Versorgungslücken entstehen, die kompensiert werden müssen. Manche Familien sind zudem durch Arbeitslosigkeit oder längere Krankschreibung mit finanziellen Engpässen konfrontiert, was zu einer doppelten Belastung des gesunden Elternteils und der Kinder führen kann.

Werden Kinder nicht oder nur unzureichend über die Behandlung aufgeklärt und auf diese vorbereitet, kann es bei plötzlichen dramatischen Verschlechterungen oder Ver-

---

10 „Unter SZT versteht man die Übertragung der Ausgangszellen der Blutbildung von einem Spender auf einen Empfänger mit dem Ziel, dass die übertragenen Zellen im Empfänger anwachsen und dauerhaft biologische Funktionen übernehmen. Je nach der benutzten Stammzellquelle unterscheidet man die Transplantation von Knochenmark, peripheren Blutstammzellen und von Nabelschnurblut." (Trenschel et al., 2001, S. 1283)

sterben des Elternteils zu gravierenden Stressreaktionen bis hin zu einer akuten Belastungsreaktion bzw. Traumatisierung kommen. Verfügbare kindliche Copingmechanismen reichen ggf. nicht mehr aus, die unvorhersehbare, überwältigende Situation zu bewältigen (Fischer & Riedesser, 1999).

Zudem kann das Vertrauen in die Eltern bzw. das Umfeld durch das Vorenthalten wesentlicher Informationen oder durch falsche Versprechen tief erschüttert sein. Kinder werden nach und nach herausfinden, dass alle beteiligten Erwachsenen im Vorfeld bereits wussten, dass die Behandlung tödlich enden kann und sich von der Möglichkeit ausgeschlossen fühlen, sich auf ein solches Verlusterlebnis innerlich vorzubereiten.

Die Beratung der Familien sollte daher wenn möglich unbedingt vor der Behandlung erfolgen. Ziel ist die Vorbereitung der Kinder bzw. Familie auf die wichtigsten Aspekte der Behandlung und ihre (potenziellen) Folgen sowie die Entwicklung und Unterstützung individueller bzw. familiärer Copingstrategien.

Institutionelle Aspekte

Die gezielte Beratung und Unterstützung von Familien vor einer risikoreichen Behandlung setzt einen engen Kontakt mit der jeweiligen onkologischen Klinik voraus, z.B. in Form eines Liaison- oder Konsildienstes. Nur so können Eltern mit minderjährigen Kindern rechtzeitig über das Beratungsangebot informiert und ihnen präventive Unterstützung angeboten werden. Wünschenswert ist eine routinemäßige feste Verankerung der Beratung in die interdisziplinäre Vorbereitung der Patienten auf die stationäre Behandlung. Hinsichtlich der Begleitung der Familien während der Therapie ist eine enge Kooperation mit den Mitarbeitern der Stationen ebenfalls sehr wichtig.

Idealerweise gehört zum multiprofessionellen Behandlungsteam einer SZT-Einheit ohnehin ein integrierter psychoonkologischer Dienst. Dieser sollte unter Hinzuziehung kinder- und jugendpsychotherapeutischer Expertise die Kinder von SZT-Patienten als Angehörige in sein Versorgungskonzept einbeziehen.

Darüber hinaus sind Kenntnisse über die jeweiligen Risiken und Belastungen der Behandlung auf Seiten des Beraters für die Unterstützung der Familien bei der Bewältigung der Stressbelastungen ebenso relevant wie ein interdisziplinäres Team bzw. eine enge Vernetzung mit anderen Berufsgruppen (z.B. Psychoonkologen, Sozialarbeiter).

Indikationskriterien

Diese Beratung richtet sich an Familien, bei denen der erkrankte Elternteil eine Behandlung mit dem Risiko gravierender Nebenwirkungen, gesundheitlicher Folgeschäden und möglicherweise letalem Ausgang erhält.

Fokussetzung/zentrale Themen

Ziele der Beratung zur Vorbereitung auf Behandlungen mit hohem Mortalitätsrisiko sind:
- Unterstützung der Familie, über die elterliche Erkrankung und Behandlung – einschließlich der Risiken und eines möglichen Versterbens – sowie die Zeit danach *offen*

zu sprechen und sich damit auseinanderzusetzen sowie die damit einhergehende *Förderung des kognitiven Verstehens* der Kinder (F1 + K1).

- *Stützung des elterlichen Kompetenzerlebens* in der Vorbereitung der Kinder auf die Behandlung (E1). Wenn es hierbei bei den Eltern zu persönlicher Überforderung kommt, sollte gleichzeitig psychoonkologische Unterstützung für die Eltern zur Stärkung eigener Ressourcen und Copingmöglichkeiten vermittelt werden.
- Erhöhung der *emotionalen Verfügbarkeit* sowohl des gesunden als auch des kranken Elternteils (E2).
- Gezielte Unterstützung der Kinder, *Bewältigungsstrategien* im Umgang mit der elterlichen Erkrankung und Behandlung zu entwickeln (K3).

Setting

Elternerstgespräch. In Anlehnung an das im Manual dargestellte Vorgehen beginnt die Beratung mit einem Gespräch mit den Eltern, in dem es um das Wissen über Erkrankung und Behandlung, subjektive Belastungen und Copingstrategien, elterliches Kompetenzerleben, familiäre Ressourcen sowie Fragen, Ängste und Unsicherheiten im Umgang mit ihren Kindern geht. Dieses Gespräch sollte wenn möglich vor dem Behandlungsbeginn geführt werden. Auch in ein Erstgespräch während der Therapie sollte der gesunde Partner des Patienten eingebunden werden. Gezielt ist die Frage anzusprechen, wie das Kind bzw. die Kinder vor Beginn der Behandlung auf das potentielle Mortalitätsrisiko vorbereitet werden können.

Kindgespräche. In den Einzelgesprächen mit den Kindern stehen ihre Sorgen und Ängste sowie ihr kognitives Verstehen und ihre Bewältigungsmöglichkeiten im Mittelpunkt. Diese können zunächst in der Beratungsstelle oder an einem anderen geschützten Ort stattfinden. Im Kindgespräch ist darauf zu achten, dass eine angemessene kindgerechte Aufklärung zur geplanten Behandlung erfolgt sein sollte, was ggf. nachzuholen ist. Sofern dies von der Familie gewünscht wird, können die Gespräche zur Vorbereitung des Kindes bzw. der Kinder auf den Besuch der Stammzelltransplantationsstation genutzt werden.

Arztgespräche. Bezüglich der kognitiven Orientierung der Kinder hat sich die aktive Vermittlung eines Arztgesprächs mit dem verantwortlichen Behandler des kranken Elternteils bewährt, für das im Einzelgespräch mit dem Kind vorbereitende Fragen gesammelt werden können. Hingegen sollten Psychotherapeuten vermeiden, diese Aufklärung selbst ersatzweise zu übernehmen, sondern versuchen, dass diese aus erster Hand, d. h. durch Eltern oder Ärzte, erfolgt.

Familiengespräche. Durch die Behandlung und ihre Nebenwirkungen sind vorübergehende Einschränkungen in der Möglichkeit, den Patienten aktiv in die Beratung einbinden zu können, zu bedenken. Dann sind Gespräche mit dem Ehepartner und den Kindern zu deren Unterstützung vorzuziehen. Familien- oder Geschwistergespräche können analog zum im Manual beschriebenen Vorgehen vorbereitet und durchgeführt werden.

Voraussetzungen auf der Station. Der Berater muss sich auf die mit einer Stammzelltransplantation einer gehenden Isolationsbedingungen sowie die notwendige Schutzkleidung einstellen. Außerdem ist es wichtig, trotz der Störungen, die durch Medikationsgaben und das Stationspersonal entstehen können, Ruhe in der Beratungssituation zu vermitteln.

Beschreibung der Interventionen

Information und Vorbereitung. Nach den Erfahrungen der integrierten psychoonkologischen Betreuung von SZT-Patienten lässt sich die Stressbelastung während der Behandlung vor allem dadurch reduzieren, dass Patienten sehr ausführlich und umfassend auf alle Aspekte der Behandlung vorbereitet werden. So sind sie auf alles, was auf sie zukommen kann, gefasst und haben die Möglichkeit, bereits im Vorfeld individuell angemessene mentale Strategien zu entwickeln. Verfügen die Eltern über flexible Copingstrategien, so fällt es ihnen leichter, ihre Kinder bei deren Bewältigung zu unterstützen.

Entsprechend ist ein zentraler Punkt der Beratung die konkrete Vorbereitung der Kinder auf die Zeit der stationären Behandlung. Dazu gehören die Aufklärung der Kinder über die Nebenwirkungen der hoch dosierten Chemotherapie, über Länge und Risiken der Behandlung sowie hinsichtlich der poststationären Zeit mit Infektionsrisiko und möglichen gesundheitlichen Folgen. Als Einstieg kann sich eine altersgerechte Information am „Aquarium-Beispiel" (Zimmermann & Trabert, 2007, vgl. S. 249) orientieren.

Bei der Information der Kinder sollte das stationäre Setting (Isolationszimmer mit Schleuse, Schutzkleidung) vertraut gemacht und erklärt werden. Dafür kann das Kind die Schutzkleidung zuhause schon anprobieren oder es können Kuscheltiere genutzt werden, denen das Kind z. B. einen Mundschutz anlegt.

Kontakthalten und Besuche auf der Station. Besonders jüngere Kinder erleben die lange Trennung vom kranken Elternteil als schwierig und belastend. Daher sollten mit Kindern (wenn diese es wünschen) Besuche geplant bzw. besprochen werden, wie Kontakt gehalten werden kann, wenn kein Besuch auf der Station möglich ist (z. B. Telefonzeiten, Videogespräche, Austausch von Fotos oder Bildern). Für Kinder im Säuglingsalter sollte eine verlässliche und fürsorgliche „Ersatz-Person" da sein.

Ist es möglich, dass Kinder ihre Eltern während der Therapie besuchen, so sind diese Kontakte in Anlehnung an die oben beschriebene Informationsvermittlung gut vorzubereiten. Kinder und Eltern können das Umkleiden in Vorzimmer oder Schleuse spielerisch gestalten, z. B. indem sie sich die Schutzkleidung gegenseitig anziehen. In Abstimmung mit den Hygienevorschriften der Station hat es sich bewährt, dass ein Kind ein kleines Spielzeug, beispielsweise ein Kartenspiel, mit ins Krankenzimmer nimmt, um so während der Besuchszeit Ablenkung für sich oder die Möglichkeit eines spielerischen Kontakts zum kranken Elternteil zu haben. Insbesondere beim ersten Besuch sollte dem Kind die Möglichkeit gegeben werden, das Zimmer und die Station auf Wunsch vorzeitig verlassen zu können. Dafür kann es hilfreich sein, wenn neben dem gesunden Elternteil ein anderer Erwachsener oder ein jugendliches Geschwisterkind anwesend ist. Nach dem Besuch sollten die Eindrücke und Erfahrungen des Kindes mit einem Elternteil bzw. in der Beratung besprochen werden.

Fallbeispiel:

Herr K. wünschte sich, dass ihn sein 9-jähriger Sohn auf der SZT-Station besucht. Dieser hatte dies mehrfach abgelehnt, woraufhin die Familie jeden Abend mittels Onlinetelefonie Kontakt hielt. Außerdem machte Herr K. Fotos von seinem Krankenhauszimmer und von sich und sendete diese per E-Mail an seine Familie. Der Sohn gab der Mutter Bilder und kleine Geschenke an den Vater ins Krankenhaus mit.

Vorbereitung auf das Mortalitätsrisiko. In Elterngesprächen ist es zunächst sinnvoll, die Eltern zu ermuntern, ihre Kinder an ihrer inneren Vorbereitung auf die Stammzelltransplantation teilnehmen zu lassen, das letale Risiko der Behandlung offen mit ihnen zu besprechen und ihren Kindern ihre persönliche Art, mit Angst und Hoffnung umzugehen, verständlich zu machen. Kinder, die auf diese Weise in die Realität einbezogen werden, können die deutlich wahrnehmbare extreme Angst in der Familie zuordnen und werden ermutigt, ihre eigenen Sorgen und Ängste zu artikulieren. Weitere Hinweise zur Kommunikation sind ausführlich im Modul 7.2.1 Schlechte Nachrichten übermitteln (vgl. S. 118 ff.) dargestellt.

Vorschlag für das Ansprechen des Behandlungsrisikos:

„Mama ist schwer krank und alle Behandlungen, die die Ärzte bislang durchgeführt haben, haben ihr noch nicht genügend geholfen. Deshalb wird Mama nun eine sog. Stammzelltransplantation erhalten. Dies ist eine Art der Behandlung, die für den Korper sehr anstrengend ist und bei der Mama Vieles aushalten muss. Wenn alles gut geht, wird sie dadurch wieder gesund und die Ärzte tun ihr Bestes dafür. Aber so wie bei einer schwierigen Operation gibt es immer auch ein Risiko, dass die Behandlung schief geht. Im schlimmsten Fall kann jemand dann auch während der Behandlung sterben."

Zur Verdeutlichung und Überwindung der latenten Sprachlosigkeit hinsichtlich des Mortalitätsrisikos hat sich der Verweis auf Regelungen für den Todesfall (z. B. Testament) bewährt. Das Bedürfnis, für den Ernstfall des eigenen Todes für seine nächsten Angehörigen alle wichtigen Dinge geregelt zu haben, ist verständlich, wird als fürsorgliche Haltung verstanden und ist in der Regel nicht mit dem Eingestehen von Todesahnung oder mit Hoffnungslosigkeit konnotiert. Erfahrungsgemäß wird ein selbstverständliches Ansprechen der Wichtigkeit dieser konkreten Fürsorge für den Ernstfall von allen Beteiligten entlastend erlebt.

Gesprächsvorschlag anhand des Beispiels Testament:

- „Eventuell haben Sie schon einmal daran gedacht, ein Testament zu verfassen oder haben dies vielleicht auch getan? Was war dabei wichtig für Sie?"
- „Wie Sie wissen, können unvorhersehbare Komplikationen auftreten und Sie aufgrund einer akuten körperlichen Verschlechterung nicht in der Lage sein, wichtige Dinge selbst zu regeln. Haben Sie schon einmal darüber nachgedacht, was Sie für diesen Fall für Ihre Kinder geregelt wissen möchten?"

Für die kognitive Orientierung der Kinder ist es im Rahmen der Vorbereitung auf eine Stammzelltransplantation eines Elternteils essentiell, dass Eltern ihre Kinder nicht darüber im Ungewissen lassen, wer für sie im Falle eines tödlichen Verlaufes der Therapie (in welchem Maße, wie und wo) da sein würde. Vor allem bei alleinerziehenden oder getrennt lebenden Eltern ist diese Frage vor der Behandlung zu klären.

Unterstützung des gesunden Elternteils. Wichtig ist die Entlastung des gesunden Elternteils durch Freunde, Familie oder zusätzliche Hilfen, damit dieser mehr inneren Raum und Zeit für sich, den Partner und die emotionale Verfügbarkeit für seine Kinder hat. Beide Eltern sollten durch dialogische psychoedukative Aufklärung über typische kindliche Reaktionen sowie durch die Klärung von elterlichen Fragen und Unsicherheiten in ihren elterlichen Kompetenzen und ihrer emotionalen Verfügbarkeit gestärkt werden.

Beratung nach Versterben des Patienten. Es ist nicht immer möglich, Familien vor Beginn der stationären Behandlung zu beraten. In manchen Fällen kommt ein Beratungstermin erst zustande, wenn der Gesundheitszustand des erkrankten Elternteils kritisch oder dieser verstorben ist. Ist das Kind bzw. sind die Kinder über die Behandlung nicht aufgeklärt oder sind falsche Versprechungen, dass der kranke Elternteil „sicher wieder gesund" werden würde gemacht worden, kann der Vertrauensverlust so fundamental sein, dass eine Kontaktaufnahme zu einem Berater (vorübergehend) nicht möglich ist. Diese Erschütterung gilt es bei zustande kommender Beratung mit dem Kind anzusprechen und auszuhalten. Ein besonderer Schwerpunkt liegt auf der Stützung des überlebenden Elternteils als Bindungsperson, damit für das Kind eine Verarbeitung der Erschütterungen und Irritationen in dieser Zeit im sicheren Hafen einer Halt gebenden Elternbindung möglich wird.

Fallbeispiel (angelehnt an Romer & Haagen, 2007):

Frau S. ist an einem malignen Lymphom erkrankt und erwartet eine SZT. Im Gespräch mit den Eltern wird deutlich, dass diese über die Behandlung sehr gut informiert sind, damit jedoch unterschiedlich umgehen. Während der Vater von großer Angst um seine Frau belastet ist und sich bemüht, nachts möglichst viele Informationen übers Internet über die Erkrankung und Behandlung zu beziehen, hält die Mutter die mit der SZT verbundenen Risiken und ihre Angst, möglicherweise zu sterben, von sich fern. Beide Eltern behalten ihre Gefühle und Gedanken für sich. Ihren Kindern (8 und 15 Jahre) gegenüber zeigen sie sich optimistisch und zuversichtlich. Den Krankenhausaufenthalt vergleichen sie mit einer Kur, nähere Informationen hierzu werden ausgespart, um die Kinder nicht zu sehr zu belasten. Im Gespräch mit den Eltern geht es zunächst um die unterschiedlichen Umgangsweisen und Schwierigkeiten, miteinander ins Gespräch zu kommen. Erst als es den Eltern selbst möglich ist, über die Behandlung und ihre diesbezüglichen Ängste (vor allem vor dem möglichen Tod der Mutter) offen zu sprechen, kann der Umgang mit den Kindern Thema werden.

In den Gesprächen mit den Kindern wird deutlich, dass die Anspannung der Eltern sich trotz ihrer vordergründig optimistischen Haltung vermittelt hatte, was sich u. a. in Trennungsängsten und Niedergestimmtheit sowie bislang unausgesprochenen Ängsten und offenen Fragen bezüglich der mütterlichen Erkrankung äußerte.

In einer Reihe von nachfolgenden Gesprächen mit der Familie ging es u. a. um die Vorbereitung der Kinder auf die Folgen der Behandlung, Besuche auf Station und Kontakt zum erkrankten Elternteil, wenn kein Besuch möglich ist, um Entlastung sowie Absprachen, was im Falle des Todes passieren wird.

Besondere Herausforderungen (besonders schwierige klinische Situationen)

Eine besondere Herausforderung besteht, wenn alleinerziehende Eltern eine SZT erhalten, das zweite Elternteil nicht verfügbar ist oder zu diesem kein Kontakt besteht. In einer Situation, in der ein alleinerziehender Elternteil verstirbt und aufgrund eigener Verleugnung keine Vorsorge getroffen hat, erlebt das Kind zusätzlich den Verlust des Elternteils in seiner fürsorglichen Funktion über den Tod hinaus. In diesem Fall ist es daher umso wichtiger, die Behandlung im Voraus sorgsam mit allen Beteiligten zu planen und Vorkehrungen zu treffen, wer im Falle des Todes des erkrankten Elternteils für das Kind sorgen wird (vgl. Modul 7.3.1 *Unterstützung alleinerziehender krebskranker Eltern*).

7.2 Palliativsituationen

7.2.1 Schlechte Nachrichten übermitteln – Kommunikation mit Kindern bei palliativer Erkrankungssituation eines Elternteils

Spezielle Problemstellung

Häufig suchen Eltern Beratung, wenn den Kindern das Vorliegen einer Palliativsituation oder das baldige Versterben eines Elternteils mitgeteilt werden soll. Zum Teil bittet medizinisches Personal um Unterstützung, um Kindern im stationären Routinebetrieb gerecht zu werden.

Erschwerend kann hinzukommen, dass die Kinder im Vorhinein nicht aktiv über die Erkrankung oder die inhärente Todesbedrohung informiert wurden. Um das Vertrauen der Kinder in den gesunden Elternteil nicht zu erschüttern und einer traumatischen Verarbeitung der Situation vorzubeugen, sollten einfühlsame Gespräche mit den Kindern altersgerecht und am bisherigen Wissensstand ausgerichtet sein. Besonders zu berücksichtigen ist die psychische Befindlichkeit des gesunden Elternteils, seine Überwältigung, das Erleben von Schock und Trauer.

Das Modul beschreibt, wie gemeinsam Gespräche zur Vermittlung trauriger Nachrichten entwickelt werden können. Das Modul 7.2.2 Prozessbegleitung von Kindern im Rahmen von „Palliative Care" (vgl. S. 126) geht auf die Begleitung der Familie während der Palliativphase eines Elternteils ein.

Einführung in den Ansatz/theoretischer Hintergrund

Die Krebserkrankung eines Elternteils, und besonders eine palliative Situation, geht für Kinder mit einer Reihe psychosozialer Stressoren einher (Siegel et al., 1992; Compas et al., 1996; Saldinger et al., 2003; Thastum et al., 2008). Neue Behandlungsformen haben zu einer verlängerten Palliativphase geführt, die sowohl aggressive Behandlungen und Verschlechterungen des Krankheitszustandes als auch gelingende Symptomkontrolle und mehr Normalität im Alltagsleben beinhalten kann (Christ & Christ, 2006). Vorhersehbarkeit und Stabilität können in dieser Zeit als wichtige Säulen kindlicher Entwicklung verloren gehen (Saldinger et al., 1999). Die unmittelbare Antizipation des Versterbens des Elternteils gilt als einer der belastendsten Aspekte (Saldinger et al., 2003) für Eltern *und* Kinder. Gleichwohl birgt sie eine wichtige Chance für eine aktive Trauerbewältigung. Darüber hinaus kann es dem gesunden Elternteil aufgrund psychischer Belastung und Erschöpfung schwer fallen, auf kindliche Bedürfnisse adäquat zu reagieren (Saldinger, Porterfield & Cain, 2004). Sowohl die wahrgenommene Elternkompetenz (Siegel et al., 1990) als auch das Erziehungsverhalten selbst können sich verändern (Saldinger et al., 2004). Oft vermeiden Eltern Gespräche über Sterben und Tod, weil sie das Gefühl haben, nichts tun bzw. nicht trösten zu können (Haagen & Romer, 2006). Besteht keine Aussicht auf Heilung, so fragen Eltern häufig verunsichert:
- „Wie sage ich es meinem Kind?"
- „Sollte ich es ihm überhaupt mitteilen?"
- „Was versteht mein Kind (schon)?"

Institutionelle Aspekte

Sollen Gespräche mit Kindern hinsichtlich der Palliativsituation eines Elternteils thematisiert werden, so sollte zunächst der Berater selbst Ruhe und Sicherheit ausstrahlen. Für die eigene Psychohygiene kann es wichtig sein, vor oder nach einer solchen Beratung Pausen einzuplanen bzw. Supervisionen zu nutzen.

Entwicklungspsychologische Aspekte zu Kognition, (antizipierender) Trauer und kindlichen Todeskonzepten sollten bekannt und Kenntnisse zu altersgerechten Abschiedsmöglichkeiten vorhanden sein. Dazu wird auf die entsprechenden Abschnitte im Manual (Kapitel 6 Kindzentrierte Sterbe- und Trauerbegleitung mit Familien, S. 91 ff.) und das Ergänzungsmodul 7.2.4 Unterstützung antizipierender Trauer bei Jugendlichen (S. 140 ff.) verwiesen.

Indikationskriterien

Das Beratungsmodul bezieht sich auf die Aspekte der Kommunikation und dient der Vorbereitung von Gesprächen mit Kindern im Rahmen einer palliativen Situation eines Elternteils. Diese Gespräche werden in aller Regel mit den Eltern oder mit dem gesunden Elternteil geführt. Weiterhin können in der Beratung Arztgespräche vorbereitet werden.

Fokussierung/zentrale Themen

Die folgenden Interventionsziele sind bei Gesprächen über die elterliche Palliativsituation besonders wichtig:

- *Stützung elterlichen Kompetenzerlebens/Erhöhung der emotionalen Verfügbarkeit der Eltern:* Vor allem der gesunde Elternteil sollte gestärkt und inhaltlich und emotional auf Gespräche mit dem Kind vorbereitet werden.
- *Offene Kommunikation über die elterliche Erkrankung/bessere kognitive Orientierung:* Wenn Familien die offene Kommunikation über die palliative Situation wünschen, sollte dies im Rahmen der Beratung unterstützt werden, um die kognitive Orientierung des Kindes zu erhöhen.

Setting

Elterngespräch. Die Initiative für eine Beratung geht meist vom gesunden Elternteil aus. Der Erkrankte kann häufig aufgrund seines gesundheitlichen Zustandes nicht mehr aktiv an der Beratung teilnehmen, sollte aber soweit wie möglich mit einbezogen werden, und sei es indirekt oder fiktiv. Bei stationären Aufenthalten können Beratungen auch am Krankenbett erfolgen. Zuweilen ist so wenig verbleibende Zeit, dass im Rahmen eines oder weniger Gespräche ein Vorgehen entwickelt werden muss. Im Elterngespräch steht der im Basismanual vorgestellte ressourcenorientierte, supportive Ansatz im Zentrum.

Eltern-Kind-Gespräch. In der Beratung wird die Information des Kindes im Rahmen von Eltern-Kind-Gesprächen begleitet. Dafür kann dem gesunden Elternteil angeboten werden, dass dieser das Gespräch in der Beratungsstelle führt, währenddessen der Berater als (v. a. das Sicherheitsgefühl) unterstützender Dritter anwesend ist. Auch Vertraute des gesunden Elternteils, die ebenfalls eine gute Beziehung zum Kind haben (z. B. Paten-tante), können dem gesunden Partner Sicherheit vermitteln.

Familiengespräch. Auch Familiengespräche können in der Beratungsstelle oder am Kran-kenbett des Patienten stattfinden.

Arztgespräch. Möglicherweise wünscht sich der gesunde Elternteil die Information des Kindes durch den behandelnden Arzt des Erkrankten oder das Kind selbst hat Fragen. Diese Gespräche sollten in der Beratung und mit dem Arzt vor- und nachbesprochen wer-den.

Beschreibung der Interventionen

Aufrichtigkeit als zentrales Prinzip. Aufrichtigkeit ist in der Kommunikation mit Kin-dern aller Altersgruppen wichtig (Romer & Haagen, 2007) und bedeutet nicht, alle De-tails zu beschreiben sondern altersangemessene Erklärungen zu finden und Gefühle in Worte zu fassen (Haagen & Romer, 2006). Den Eltern kann so der oft wahrgenommene Druck genommen werden, das Gespräch mit dem Kind perfekt gestalten zu wollen.

Aufrichtige Kommunikation kann dazu beitragen, dass sich Kinder innerlich *vorberei-ten* können, um Ängste und das Gefühl der Unkontrollierbarkeit der Situation zu redu-zieren. Wenn Kinder und Jugendliche wissen, dass, wann und wie sie über Veränderun-gen im Krankheitszustand des Elternteils informiert werden, kann dies entscheidend zu adaptiver Bewältigung und einem vertrauensvollen Verhältnis zu den Eltern beitragen.

Um Eltern eine Vorstellung davon zu geben, was eine *altersentsprechende* Vermittlung meint, können sie sich zunächst an der Art und Weise orientieren, wie sie ihren Kindern andere schwierige Dinge oder auch Dinge im Alltag erklären (Rauch & Muriel, 2006). Entscheidend ist, dass Eltern zunächst dazu angeregt werden, eigene Ideen zur Informa-tion der Kinder und zur Gestaltung der Situation zu entwickeln. Diesbezügliche wich-tige entwicklungsabhängige Aspekte sind in Tabelle 7 dargestellt.

Kinder sollten informiert werden, welche *Veränderungen im Verlauf* zu erwarten sind (z. B. kranker Elternteil ist eher müde, benötigt mehr Medikamente, kann weniger gut sprechen; Rauch & Muriel, 2006). Jüngere Kinder können die Tragweite der Mitteilung kognitiv noch nicht erfassen und es kann sein, dass sie wütend werden oder sehr oft nach-fragen (American Cancer Society, ACS, 2010). Man sollte ihnen deshalb immer wieder Gespräche und Erklärungen anbieten, die z. B. in der Beratung mit den Eltern vorformu-liert werden können (Haagen & Romer, 2006).

Außerdem sollte im Elterngespräch die Frage, wer die *Kinder nach Versterben* des El-ternteils möglichst unmittelbar informieren wird und wer nach dem Tod für das Kind da sein wird, thematisiert werden (Romer & Haagen, 2007). Für Kinder ist es zentral zu wissen, dass sie sich in Gegenwart und Zukunft sicher versorgt fühlen können (Rauch & Muriel, 2006).

Um *Gefühle* zeigen zu können, ist es für Kinder wichtig, sich am elterlichen Rollenmo-dell orientieren zu können und das Gefühl zu haben, mit den eigenen Sorgen keine zu-sätzliche Last für die Eltern zu sein (Rauch & Muriel, 2006). Dazu ist es aber auch wich-tig, dass Eltern ihre eigenen Gefühle kennen und mit ihnen umgehen können (ACS, 2010).

Tabelle 7: Entwicklungsabhängige Informationsaspekte in der Palliativsituation (ausführlich vgl. Christ & Christ, 2006; Christ et al., 2002)

3–5 Jahre Wann kommt Papa nach Hause?	– Kinder verstehen, dass etwas nicht stimmt; Bedeutung der Erkrankung und Permanenz des Todes werden nicht verstanden – altersadäquate Erklärungen sind trotzdem wichtig, auch wenn die Kinder die volle Tragweite z. T. erst später verstehen können – Kommunikation meist über Spiel – Trennung als stärkster Stressor: Ersatzperson etablieren, den Kindern versichern, dass sie geliebt und versorgt werden		
6–8 Jahre Es ist meine Schuld!	– Kinder unterliegen logischen Fehlern und magischem Denken – einfache, konkrete, definierende Informationen über die Erkrankung (Bezeichnung, Symptome, Fortschreiten, Behandlungen, Ursachen) – Zusammenhang zwischen Verhalten und Aussehen des Patienten und seiner Erkrankung und der Behandlung einfach erklären – mitteilen, wenn Tod bevorsteht		
9–11 Jahre Ich will Bescheid wissen!	– logisches Denken, Verstehen von Ursache und Wirkung – Bedürfnis nach vorsichtig aufeinander folgender, schrittweiser Information über Erkrankung, Behandlung, bevorstehendem Tod – können so z. T. relativ konkrete Informationen integrieren – verärgert, wenn sie nicht informiert werden		
12–14 Jahre Ich weine in meinem Zimmer – allein!	– Ambivalenz bezüglich (Un-)Abhängigkeit – vermeiden oft Informationen über die Erkrankung – starke Emotionen	– sachgerechte, altersentsprechende Information und Gespräche anbieten – Diskussion über Gefühle und Sorgen mit verschiedenen Bezugspersonen oder Experten ermöglichen – emotionale Schwankungen in Entwicklungshintergrund einordnen	
15–17 Jahre Es wird nie wieder wie früher sein!	– Gegenwart, Vergangenheit und Zukunft werden besser integriert – Jugendliche können sich mit Konsequenzen des Todes auseinandersetzen		

Vorschlag für das Verbalisieren von Gefühlen:

Vielleicht hast Du schon bemerkt, dass ich manchmal weine oder lange mit Oma telefoniere. Das liegt daran, dass ich so traurig bin, dass es Mama so schlecht geht. – Ich könnte mir vorstellen, dass Du auch manchmal traurig bist …?

Für Kinder ist es entscheidend, wichtige Informationen *zuerst von ihren Eltern* mitgeteilt zu bekommen und sie nicht aus Erwachsenengesprächen ableiten zu müssen. Anderenfalls könnten sie sich ausgeschlossen oder wertlos fühlen bzw. das Gefühl bekommen, dass die Realität so schlimm sei, dass man sie nicht besprechen könne (Muriel & Rauch, 2003). Kommunikation sollte als *Prozess* des vorsichtigen, schrittweisen Informierens verstanden werden (Christ & Christ, 2006). Insgesamt gilt zu beachten, dass Eltern auf verbaler und nonverbaler Ebene äquivalente Signale senden sollten. Auch die vorherige Beziehung des Kindes zum Erkrankten, die durch den Krankheitsverlauf mitbestimmt sein kann, sollte berücksichtigt werden.

Wichtige Aspekte des Informierens. Die *Prognose und ihre zeitliche Dimension* sollten im Erstgespräch mit den Eltern aktiv erfragt werden, um gemeinsam eine den Bedürfnissen der Familien angepasste Intervention zu entwickeln. Außerdem ist es (mit Einverständnis des Patienten oder ggf. des gesunden Elternteils) hilfreich, diesen Aspekt in Rücksprache mit dem behandelnden Arzt zu objektivieren. Zum eigenen Verständnis und für die Orientierung der Eltern kann es hilfreich sein, palliative, terminale und Finalphase zu unterscheiden (Deutsche Gesellschaft für Palliativmedizin, 2003).

Grundsätzlich reicht es, wenn ein Kind frühzeitig darüber Bescheid weiß, dass eine Krebserkrankung möglicherweise tödlich verlaufen kann, um im Ernstfall von dieser traurigen Realität nicht überschwemmt zu werden. In palliativen Situationen, in denen eine realistische Möglichkeit besteht, dass z. B. durch chemotherapeutische Maßnahmen eine fortschreitende Metastasierung vorübergehend monatelang zum Stillstand gebracht werden kann oder ein palliativer chirurgischer Eingriff eine lebensverlängernde Perspektive über mehrere Monate ermöglicht, besteht in der Regel noch kein Grund, die grundsätzliche Information zur potentiellen Mortalität der elterlichen Erkrankung zu konkretisieren, um dem Kind nicht unnötig die Hoffnung gänzlich zu nehmen. Auch Erkrankte selbst erhalten ihre Hoffnung auf Heilung in Palliativsituationen oft lange aufrecht. Zudem ist ein Zeitraum von möglicherweise mehreren Monaten, in denen ein sicherer Tod eines Elternteils zu erwarten sei, für Kinder in aller Regel eine emotionale Überforderung, umso mehr, je jünger sie sind. Wenn jedoch z. B. neue medizinische Informationen vorliegen, die eine unmittelbarere Vorbereitung auf einen herannahenden Abschied nach sich ziehen und sich das familiäre Umfeld des Erkrankten konkreter auf diesen Abschied einzustellen beginnt, sollten auch die Kinder darin einbezogen werden (Muriel & Rauch, 2003; Rauch & Muriel, 2006). Der günstigste *Zeitpunkt* sollte dann nach der Intuition des die Nachricht übermittelnden Elternteils zur Aufnahmefähigkeit des Kindes bestimmt werden.

Einstiegsmöglichkeiten in ein Eltern-Kind-Gespräch:

- Ich muss Dir etwas Wichtiges/Trauriges/… sagen …
- Mama war vor kurzem beim Arzt, es wurden einige Tests gemacht und es hat sich gezeigt, dass …
- Vielleicht hast Du bemerkt, dass Papa sich öfter schlapp fühlt und Probleme hat zu laufen. Das liegt daran, dass …
- Welche Veränderungen hast Du an mir bemerkt? … Stimmt – das liegt daran, dass …

Die meisten Eltern haben ein gutes Gespür dafür, wann für ihr Kind ein guter Zeitpunkt zum Sprechen ist (z. B. nach dem Abendessen; Rauch & Muriel, 2006). Außerdem sollten sich Eltern auf *spontane Fragen* ihrer Kinder einstellen und gleichzeitig versuchen, die dahinter stehenden Sorgen zu erfassen (Muriel & Rauch, 2003). Manchen Kindern fällt es leichter, Gespräche nicht von Angesicht zu Angesicht, z. B. während einer Autofahrt, zu initiieren (ebds.). Darauf sollten Eltern vorbereitet sein. Eventuell können sie darauf verweisen, dass sie zunächst einmal überlegen oder den Arzt oder den Partner fragen müssen, um sich selbst Raum zu verschaffen und später das Gespräch mit dem Kind wieder aufzunehmen (ebd.).

Ängsten begegnen und Grenzen akzeptieren. Im Gespräch darüber, dass die Erkrankung nicht heilbar sein wird, ist es wichtig, *Sorgen* und Ängste der Kinder ebenso wie deren *Vorstellungen* vom Tod und der Zeit danach anzusprechen (Muriel & Rauch, 2003). Damit sie sich nicht allein sorgen, kann man Kinder fragen, was sie denken/sich vorstellen oder von anderen gehört haben (Rauch & Arnold, 2002).

Darüber hinaus ist es aber auch entscheidend, Kinder *nicht zu einem Gespräch zu zwingen* (Muriel & Rauch, 2003). Der Rückzug eines Kindes oder Jugendlichen kann als Versuch der Emotionsregulation angesehen werden. Möglicherweise wird das Gespräch mit einem Erwachsenen außerhalb der Kernfamilie oder mit dem Berater vom Kind eher angenommen. Auch diesen Kindern sollte aber immer wieder Gesprächsbereitschaft signalisiert werden. Einige Kinder sind gern informiert, stellen aber weniger Rückfragen als andere Kinder.

Gespräche sollten dem Kind Vertrauen in die ihm nahe stehenden Erwachsenen vermitteln. Zudem sollte angesichts der zu übermittelnden traurigen Realität eine zusätzliche Ängstigung des Kindes durch eine völlig unberechenbare Dauerbedrohung (Damokles-Situation) vermieden werden. Wichtig ist aufrichtige und hoffnungsvolle, nicht aber unrealistische Information (Christ & Christ, 2006). Besteht z. B. die realistische Möglichkeit, dass der erkrankte Elternteil noch mehrere Wochen lebt, ist es wichtig, dies dem Kind zu verdeutlichen (ebds.). Man kann Zeichen beschreiben, an denen die Ärzte rechtzeitig erkennen können, dass der Elternteil bald sterben wird (z. B. veränderte Atmung, die aber nicht weh tut; sehr, sehr müde oder nicht mehr ansprechbar sein usw.; Rauch & Muriel, 2006). Gleichzeitig wäre hier eine Möglichkeit, dass die Eltern ihre Liebe und ihr Vertrauen in das Kind, in seine Stärke bei der Bewältigung der Situation (mit Unterstützung anderer) zum Ausdruck bringen (ebd.).

Stützung der Elternfunktion. Die Stärkung des *elterlichen Kompetenzerlebens* ist ein zentraler Beratungsaspekt. Für Eltern ist ein erster Schritt in der Anerkennung der Realität meist das Verbalisieren der eigenen Fragen und Gefühle in der Beratung (Romer & Haagen, 2007).

Außerdem kann die *mehrgenerationale* Perspektive bzw. das Erinnern an andere schwierige familiäre Situationen dazu beitragen, dass sich Eltern besser in ihre Kinder hineinversetzen und ihre Wünsche für die Kommunikation mit den Kindern formulieren können.

Vorschläge für Fragen an die Eltern (Rauch & Muriel, 2006):

- Haben Sie in Ihrer Kindheit einmal einen geliebten Menschen verloren? Wie war das damals? Hat man mit Ihnen darüber gesprochen? Wer hat mit Ihnen wann gesprochen?

- Falls zutreffend: Wie war das für Sie, dass ... mit Ihnen über den Tod des geliebten Menschen gesprochen hat? Wie ging es Ihnen damit?
- Was denken Sie, wie würde es Ihrem Kind gehen, wenn es Informationen von Ihnen/von ... erhält?
- Was wünschen Sie sich diesbezüglich für Ihr Kind?
- Denken sie einmal an andere schwierige Familiensituationen: Wie sind Sie mit diesen umgegangen?

Kinderbücher (vgl. Literaturempfehlungen am Ende des Kapitels) liefern Eltern oft wichtige Gesprächsanregungen und konkrete Hilfestellungen.

Familien- und Arztgespräche. Ein *Familien- oder Geschwistergespräch* kann im Rahmen der Kommunikation der Palliativsituation dazu beitragen, dass die Familienmitglieder auch im Verlauf miteinander ins Gespräch kommen.

Eine weitere Möglichkeit besteht darin, in der Beratung Wünsche an ein *Arztgespräch* zu formulieren. Nachdem diese Wünsche zusammengetragen wurden, sollte das Gespräch zwischen Berater und Arzt vorbesprochen werden. Der Berater kann (wenn dies die Familie und der Arzt wünschen) als „Vertreter" der emotionalen Belange des Kindes während des Gespräches im Hintergrund anwesend sein und das Kind im Anschluss fragen, inwieweit es alle wichtigen Informationen erhalten hat bzw. ob neue Fragen entstanden sind.

Fallbeispiel:

Herr A. wurde über ein Konsil für die Beratung angemeldet. Da sich der Krankheitszustand seiner Frau in den letzten Tagen dramatisch verschlechtert habe, wünsche er eine Beratung hinsichtlich der Frage, wie er seine Tochter über den drohenden Tod der Mutter so kindgerecht aufklären könne, dass sie langfristig gut mit dem Verlust umgehe. Die Diagnose eines Glioblastoms der Mutter war gestellt worden, im Moment befinde sie sich in palliativer Situation, nachdem ein starkes Tumorwachstum und Einblutungen festgestellt worden seien. Ihr Versterben innerhalb der nächsten Wochen sei wahrscheinlich. Frau A.s Krankheitszustand habe das Familienleben in den letzten Jahren (z. B. durch Fehlleistungen) stark negativ geprägt. Zum Zeitpunkt des Erstgesprächs der Beratung war mit der 5-jährigen Tochter noch nicht über die Bezeichnung der Erkrankung, die Prognose und den möglichen Tod der Mutter gesprochen worden. Herr A. hoffte auf eine längere Überlebenszeit seiner Frau – es fiel ihm schwer, die schreckliche Realität anzuerkennen und auszusprechen. Er selbst befand sich in Psychotherapie. Nach je einem Erstgespräch mit Vater und Tochter folgten Einzel- und gemeinsame Termine. In den Vatergesprächen ging es um das Verbalisieren der aktuellen gesundheitlichen Situation seiner Frau und seiner Gefühle. Mögliche Gespräche mit der Tochter wurden anhand von Kinderbüchern skizziert und Fragen zu Abschiedsformen und verbleibender gemeinsamer Zeit beleuchtet.

Besondere Herausforderungen (besonders schwierige klinische Situationen)

Wenn Eltern ihre Kinder nicht über die potenzielle Mortalität einer Erkrankung oder Behandlungsmethode aufgeklärt haben und der Elternteil verstirbt, kann dies für Kinder traumatisch sein, weil sie davon unvorbereitet getroffen werden und im Nachhinein rekonstruieren, dass sie von dem antizipierenden Wissen der Anderen ausgeschlossen wurden. Für den Berater ist es in dieser Situation besonders schwierig (wenn nicht unmöglich), ein vertrauensvolles Arbeitsbündnis mit dem Kind aufzubauen. Neben Empathie und vorsichtiger Zurückhaltung steht die Stabilisierung des Kindes im Mittelpunkt. Mitunter stehen gesunde Eltern unter einem enormen Druck, eigene und kindliche Nöte und Bedürfnisse in einem kurzen Zeitfenster zu verbinden. Der Berater sollte versuchen, sich einen Rahmen für Gespräche zu schaffen, der ihm selbst Sicherheit vermittelt.

Manchmal ist es für Eltern stabilisierend, sich in der Krisensituation nicht mit den eigenen Gefühlen auseinanderzusetzen. Da dies die Gespräche mit Kindern erschweren kann, können divergierende Bedürfnisse auf beiden Seiten entstehen. Im Umgang damit kann der Berater die von ihm wahrgenommenen Emotionen des Elternteils spiegeln, aber gleichzeitig verdeutlichen, dass Aufrichtigkeit und offene Information für das Kind und dessen Bewältigung sehr bedeutsam sind.

Literaturempfehlung:

Nilsson, U. & Tidholm, A.-C. (2010). *Adieu, Herr Muffin.* Weinheim: Beltz & Gelberg.

Beuscher, A. & Haas, C. (2002). *Über den großen Fluss.* Mannheim: Sauerländer.

7.2.2 Prozessbegleitung von Kindern und Jugendlichen im Rahmen von „Palliative Care"

Spezifische Problemstellung

Der Schwerpunkt dieses Moduls liegt auf familienorientierter Begleitung bei einem längeren Prozess während der Palliativphase, und ist weniger auf Kriseninterventionen ausgerichtet, auch wenn diese dazugehören können.

Die antizipierende Trauer von Jugendlichen wird gesondert im Modul 7.2.4 *Unterstützung antizipierender Trauerarbeit bei Jugendlichen* (vgl. S. 140 f.) aufgegriffen, während mögliche Interventionen in der konkreten Sterbesituation im Kapitel 6.1 *Trauerbegleitung bei Kindern und Jugendlichen* (vgl. S. 92 f.) dargestellt sind. Das folgende Modul beschreibt Interventionen mit Familien ausführlicher, bei denen sich der erkrankte Elternteil im palliativen Versorgungskontext befindet. Das Interventionsziel der Beratung liegt hier in der Unterstützung der Kommunikation über die Erkrankung (z. B. an welchen Punkten des Verarbeitungsprozesses befinden sich die einzelnen Familienmitglieder), der kognitiven Orientierung der Kinder (z. B. Vertrautmachen mit der Krankenhaussituation) sowie in deren antizipierender Trauerarbeit.

Als palliative Situation verstehen wir im Kontext der COSIP-Beratung eine nicht mehr heilbare und sich progredient verschlechternde Erkrankungssituation, die dem Patienten und seiner Familie bekannt ist. Die Antizipierung des bevorstehenden Todes ist ein kontinuierlicher Prozess, der der Beratung und Unterstützung bedarf.

Dies gilt auch für in der Familie vorhandene Kinder. Diese verfügen je nach Altersstufe über unterschiedliche Verarbeitungsmodalitäten. Insbesondere jüngere Kinder haben oft ein weniger rational und stark emotional getöntes Gespür für die atmosphärischen Vorgänge in der Familie und reagieren auf bedrohliche Veränderungen oft verunsichert, ängstlich oder mit psychosomatischen Beschwerden.

In der Beratung können in palliativer Situation verschiedene Schwerpunkte gesetzt werden, je nachdem, in welchem Stadium des Prozesses sich der erkrankte Elternteil und dessen Familie befindet. Wenn Kindern das Vorliegen einer Palliativsituation oder das baldige Versterben eines Elternteils mitgeteilt werden soll, bitten die Eltern oder das medizinische Personal oft um Unterstützung. Hierbei sei auf das vorhergehende Modul 7.2.1 (vgl. S. 118 f.) verwiesen.

Die COSIP-Beratung hilft Brücken zu schlagen zwischen der Zeit der bisherigen medizinischen Behandlung und dem darauf folgenden Einschnitt (oft Behandlungsabbruch, Verlegung auf Palliativstationen, Hospiz etc.), da der Wechsel der medizinischen Zuständigkeiten beim Patienten subjektiv als Verlassenheit erlebt werden kann. Der präventive Ansatz von COSIP in Bezug auf die Kinder läuft weiter, auch wenn medizinisch nicht mehr von Genesung die Rede ist.

Einführung in den Ansatz/theoretischer Hintergrund

Der Zeitpunkt, ab dem eine Behandlung als „palliativ" zu verstehen ist, bestimmt sich medizinisch gesehen von den somatischen Gegebenheiten her. Im Erleben des Patienten findet sich dazu meist kein unmittelbares Korrelat, auch wenn sich im Falle eines voranschreitenden Leidens das Befinden aufgrund der körperlichen Situation langfristig verschlechtern und sich der Gedanke an das Sterben und den Tod aufdrängen wird. Den Zustand der Unheilbarkeit erlebt der Patient weniger aus sich selbst heraus, als dass er von außen davon erfährt. Ein seelisch vollzogener qualitativer Wandel tritt erst allmählich mit der Kenntnis der neuen prognostisch ungünstigen Lage ein. Es kann allerdings nicht davon ausgegangen werden, dass ein verstandesmäßiges Anerkennen auch unmittelbar emotional nachvollzogen werden kann und ein Akzeptieren des bevorstehenden Todes bedeutet.

Dies gilt sowohl für die Betroffenen als auch für die Angehörigen, denn es kann sein, dass sich die Familienmitglieder an unterschiedlichen Punkten in dem Prozess befinden, den herannahenden Tod anzuerkennen. Die Anerkennung eines bevorstehenden Todes wird erst allmählich und schrittweise möglich, wenn die Hoffnung auf Heilung abnimmt – ohne jedoch in den meisten Fällen ganz aufgegeben zu werden.

Die Palliativmedizin hat sich als eigenständige Teildisziplin erst in den letzten 20 Jahren im deutschen Gesundheitswesen etabliert. Die erste deutsche Station für Schwerkranke und Sterbende an einem Akutkrankenhaus, d. h. eine Palliativstation, wurde 1983 in Köln eröffnet. Das erste deutsche stationäre Hospiz folgte 1986 in Aachen (Kränzle et al., 2010). Während der Begriff „Palliativphase" eine zeitliche Schiene beschreibt, umfasst der Begriff von ‚Palliative Care" die Infrastruktur der Betreuung in dieser letzten Lebensphase.

Die WHO (2002) definiert das ganzheitliche Betreuungskonzept zur Begleitung von Sterbenden wie folgt: „Palliative Care ist ein Ansatz zur Verbesserung der Lebensqualität von Patienten und ihren Familien, die mit den Problemen konfrontiert sind, die mit einer lebensbedrohlichen Erkrankung einhergehen, und zwar durch Vorbeugen und Lindern von Leiden, durch frühzeitiges Erkennen, untadelige Einschätzung und Behandlung von Schmerzen sowie anderen belastenden Beschwerden körperlicher, psychosozialer und spiritueller Art." „Palliative Care" bejaht das Leben und betrachtet das Sterben als normalen Prozess.

Krankenhäuser sind mittlerweile offener gegenüber Kindern als Angehörige von Palliativpatienten. Man hat inzwischen erkannt, dass Kinder viel besser mit der Erkrankung ihrer Eltern zurechtkommen, wenn sie sich mit dem Krankenhaus und den Menschen und Einrichtungen dort vertraut machen dürfen (Husebø, 2006). Kinder müssen sich gemeinsam mit ihrer Mutter bzw. ihrem Vater auf den bevorstehenden Abschied vorbereiten können, sie kommen besser mit traurigen und belastenden Nachrichten zurecht, wenn sie frühzeitig in den Informationsprozess eingeschlossen werden. Nur so können sie auch die Reaktionen der Erwachsenen verstehen.

Institutionelle Aspekte

„Palliative Care" findet immer im Rahmen eines multi- und interdisziplinären Teams statt, um den Bedürfnissen von Patient und Angehörigen gerecht zu werden. Ärzte, Psychologen, Therapeuten, Pflegepersonal, Seelsorger etc. arbeiten zu diesem Zweck Hand in Hand. Bei gelungener Zusammenarbeit, d. h. gemeinsamer Entwicklung von Behandlungszielen und -strategien sowie gemeinsamer Entscheidungsfindung, können dadurch Synergieeffekte zum Vorteil aller freigesetzt werden.

Neben der Arbeit mit den Familien kommen dem Berater auch im „Palliative Care"-Team Aufgaben zu. Zum einen kann er als „Sprachrohr" bei Kommunikations- und Beziehungskonflikten zwischen der Familie und den Behandlern fungieren, um deren offene und vertrauensvolle Beziehung mitzugestalten. Zum anderen können Kollegen sowohl fachlich als auch emotional im Umgang mit schwierigen Situationen und Belastungen unterstützt werden.

Da „Palliative Care" im häuslichen Rahmen stattfinden kann, in einem stationären oder Tageshospiz oder im Krankenhaus, sollte sich der Berater idealerweise flexibel auf diese verschiedenen Settings einstellen können.

Entsprechend erweist sich eine Vernetzung des Beraters mit der psychoonkologischen Beratung während des Klinikaufenthaltes als sinnvoll. Während diese den Patienten bei der Verarbeitung der Diagnose unterstützt und oftmals auch gruppentherapeutische Angebote mit der Möglichkeit zum Austausch der Patienten untereinander anbietet, sowie über weiterführende psychotherapeutische Behandlung informiert, kann der COSIP-Berater hinsichtlich des Umgangs mit Elternschaft in dieser Situation beraten. Eine Vernetzung mit der Sozialarbeit, welche bei sozialrechtlichen Fragen berät, wie z. B. Leistungen der Krankenkasse bzw. des Sozialleistungsträgers, Schwerbehindertenrecht und Versorgung zu Hause ist ebenfalls wichtig (z. B. Bahnung von Familienhilfe oder Eltern-Kind-Kuren). Der Kontakt zu ärztlichem und pflegerischem Personal ist ebenfalls wichtig, um als Ansprechpartner wahrgenommen zu werden, aber auch um Rückmeldungen über die Familiensituation zu geben. Hier sei besonders die Brückenpflege genannt, welche Tumorpatienten beim Übergang vom Krankenhaus in die häusliche Umgebung unterstützt, besonders im Falle fortgeschrittener Erkrankung, und mit Pflegetipps beratend zur Seite steht, sowie die Familie unterstützt bei der Organisation spezieller Pflegesituationen (Port, PEG-Sonde etc.) und bei der Vermittlung ambulanter Pflegedienste und Sozialstationen.

Die COSIP-Beratung klinkt sich ergänzend ein und kann sowohl als Mediator zwischen den verschiedenen Versorgungsangeboten und den kindbezogenen Bedürfnissen der Familie fungieren, wie auch eine Kontinuität in der psychosozialen Versorgung beim Übergang von einem klinisch-kurativen in einen palliativen Kontext anstreben, indem sie der Familie hilft, ihre Ressourcen für das Wohlergehen der Kinder zu nutzen und zu stärken.

Indikationskriterien

Das Beratungsmodul richtet sich an Familien in der Endphase einer elterlichen Krebserkrankung, in der die medizinische Versorgung als palliativ definiert ist, als solche organisiert und als familiäre Realität benannt ist. Grundsätzlich ist ein schon in früheren Stadien der Krebserkrankung beginnender Beratungsprozess anzustreben, weil dies in der Regel den Zugang und das Vertrauen der Familien zur Beratung in der terminalen Phase des krebskranken Elternteils erleichtert. Das Modul ist daher für die palliative Phase im Rahmen eines Beratungsprozesses gedacht, der möglichst bereits früher eingesetzt haben sollte.

Setting

Manchmal ist es für die Kinder in dieser Phase leichter, Ängste und Befürchtungen vertrauten neutralen Personen wie dem Berater anzuvertrauen und Fragen zu klären, weil sie die Eltern nicht zusätzlich belasten wollen. Wie oben erwähnt, sollte die beratende Person nach Möglichkeit bereits zu einem früheren Zeitpunkt eine vertrauensvolle Beziehung zu dem Kind aufgebaut haben. Ein entsprechend niedrigschwelliges Beratungsangebot sollte idealerweise möglichst früh über die konsiliarische psychoonkologische Versorgung angebahnt werden. Angepasst an die variablen Beratungskontexte können beratende Elterngespräche, Eltern-Kind-Gespräche, Familiengespräche sowie Arztgespräche stattfinden, je nach Bedarfslage der Familie. Häufig sind aufgrund des fortgeschrittenen Krankheitsstadiums des erkrankten Elternteils Gespräche vor Ort erforderlich, d. h. im Krankenhaus, Hospiz oder zu Hause bei der Familie.

Beschreibung der Interventionen

Kommunikation. Im günstigsten Fall lassen sich Ängste, Traurigkeit und auch neue Perspektiven im Kreise der Familie besprechen, wodurch das Gefühl der Sicherheit und der gegenseitigen Verlässlichkeit wachsen kann. Nicht selten werfen aber Hilf- und Ratlosigkeit der Angehörigen und ihre eigenen Verlustängste diese auf sich selber zurück, so dass sie nicht in der Lage sind, in ein Gespräch mit dem Erkrankten einzutreten. Sie fürchten sich oftmals, ihn und sich dadurch noch mehr zu belasten. In dieser Situation brauchen die Angehörigen gelegentlich mehr, auf jeden Fall andere Hilfe als der Patient selbst. Manchmal macht man die paradox erscheinende Beobachtung, dass die Patienten ihre gesunden Angehörigen trösten.

> **Patientenzitat:**
>
> „Ich kann mit meinem Mann nicht darüber sprechen, dass es zu Ende geht; ich habe den Eindruck, ihm geht es noch viel schlechter als mir. Ich sage ihm immer: ‚Es wird schon wieder.'"

Verständnismöglichkeiten von Kindern. Die kindlichen Vorstellungen vom Tod sind geprägt von deren religiös-kulturellen Traditionen, sozialen Rahmenbedingungen, individuellen Vorerfahrungen, emotionaler Reife und kognitiven Fähigkeiten (vgl. Kap. 1.5.2 und Kap. 6.5).

Es ist darum wichtig, besonders kleineren Kindern einen stabilen Rahmen zu bieten, an dem sie sich kognitiv orientieren können (z. B. „Immer wenn Papa im Schlafzimmer liegt, darf er nicht gestört werden. Liegt er jedoch im Wohnzimmer, dürfen die Kinder kommen." Oder: „Immer vor dem Schlafengehen ruft Mama aus dem Krankenhaus an."). Wesentlich ist hier, die emotionale Verfügbarkeit der Eltern zu stützen, damit sie ausreichend Raum für die Kinder haben. Größere Kinder sind altersadäquaten Erklärungen zugänglich; auch sie brauchen einen stabilen Rahmen und vorausschauende Planung, um sich sicher zu fühlen (z. B. „Wenn Papa zu Mama ins Krankenhaus muss, kommt die Cousine zu den Kindern."). Da Kinder im Vorschulalter zu magischem Denken neigen, müssen sie davor geschützt werden, die Befindlichkeit der Eltern auf sich zu beziehen („Mama hat einen Rückfall bekommen, weil ich Stress gemacht habe."), sie brauchen hier Erklärungen, dass die Erkrankung nichts mit ihnen zu tun hat.

Die Verständnismöglichkeit der Kinder hängt jedoch auch ganz wesentlich von den Einstellungen und Haltungen ihrer Eltern und des Beraters ab. Erwachsene haben häufig das Bedürfnis, Kinder vor schmerzlichen Wahrheiten zu schützen und haben Angst, Kinder in dieser Situation zu überfordern. Duroux (2006) schreibt dazu: „Ehrlicher Umgang bedeutet nicht, dem Kind Antworten auf Fragen zu geben, die es nicht gestellt hat, sondern die Zeichen des Kindes wahrzunehmen." Es besteht hierbei die Gefahr des Übererklärens durch den Berater oder den Patienten selbst (z. B. der Vater, der so lange über seine Krankheit spricht, bis es der Sohn nicht mehr hören kann). Es sollte daher soviel Information wie nötig, aber nicht mehr als nötig gegeben werden. Ist der Berater sensibel für die Zeichen des Kindes, kann er situations- und altersangemessene Hilfestellungen geben. Hierbei kann es hilfreich sein, sich klarzumachen, dass Kinder sich bereits mit Trennungen, Verlust und Abschied auseinandersetzen mussten (Abwesenheit von Bindungspersonen, Verlust von Freundschaften etc.). Eltern profitieren von einer ermutigenden Haltung des Beraters.

Fallbeispiel:

Herr M. lag seit langem wegen immer neuer Komplikationen eines Speiseröhrenkarzinoms in der Klinik und sollte auf die Palliativstation verlegt werden. Die Mutter wollte der 7-jährigen Tochter den Anblick des schwer kranken Vaters ersparen; er hatte sie lange nicht gesehen und vermisste sie schmerzlich. So krank wie er war, meinte er, hätte er ihr als Vater nichts zu bieten. Die Frage, was er seiner Tochter schenken könnte, etwas, was für sie wichtig wäre, beantwortete er zunächst ratlos und abweisend. Der Berater ermutigte die Eltern; und eine Woche später, wenige Tage vor seinem Tod, zeigte er dem Berater ein kleines Bild, kaum größer als eine Briefmarke, mit einer Katze. Seine Tochter hatte sie bei ihrem Besuch für ihn gemalt. Und er hatte ihr die Katze versprochen, die sie sich seit langem gewünscht hatte.

Das Verständnis von Kindern ist nicht auf die Verstandesleistung begrenzt, sondern bedeutet auch ein Erfassen mit den Sinnen. Kinder sollten daher zum Berühren und Ertasten ermuntert werden. Selbst bedrohlich erscheinende Dinge im Krankenhaus, wie Infusionen und technische Geräte, können kindgerecht nähergebracht werden, wobei die Erwachsenen als Verhaltensvorbilder dienen.

Kinder sollten die Möglichkeit erhalten, an Gesprächen über die Krankheit teilzunehmen, auch beim Arzt. Die Eltern sollten dabei gut zuhören, welche Fragen vom Kind offen angesprochen werden und überlegen, welche wichtigen Fragen sie nicht alleine stellen können, um gegebenenfalls Unterstützung anzubieten. Themen, die bei den Aufklärungsgesprächen mit Kindern angesprochen werden sollten und ihnen helfen, sich auf die Situation und den Krankheitszustand des Elternteils innerlich vorzubereiten, sind im untenstehenden Kasten aufgelistet. Das Vorgehen bei Arztgesprächen wird im Modul 7.2.1 *Schlechte Nachrichten übermitteln* (vgl. S. 118 f.) näher beschrieben.

Inhalte, die in Aufklärungsgesprächen mit Kindern thematisiert werden sollten (Fischinger, 2010):

- Vorbereitung auf optische, akustische und olfaktorische Eindrücke im Krankenhaus
- Vorbereitung auf evtl. Verhaltensänderungen und Kommunikationseinschränkungen des Patienten
- Vorbereitung auf die zu erwartenden körperlichen Reaktionen des Kranken
- Möglichkeit und Gestaltung der Annäherung (vorteilhafte Bettseite wegen Schmerzfreiheit, Kuscheln erlaubt, Bitte um Handreichungen als Entlastung und damit Kinder etwas beitragen können)
- Möglichkeit, die Situation zu verlassen (zeitliche Begrenzung, alternative Aufenthaltsräume)
- Möglichkeit des indirekten Kontaktes (Bilder, Fotos, Musik, Briefe etc.)

Fallbeispiel:

Bei einer 33-jährigen Patientin waren während der zweiten Schwangerschaft ausgedehnte Lebermetastasen bei unbekanntem Primärtumor festgestellt worden. Sie wurde darum in der 31. Schwangerschaftswoche per Kaiserschnitt von einem gesunden Mädchen entbunden und sofort zur palliativen Chemotherapie auf die onkologische Station verlegt, wo sich ihr Zustand rapide verschlechterte. Neben der psychoonkologischen Betreuung im Einzelsetting kam es zu einem familienzentrierten Beratungskontakt, in dem unser Angebot vorgestellt wurde. Die Patientin hatte gleich konkrete Fragen: Wie sollte sie mit dem drei Jahre alten Sohn umgehen, der sie bei seinen Besuchen in der Klinik nicht mehr anfassen wollte?

Es stellte sich heraus, dass der Junge eine – real begründete – Angst hatte, der Mutter, die in schlechter körperlicher Verfassung war, Schmerzen zuzufügen. Der Berater ermutigte die Mutter, dem Jungen aktiv zu sagen, wo er sie anfassen konnte: die Hände streicheln, den Kopf, den Arm, statt ihn – unter Schmerzen – auf den Schoß zu nehmen. Als weitere Intervention wurden regelmäßige telefonische Kontakte immer zur gleichen Uhrzeit vorgeschlagen, um dem Jungen Verlässlichkeit angesichts der extrem beängstigenden Situation zu vermitteln. Der Berater klärte außerdem die Betreuungssituation des Kindes und die Verfügbarkeit hilfreicher Personen im erweiterten familiären Umfeld.

Weitere Kontakte waren geplant, kamen aber nicht mehr zustande, da die Patientin intensivstationpflichtig wurde und eine Enzephalopathie entwickelte. Die Patientin verstarb nach etwa dreiwöchigem Behandlungsverlauf mit Operationen und palliativer Chemotherapie auf der Intensivstation.

Besondere Herausforderungen (besonders schwierige klinische Situationen)

In der Begleitung von Kindern und Jugendlichen in einem Abschiedsprozess von einem Elternteil ist es wichtig, mögliche nicht integrierte oder ambivalente Gefühle, wie z. B. Wut auf den geliebten Elternteil, zu erkennen und ihnen zu helfen, einen Umgang damit zu finden. Eine Auseinandersetzung damit und Möglichkeiten der Klärung können die antizipierende Trauerarbeit befördern.

Manchmal verändert sich auch das Wesen des erkrankten Elternteils, sodass das Gefühl entsteht, der eigentlich geliebte Mensch sei schon länger nicht mehr da. Das kann bei Hirntumoren oder Metastasierung im Gehirn (vgl. Modul 7.1.1 *Beratung von Familien mit einem an einem Hirntumor erkrankten Elternteil*), aber auch bei anderen Tumoren der Fall sein. Ein vorgezogener Trauerprozess ist die Folge, der, wenn er unverstanden bleibt, Vorwürfe und Missverständnisse generieren kann. Wichtig ist eine Aufklärung um den Zusammenhang von Veränderung mit der Krankheit im Sinn einer kognitiven Orientierung, da insbesondere jüngere Kinder dazu neigen, alles auf sich zu beziehen und damit Schuldgefühle zu entwickeln. Auch körperliche Veränderungen des Kranken können schwer zu ertragen sein und zunächst mit Ekel, Berührungsängsten und Abwehr einhergehen. Diese lösen sich oft bei näherer Betrachtung und Raum für das Zulassen solch ambivalenter Gefühle in Gesprächen auf, um dann Gefühlen von Trauer Platz zu machen. Bei normierenden Zuweisungen „So etwas darf man über seinen Vater nicht sagen!" wird die Ambivalenz eher verstärkt und Integration erschwert. Daher sind nicht wertende, annehmende Äußerungen und Reaktionen wichtig (vgl. auch Modul 7.2.4 *Unterstützung antizipierender Trauerarbeit bei Jugendlichen*, S. 140 f.).

7.2.3 Krisenintervention bei unmittelbar bevorstehendem Tod eines Elternteils

Spezifische Problemstellung

In diesem Beratungsmodul wird dargestellt, wie man im Rahmen einer unverzüglich einzuleitenden Intervention auf die Bedürfnisse von Familien mit einem sterbenden Elternteil eingehen und diese in der Sterbephase bei unmittelbar bevorstehendem Tod begleiten kann. Wenngleich in der Praxis eher eine Ausnahmesituation, so kommt es doch vor, dass der Berater, z. B. konsiliarisch, unmittelbar bei bevorstehendem Tod eines Elternteils hinzugezogen wird, ohne vorab die Familie zu kennen. Gefordert ist in diesem Fall eine der Situation angemessene Krisenintervention. Davon zu unterscheiden ist eine Begleitung in der Palliativphase (vgl. Modul 7.2.2 *Prozessbegleitung von Kindern und Jugendlichen im Rahmen von „Palliative Care"*).

In diesen Fällen gibt es kein standardisiertes Vorgehen, sondern es ist eine besondere Herausforderung, die individuellen Bedürfnisse der einzelnen Familienmitglieder zu erkennen und gegebenenfalls zusammenführend oder individuell unterschiedlich zu begleiten.

Definition „Krise"

- Destabilisierender Einbruch von äußeren Lebensereignissen (Krankheitsentwicklung)
- Dissonanz und Überforderung des Einzelnen in seinen Verarbeitungsmöglichkeiten oder im Familiensystem

---

Einführung in den Ansatz/theoretischer Hintergrund

Krebserkrankungen in der terminalen Phase konfrontieren Patienten und Familien unmittelbar mit existenziellen Bedrohungen und Verlust. Eine besondere Bedeutung kommt dem Bereich der Werte bzw. des Lebenssinnes zu. Das Bestehen dieser Krise hängt häufig davon ab, inwieweit es gelingt, über Erschütterungen eine neue Balance des Lebensgefühls zu finden. Entscheidend für die Auswirkung der Krise auf die Kinder ist das Ausmaß, in dem die Bezugspersonen in der Lage sind, ihre haltgebenden Funktionen sowie die kindlichen Bedürfnisse und Gefühle wahrzunehmen.

In diesem Sinne ist es wichtig zu verstehen, dass die Familie, deren Angehöriger im Sterben liegt, bereits einen langen, von wiederholten Krisen gekennzeichneten Verlauf hinter sich hat, und in der Regel – anders als z. B. bei einem plötzlichen Todesfall – Zeit hatte, bestimmte Bewältigungsstrategien zu entwickeln und ein gewisses Maß an antizipierender Trauerarbeit zu leisten. Im Idealfall konnten die Eltern auch in der extrem belastenden palliativen Behandlungsphase in ihrer Halt gebenden Funktion füreinander und für die Kinder unterstützt werden. Fast immer jedoch ist im Vorfeld ein System familiärer und professioneller Unterstützung aktiviert worden, auf das die Familie auch im Sterbefall zurückgreifen kann.

Dennoch ist das Sterben – trotz längerer Krankheitsphase – immer für die Angehörigen auch überraschend, sei es, dass eine Komplikation eintritt, eine unverhoffte Therapienebenwirkung, oder dass eine terminale Sedierung[11] eingeleitet wird. Viele Familien sind dennoch in der Lage, diese Krise ohne fremde Hilfe zu meistern. Zeigen sich jedoch Zeichen der Überforderung, so werden Pflegepersonen oder Ärzte einen Konsiliarius/Berater hinzuziehen.

Institutionelle Aspekte

Dieses Manualmodul behandelt die Sterbesituation im Krankenhaus, wenn Angehörige und Kinder in der Situation anwesend sind. Sterbe- und Trauerbegleitung im ambulanten Rahmen oder auch die individuelle supportive Begleitung Sterbender im psychoonkologischen Rahmen sind hier nicht gemeint und werden an anderer Stelle betrachtet (vgl. Kap. 6).

Das Setting für diese Art von Beratungsgesprächen ist sehr variabel. Es muss mit improvisierten Terminen und Krisengesprächen, vor allem aber mit unplanmäßigen und unvorhersehbaren Situationen gerechnet werden. Dies setzt ein hohes Maß an Flexibilität bei den Beratern voraus, wie es in der Regel im Konsildienst, nicht jedoch immer in einer Beratungsstelle gegeben ist. Es kann sich um aufsuchende Begleitung am Krankenbett, um Angehörigengespräche auf dem Flur, im Behandlungsraum der Station – nicht immer steht ein Gesprächsraum zur Verfügung – aber auch um Angehörigengespräche in den Beratungsräumen handeln.

Von Vorteil sind räumliche, organisatorische und persönliche Nähe zur behandelnden Klinik. Günstig ist eine enge Zusammenarbeit mit den ärztlichen und pflegenden Behandlern auf Stationen (Bekanntmachung des Angebots, persönliche Kontaktpflege, Rückmeldungen) und, sofern vorhanden, mit dem psychoonkologischen Konsildienst (z. B. über Teilnahme an psychoonkologischen Besprechungen), ggf. eigene Konsilerfahrungen sowie umfassende Bekanntmachung des Angebots in Fortbildungen und Teambesprechungen.

Zu den institutionellen Aspekten gehört auch, dass sich die Beratenden als Teil eines Helfersystems verstehen und die anderen Helfer aktiv erfragen bzw. die Kontakte dazu anregen und bahnen.

Dies entspricht den Grundsätzen der Ressourcenaktivierung wie auch der zeitweiligen Übernahme einer Steuerungsfunktion für die Familie, welche von der Krise an den Rand der Fähigkeit zur Selbstregulation gebracht werden kann.

---

11 In der Palliativmedizin wird unter „terminaler Sedierung" die Verabreichung von Medikamenten verstanden, die das Bewusstsein sterbender Patienten dämpfen, um belastende Symptome wie Schmerzen oder Angst in der letzten Lebensphase zu lindern. So soll die Zeit bis zum Eintritt des Todes erträglicher gestaltet werden. Sie dient somit ausschließlich der Symptomkontrolle und führt bei Beachtung palliativmedizinischer Standards nicht zur Lebensverkürzung. Der Begriff sollte daher nicht mit indirekter Sterbehilfe in Verbindung gebracht werden.

Indikationskriterien

Es handelt sich bei einem Sterbeprozess immer um eine einzigartige und herausfordernde Situation für den Patienten selbst, aber auch für die Angehörigen in ihrer Funktion als Eltern, Kinder, Partner, Zurückbleibende und Abschiednehmende.

Eine spezifische COSIP-Intervention kommt oft erst zustande, wenn vom medizinisch-pflegerischen Behandlerteam Überforderungssignale wahrgenommen werden: Angehörige weinen laut oder schreien, die Situation wirkt nicht mehr steuerbar oder von den Angehörigen gehen widersprüchliche Impulse aus. Der Ruf nach (zwecklosen) Wiederbelebungsmaßnahmen und Verleugnung des unumgänglichen Todes können weitere Anzeichen einer solchen Überforderung sein. Die Anwesenheit von Kindern als Angehörigen im stationären Umfeld eines akut sterbenden Patienten oder die Frage, ob Kinder ggf. noch hinzugeholt werden sollen, ist eine typische Indikation für die Hinzuziehung der COSIP-Berater zur Krisenintervention. Manchmal handelt es sich bei der Einbeziehung der COSIP-Berater auch um eine fürsorgliche Geste von Seiten der Behandler, welche die psychosoziale Begleitung der Familie in dieser Krisensituation an den Berater delegieren. Ebenso kann es die von den Behandlern erlebte eigene emotionale Belastung und Hilflosigkeit sein, die nach zusätzlicher Unterstützung rufen lässt.

Selten geht der Impuls von der Familie selbst aus, da in der Krise eine vorausschauende Aktivierung von Helfersystemen oft nicht mehr möglich ist. Eine vorsichtige und umfassende Information über die Situation durch Rücksprache mit den anfordernden Personen ist eine der wichtigsten Voraussetzungen für die Auftragsklärung.

Fokussetzung/zentrale Themen

Fokus dieser Kriseninterventionen sollten vor allem stützend-ressourcenorientierte und weitestgehend unmittelbar entlastende Interventionen sein. Familien haben in dieser Situation häufig nur noch wenige Kapazitäten für einen über die aktuelle Situation hinausreichenden „Denkraum". Daher ist es umso wichtiger, ihnen diesen Raum wieder zu eröffnen. Die altersabhängig angepasste Kommunikation über die Erkrankung (F1), sowie über deren spezielle Symptome (Röcheln) bzw. bevorstehende Ereignisse trägt wesentlich zur kognitiven Orientierung der Kinder (K1) bei, die für emotionale Verarbeitungsprozesse notwendig ist. Ziel ist es insgesamt, einen Abschiedsprozess zu ermöglichen, Ängste zu reduzieren, Schuldgefühle zu entlasten und bei den Angehörigen, besonders aber bei den Kindern, ein Gefühl von Selbstwirksamkeit dem Ohnmachtserleben gegenüberzustellen.

Setting

Das Setting in einer akut eingetretenen finalen Erkrankungsphase kann sehr variabel aussehen. Eine Krisenintervention in dieser Phase orientiert sich oftmals vorrangig an den äußeren, organisatorisch möglichen Gegebenheiten als an psychotherapeutisch sinnvoll zu diskutierenden Settingfragen. Häufig werden vermehrte Einzelgespräche und stützend-verbindende Gespräche mit Teilen der Familie, z. B. mit dem gesunden Elternteil und dem Kind, wichtig.

Solche Gespräche direkt am Krankenbett und auf der Station sind keine Seltenheit; dies beinhaltet mitunter auch die aufsuchende Begleitung des Patienten über verschiedene fachspezifische Abteilungen im Krankheits- und Behandlungsverlauf (z. B. internistisch-onkologische Station, Radiologie, chirurgische Station, Tagesklinik etc.). Für Familien-gespräche sind verabredete Termine in geschütztem Rahmen (Beratungsraum) anzustre-ben; nicht immer ist dies allerdings möglich. Im klinischen Behandlungskontext sind in der Regel keine aufsuchenden Gespräche von den Beratern bei den Familien zuhause oder in Hospizeinrichtungen möglich, auch wenn dies bisweilen wünschenswert wäre.

Beschreibung der Interventionen

In manchen Fällen wird der Berater erst in der Situation hinzugezogen, wenn ein Eltern-teil akut im Sterben liegt. Sollte er auf einer Station dazugerufen werden, ist es beson-ders wichtig, vorab mit dem medizinisch-pflegerischen Team den umschriebenen Auf-trag zu klären. Hier wird es wichtig, der Familie beizustehen, Hilfsbereitschaft zu signalisieren, die Bedürfnisse und Ängste der Kinder mit Einverständnis der Eltern zu erfragen („Möchtest Du den Papa anfassen, vielleicht seine Hand?") und zu beantwor-ten („Dein Papa liegt jetzt im Sterben, aber er spürt, dass wir bei ihm sind"), oder auch vorübergehend die Begleitung der Kinder in einem anderen Raum zu übernehmen, damit der Partner sich verabschieden kann.

In der Schockphase bei einer Akutverschlechterung und Eintritt in die Sterbephase sind meist stabilisierende Interventionen indiziert, welche den Handlungshorizont wieder er-öffnen und die nächsten Stunden oder Tage antizipieren und überstehen helfen. Da ein sicherer Halt in einer bereits vorab entstandenen therapeutischen Beziehung aufgrund der besonderen Situation nicht vorausgesetzt werden kann, ist ein Auffangen der emoti-onalen Reaktionen in dieser Situation weder möglich noch geboten. Auch für den CO-SIP-Berater, der kurzfristig mit einer solchen Situation konfrontiert ist und sich selbst gegenüber vielen ihm nicht vertrauten situativen Gegebenheiten orientieren muss (z. B. ihm unbekanntes medizinisch-pflegerisches Personal, vielfältige Stressreaktionen im Sta-tionsteam und unter den Familienmitgliedern, nicht vertraute Räumlichkeiten für vor Ort improvisierte Gesprächsführung etc.) fehlt für eine solche emotionale Auffangarbeit meist der „sichere innere Ort". Für die Beziehungsaufnahme mit der Familie kann es hilfreich sein, die Gesprächssituation zu nutzen, um Raum entstehen zu lassen, sich mit-teilen und Schmerz und Trauer wieder teilen zu können. Die Präsenz der anderen kann dann als Ressource genutzt werden, *um im Kontakt miteinander Kraft zu tanken*, sowie *nicht* mit den Gefühlen *alleine zu bleiben*.

Danach sollte das Ziel und der Rahmen dieses Gespräches eingegrenzt werden, um den Familienmitgliedern eine klare Orientierung zu geben, um welche für den Moment über-schaubaren Dinge es geht. Es empfiehlt sich, sich dabei an der Frage zu orientieren, was Eltern und Kinder an Klärung brauchen, um die bevorstehenden 24 bis 48 Stunden den Umständen entsprechend gut, d. h. ohne vermeidbare zusätzliche Erschütterung zu über-stehen. Meist ist hierfür eine Klärung ganz konkreter Abläufe, z. B. für den Besuch des Kindes bzw. der Kinder am Sterbebett und die Gestaltung des Kontaktes zum sterben-den Elternteil nötig und hilfreich. Auch das Durchsprechen konkreter Arrangements, die für überbrückende Betreuung oder den Transport der Kinder oder die Information weiterer Angehöriger zu treffen sind, kann geeignet sein, den Eltern die kognitive Kontrolle über die akut erschütternde Situation zu erleichtern. Dadurch kommen sie in die Lage, sich selbst darin kompetent genug zu fühlen, für ihre Kinder die Orientierung gebende Lotsenfunktion zu übernehmen, die dem Kind wiederum sowohl kognitive Kontrolle, als auch Bindungssicherheit in einer existenziell bedrohlichen Situation vermittelt (vgl. Interventionsziele E1 und K1). Die Orientierung an konkret bevorstehenden Abläufen und chronologisch geordneten Situationen, die es in den bevorstehenden 24 bis 48 Stunden zu gestalten und zu durchleben gilt, trägt neben der Ruhe des Gesprächssettings dazu bei, der Familie einen *Rahmen zu geben*. Die gemeinsam im Gespräch entwickelte Klärung ganz konkreter praktischer Fragen (wer holt die Familie vom Krankenhaus ab, wer hilft zu Hause?) wirkt hier sehr entlastend und trägt zur momentanen Stabilisierung bei. Es ist wichtig mit den Eltern und Kindern *vorab zu besprechen, wie Besuche* bei einem sterbenden Elternteil, der sich vielleicht auf einer Intensivstation befindet, *aussehen können* und was sie dort ganz konkret erwartet. Die Situation wird damit vorhersehbarer und kontrollierbarer. Mögliche Überwältigung und Traumatisierung können dadurch verhindert werden.

Besonderes Augenmerk sollte darauf gelegt werden, welche Wünsche und Ideen Kinder und Eltern für ein miteinander persönlich gestaltetes Abschiedsritual haben. So kann es hilfreich sein, anzuregen, *kleine (symbolische) Geschenke zu basteln und zu übergeben*. Beispielsweise zeichnete die kleine Tochter eines sterbenden Vaters auf einem kleinen Zettel eine Katze, die sie sich so sehr wünschte und die er ihr als Hinterlassenschaft schenkte.

Es kann angeregt werden, dass das Kind für den Sterbenden kleine pflegerische Handlungen übernehmen kann (Patientenbeispiel: ein 5-Jähriger übernahm die Aufgabe, der Mutter einen kühlen Waschlappen auf die Augen und den Kopf zu legen). Dies mildert Gefühle von Hilflosigkeit und Kontrollverlust. Auch in der Zeit nach dem Tod mildern solche kleinen Handreichungen und Gesten oft Ohnmachtsgefühle. Manche Kinder können sogar später stolz erzählen, dass sie dieses oder jenes noch für Mama oder Papa getan haben. Oft werden so Anregungen und Ideen gesammelt, die sich auch an späteren Zeitpunkten innerhalb der familiären Intimsphäre umsetzen lassen (z. B. jemandem noch einmal sagen, wie lieb man ihn hat).

Es sollte insbesondere älteren Jugendlichen und Erwachsenen vermittelt werden, dass allein das *„Dasein"* und *„Dableiben" eine der wichtigsten Handlungen und Hilfen an sich* sind. Hierbei kann es eine wichtige Hilfestellung sein, immer wieder gemeinsam zu überlegen, wie dies möglich und aushaltbar sein kann, aber genauso Gefühle zu legitimieren, wenn und wann es genug ist (Patientenbeispiel: Eine 16-Jährige, die es besser als ihr Vater schaffte, die sterbende Mutter in ihren letzten Minuten im Arm zu halten). Kinder können gegebenenfalls auch Erklärungen für potenziell erschreckende Äußerungen des Sterbenden benötigen, z. B. dass der sterbende Vater/die Mutter „laut schnauft" oder „schnarcht", dass dies aber nicht bedeuten muss, dass dies für den Patienten schlimm ist.

Wenn dies möglich ist, sollte angeregt werden, dass der *Kontakt zum sterbenden Elternteil so lange wie möglich* erhalten bleiben kann. *Kinder sollten selbst entscheiden können*, ob sie noch ins Krankenhaus gehen wollen oder nicht und geben meist sehr genaue

Zeichen, wann sie gehen möchten und wann es genug für sie ist. Vorausschauend sollte der Familie und, wenn möglich, auch dem Sterbenden selbst angeboten und zugesagt werden, dass die Begleitung der Familie durch den COSIP-Berater nicht mit dem Tod des Patienten endet, sondern gewährleistet sein sollte, dass die Hinterbliebenen auch nach dem Tod noch weiter in die Beratung kommen und über ihre Trauer sprechen können. Bei solchen nachfolgenden Terminen ist es den Hinterbliebenen fast immer das wichtigste Anliegen, einfach erzählen zu können, wie sie erlebt haben.

Fallbeispiel:

Der 39-jährige Vater der 6-jährigen Maja starb sehr plötzlich 6 Wochen nach der Erstdiagnose eines metastasierten Ösophaguscarcinoms nach dem ersten Zyklus einer palliativen Chemotherapie an den Folgen einer Sepsis. Die Verschlechterung seines Zustandes stellte sich für die gesamte Familie und zu diesem Zeitpunkt trotz der schlechten Prognose sehr unerwartet ein. Er entwickelte hohes Fieber und wurde per Notarzt auf eine Intensivstation gebracht, wo er als Folge der Sepsis schnell eintrübte und schließlich in ein künstliches Koma versetzt wurde, in dem er nach 3 Tagen verstarb.

Zunächst hatte die Mutter vor, die Tochter in dieser Zeit bei Bekannten unterzubringen, entschied sich aber im Gespräch mit der Beraterin dazu, die Tochter ins Krankenhaus mitzunehmen. Es wurde besprochen, dass Maja so die Möglichkeit hätte, die Ereignisse auf der Intensivstation bewusst mitzuerleben und einbezogen zu sein, wozu auch gehörte, die erwachsenen Angehörigen in dieser schwierigen Situationen zu erleben. Als die Mutter den Vater in seinen letzten wachen Momenten nach seinen Wünschen fragte und ihm versicherte, ihn nicht alleine zu lassen, identifizierte sich die Tochter damit stark. Für sie war es sehr wichtig, ihren Vater anzufassen und ihn – vor allem im Gesicht – zu streicheln, obwohl sich sein Aussehen zunehmend veränderte. Sie wollte die Funktion der Geräte und Infusionen ganz genau erklärt bekommen. Wichtig war ihr auch, zu erfahren, ob der Papa „schliefe" – gemeint war das Koma. Sie konnte verstehen, dass dies besser sei, als wenn er wach sei, aber Schmerzen verspüren müsste, da sie vorher erlebt hatte, wie sehr er unter Schmerzen gelitten hatte. Sie erlebte schließlich mit, wie ihr Vater wenige Stunden später im Beisein ihrer Mutter, der Großeltern und Schwester des Patienten verstarb.

Besondere Herausforderungen (schwierige klinische Situationen)

Gibt es potenziell überwältigende bzw. traumatisierende situative Aspekte? Rufen zum Beispiel Erwachsene nach dem Reanimationsteam und die Kinder stehen unbeachtet dabei? Dann ist es die Aufgabe, für einen möglichst geordneten Ablauf zu sorgen und den Kindern einen Rückzugsraum zu ermöglichen (z. B. kann ein Kakao im Schwesternzimmer hier mehr bewirken als manches Wort). Eine kurze Rücksprache mit dem behandelnden Arzt oder der Pflege zur Situationsklärung kann als Vermittlungshilfe dienen. Eine konkrete Klärung der Situation mit der Familie („Ihr Angehöriger liegt jetzt im Sterben") und der Bedürfnisse bzw. anstehenden Abschiedsrituale hat hier hilfreiche Lotsenfunktion. Wer möchte sich zuerst von ihm verabschieden? Wer kann bei ihm sitzen, ggf. Körperkontakt aufnehmen? Wer kann sich um das Kind oder die Kinder kümmern? Wer ist im Weiteren als Hilfsperson, vielleicht auch zuhause, ansprechbar? In der

Krise sind dem gesunden Elterteil seine Kompetenzen als Halt und Orientierung gebende Bindungsperson häufig nicht verfügbar, zumindest vorübergehend. Er erlebt sich als hilflos, vielleicht auch überwältigt. Hier haben die Berater die wichtige Funktion, den Elternteil mit seinen – vorübergehend nicht verfügbaren, dennoch vorhandenen – Ressourcen als Vater oder Mutter wahrzunehmen und dies auch zu vermitteln. Eine Frage wie z. B. „Was sagt Ihr Gefühl als Vater, was Ihr Kind jetzt besonders braucht?" kann hier den Zugang zu eigenem elterlichen Kompetenzerleben erleichtern. Damit kann ein, wenn auch zunächst rudimentäres Erleben von Selbstwirksamkeit neben das Gefühl hilflosen Kompetenzverlusts treten.

7.2.4 Unterstützung antizipierender Trauerarbeit bei Jugendlichen

Spezifische Problemstellung

„Erwachsenwerden heißt neben Abschied auch Aufbruch in eine neue verheißungsvoll erscheinende Welt, die sich Jugendliche immer früher aneignen wollen, die aber in ihrer Komplexität unüberschaubar werden und große Angst machen kann […] Der Adoleszente befindet sich in einer spezifischen Lebenssituation mit einer eigenen Dynamik." (Hauser & Schambeck, 2010). Adoleszenz ist jedoch keine klar umrissene Entwicklungsphase, sondern ein individueller Prozess. Dieser ist wiederum in mehrere Phasen unterteilbar (frühe Adoleszenz ca. 12 bis 14 Jahre, mittlere Adoleszenz ca. 15 bis 17 Jahre sowie späte Adoleszenz/junges Erwachsenenalter ca. 18 bis 21 Jahre), die durch unterschiedliche Entwicklungsaufgaben gekennzeichnet sind.

Wird ein Jugendlicher neben diesen ohnehin zu bewältigenden Entwicklungsaufgaben zusätzlich mit einer elterlichen Krebserkrankung konfrontiert, erfordert dies ein enormes Ausmaß an Bewältigungsmechanismen. Eine mögliche Strategie stellt hierbei die antizipierende Trauer dar, d.h. ein Trauerprozess setzt bereits vor dem Verlust des Elternteils ein (Lindemann, 1944).

Im COSIP-Basismanual (vgl. Kap. 4) ist im Abschnitt zum Interventionsziel K5 „Unterstützung antizipierender Trauerarbeit" das allgemeine Vorgehen ausgeführt, das sich eher an Kindern als an Jugendlichen orientiert. Um den besonderen Aspekten des Jugendalters gerecht zu werden, wird in diesem Ergänzungsmodul die Thematik nochmals jugendspezifisch gesondert aufgegriffen und vertieft.

Einführung/theoretischer Hintergrund

Die Adoleszenz ist ein Prozess voller Widersprüche, zwischen denen sich die Jugendlichen hin- und hergerissen fühlen. So steht zum Beispiel der Wunsch nach Verantwortungsübernahme und Erwachsensein der Sehnsucht gegenüber, weiterhin „ein rundum beschütztes Kind" zu bleiben (Cohen, 2010). Auch die widerstreitenden Wünsche nach einer klaren Definition des eigenen Selbst vs. der Zugehörigkeit zu einer Gruppe stellen ein Paradoxon dar, das Jugendliche integrieren müssen. Erkrankt ein Elternteil an Krebs, kommt ein weiteres hinzu: Die zunehmende Entwicklung von Autonomie vs. emotionaler und praktischer Unterstützung der Eltern zu Hause. Das heißt das jugendtypische, allmähliche Sich-Loslösen vom Elternhaus, bei dem sich der Lebensmittelpunkt nach außerhalb der Familie verlagert, muss mit den Bedürfnissen des erkrankten Elternteils in Einklang gebracht werden (vgl. Beratungsmodul 7.4.4 *Jugendliche und junge Erwachsene*).

Eine der zahlreichen Herausforderungen, die die elterliche Erkrankung an jugendliche Kinder stellt, ist die Bewältigung antizipierender Trauerarbeit. Dies gilt besonders bei infauster Prognose sowie allgemein in der terminalen Krankheitsphase. Das Konzept der antizipierenden Trauer geht zurück auf Lindemann (1944) und wird nach Rando (2000) ausgelöst durch Anpassungsanforderungen an einen bevorstehenden Verlust, d.h. im Bewusstsein einer lebensbedrohenden oder terminalen Krankheit (eigene oder eines geliebten Mitmenschen) und dem Erkennen damit verbundener Verluste (in der Vergangenheit, Gegenwart oder Zukunft). Neben dem erlebten emotionalen Kummer umfasst antizipierende Trauer auch kognitive Bewältigungsmechanismen (z. B. die Beschäftigung mit der Frage, wie es nach dem möglichen Tod des erkrankten Elternteils weitergehen wird). Trauerprozesse können durch gelungene antizipierende Trauer erleichtert, emotionale Bindungen verstärkt sowie Anpassungsprobleme verhindert werden. Die Befunde sind jedoch gemischt: Zum Großteil werden positive Effekte der antizipierenden Trauer berichtet, z. T. neutrale und auch einige negative Befunde (Rando, 2000; Christ et al., 2002; Smith, 2005). Sicherlich spielt hierbei auch die Dauer der Krankheit und die Intensität der antizipierenden Trauer eine Rolle. Die Unterstützung antizipierender Trauerarbeit bei Jugendlichen und jungen Erwachsenen sollte Teil der Beratung sein, um deren positives Potenzial voll ausschöpfen zu können.

Institutionelle Aspekte

Die Arbeit mit Jugendlichen und jungen Erwachsenen setzt Kenntnis der Alltagsthemen und Entwicklungsaufgaben dieser Phase voraus. Idealerweise verfügen die Berater bereits über Erfahrung in der Arbeit mit Jugendlichen. Um sich auf die Zerrissenheit von Jugendlichen einstellen zu können, die „gleichzeitig Kind und Erwachsener" sind (Cohen, 2010), sollten Berater ein flexibles Verhaltensrepertoire für beide Komponenten besitzen, um das gleichzeitige Vorhandensein kindlicher und erwachsener Anteile und Verhaltensweisen anerkennen und adäquat damit umgehen zu können. Bei Jugendlichen, besonders in der frühen Phase der Adoleszenz, ist aus Angst vor Kontrollverlust ein schrittweises sich Öffnen meist erst nach intensiver Beziehungsarbeit möglich. Daher ist in der Arbeit mit Adoleszenten eine konstante Bezugsperson besonders wichtig.

Indikationskriterien

Dieses Beratungsmodul richtet sich an Jugendliche und junge Erwachsene im Alter von 12 bis 21 Jahren. Insbesondere bei ungünstiger oder infauster Prognose bzw. in der terminalen Phase der elterlichen Erkrankung stellt die Unterstützung antizipierender Trauerarbeit einen wichtigen Beitrag der Beratung dar.

Fokussetzung/zentrale Themen

Das hier dargestellte Thema „Unterstützung antizipierender Trauerarbeit" ist bereits ein *Interventionsziel* des Hauptmanuals *(K5)*. In diesem Beratungsmodul werden jedoch die Besonderheiten der antizipierenden Trauer von Jugendlichen und jungen Erwachsenen fokussiert und für diesen Kontext spezifische Interventions- und Beratungsmöglichkeiten vorgestellt.

Setting

Für Familien mit jugendlichen und jungen erwachsenen Kindern bieten sich in Ergänzung zu den regulären Settings der COSIP-Beratung folgende Beratungssettings an:

Eltern-Jugendlichen-Setting. Jugendliche und junge Erwachsene haben meist einen ausgeprägten Wunsch nach Klarheit und Offenheit in der Kommunikation, besonders in der mittleren und späten Adoleszenz. Daher ist es wichtig, die Jugendlichen und jungen Erwachsenen möglichst früh in die Beratung einzubeziehen. Im Vorfeld sollte mit den Eltern geklärt werden, wie der aktuelle Kenntnisstand der Jugendlichen bezüglich der elterlichen Erkrankung aussieht und ob die Eltern mit vollständiger Informationsweitergabe einverstanden sind bzw. welche Bedenken dagegen existieren. Danach können Jugendliche als den Erwachsenen ebenbürtige Angehörige in die Beratung einbezogen werden. Dies kann auch bereits am ersten Beratungstermin erfolgen, wenn die Klärung mit den Eltern, z. B. durch ein kurzes Vorgespräch erfolgt ist.

Alleiniges Jugendlichen-Setting. Insbesondere Jugendliche und junge Erwachsene, die bereits die Ablösung vom Elternhaus vollzogen haben bzw. sich gerade in diesem Prozess befinden, melden sich möglicherweise selbständig mit einem Beratungswunsch. Um ihr Anliegen sowie den Beratungsbedarf zu eruieren, ist ein Erstkontakt nur mit den Jugendlichen sinnvoll. Eventuell können zu einem späteren Zeitpunkt, in Absprache, Eltern, Geschwister oder Großeltern, in die Beratung einbezogen werden. Hierbei ist es wichtig, mit dem Jugendlichen vorab abzustimmen, ob bestimmte Themen oder Informationen nicht angesprochen werden sollen, um das aufgebaute Vertrauensverhältnis nicht zu gefährden.

Beschreibung der Interventionen

Allgemeine Prinzipien. Jugendliche und junge Erwachsene zeigen einen Drang zur Initiative und Selbstbestimmung, sie agieren eher als zu reflektieren. Die Adoleszenz ist eine „handlungsorientierte Experimentierphase" (Hauser & Schambeck, 2010). Handlungssprache ist elementarer Bestandteil im Alltag und muss in der Beratung anerkannt werden. So ist es z. B. denkbar, dass ein Jugendlicher nie in Worte fasst, dass er sich durch die Beratung unterstützt fühlt und diese als hilfreich erlebt, dies aber durch Pünktlichkeit, aktive Mitarbeit, Offenheit etc. zeigt. Der Berater sollte sich in diesen Mitteilungsstil einfühlen, ohne die eigene Erwachsenenposition aufzugeben. Das Ungesagte sollte vom Berater dennoch wahrgenommen werden, d. h. die Botschaften zwischen den Zeilen hören, diese aber unausgesprochen lassen zu können. Auch sollte Unverstandenes nicht zu schnell ergänzt und verallgemeinernd zu Kategorien zugeordnet werden. Es bietet sich vielmehr an, neugierig zu sein und direkt nachzufragen: „Ich verstehe nicht, dass … Es kommt mir so vor, als ob …" Der Jugendliche fühlt sich dadurch ernst genommen und wert geschätzt. Auch sollten Jugendliche immer wieder dazu ermuntert werden, eigene Fragen zu stellen.

Verlust und Abschied. Schon während der Krankheitsphase erlebt der Jugendliche im Alltag einen Verlust des erkrankten Elternteils, sei es räumlich durch Behandlungsaufenthalte oder emotional. Der Patient verändert sich durch die Erkrankung, er fehlt im Alltag, z. B. bei den Mahlzeiten oder im Urlaub. Zudem kommt es zu Veränderungen des gesamten Familienklimas und manchmal auch zu finanziellen Engpässen.

Interviewzitat:

„Es hat sich eigentlich alles geändert. Der Tagesablauf ist total anders. Vom Prinzip her, klar, Frühstück, Mittagessen, Abendessen. Aber auch wie es abläuft, weil er ja

> auch nicht mehr so aktiv daran teilhaben kann. Weil wir ja auch nicht mehr ihm alles so erzählen können. Weil ich mein, ja wir können es ihm vielleicht schon erzählen, aber er versteht es halt entweder nicht oder er versteht auch nicht den Zusammenhang. Ja, es funktioniert halt nicht mehr."
>
> (17 Jahre, weiblich, Vater mit Gehirntumor)

Dies kann dazu führen, dass der Jugendliche sich wiederum vom erkrankten Elternteil zurückzieht. Der Berater sollte daher zur Interaktion mit dem erkrankten Elternteil ermuntern, bei Krankenhausaufenthalt z. B. via Telefon oder E-Mail. Hilfreich für die Zeit nach Versterben des erkrankten Elternteils kann auch ein Video sein, das der Jugendliche mit dem Handy o. Ä. aufnimmt bzw. der erkrankte Elternteil vorher für ihn erstellt. Zusätzlich wird oft ein spiritueller Verlust, d. h. Sinnverlust, Zweifel an Gerechtigkeit und Erschütterung des Glaubens (sofern Religion im Leben eine Rolle spielt) erfahren. Hier kann das Auflebenlassen gemeinsamer schöner Erinnerungen und der gemeinsame Rückblick auf das bisherige Leben hilfreich sein. Unterstützend wirken hierbei alte Fotos, Videos oder Musik aus einer bestimmten Zeit. Auch ein gemeinsamer Blick in die Zukunft des Jugendlichen (Was wünscht sich der kranke Elternteil für dessen Zukunft?) kann unterstützend wirken.

Der Berater sollte den Jugendlichen dazu ermuntern, seinen Schmerz in Worte (in der Beratung, mit Freunden, als Briefe, Tagebuch etc.) oder Handlungen (Musik, kreative Tätigkeiten) zu fassen. Auch das Thema Beerdigung sollte in der Beratung kein Tabu sein: Hat der Jugendliche spezielle Wünsche, möchte er ein Lied oder einen Text aussuchen, ein Abschiedsgeschenk oder einen Abschiedsbrief mit ins Grab legen etc.? Im Allgemeinen stellt es eine Erleichterung dar, diese Dinge ansprechen zu können und den Abschied vom Verstorbenen aktiv mitgestalten zu können.

Reaktionsmuster. Antizipierende Trauer ist nicht mit Hoffnungslosigkeit gleichzusetzen. Der Jugendliche befindet sich möglicherweise im Spannungsfeld zwischen dem Wunsch, dass der erkrankte Elternteil weiterleben möge und ihn gehen lassen zu können. Die Reaktionen können sehr unterschiedlich sein und wechseln. Bei der antizipierenden Trauerarbeit handelt es sich nicht um einen kontinuierlichen Prozess, bei dem unterschiedliche Phasen durchlaufen werden, sondern um die zum Teil parallel laufende Bewältigung unterschiedlicher Aufgaben (Worden, 1992). Dieser kann in Dauer und Intensität sehr unterschiedlich sein.

Interviewzitat:

> „Ich hab dann immer diese Gedanken gesponnen, was wäre wenn, wie ist es dann, wenn er stirbt. Dann hab ich mich da schon mit auseinandergesetzt. Und es war, glaub ich, dann auch gut, dass ich das gemacht hab. Dann kam es irgendwie nicht so plötzlich. Es war schon so ein Prozess, am Anfang war's halt stark, und dann so zwischendurch war's eigentlich gar nicht und dann hat es wieder zugenommen am Ende."
>
> (20 Jahre, weiblich, Vater mit urologischem Tumor)

Bei Jugendlichen ist es wichtig, dass neben der Trauer noch Raum ist für das Alltagsleben und dessen Anforderungen sowie die eigenen Bedürfnisse. Die Gespräche können den Jugendlichen darin unterstützen, sich in bestimmten Augenblicken ablenken zu können, um erneut Kraft zu sammeln. Die Krankheit sollte innerhalb der Familie nicht permanent thematisiert werden, um dem Wunsch nach normalem Alltag gerecht zu werden. Vor allem in der frühen Phase der Jugend reagieren betroffene Jugendliche, besonders männliche, oft mit stiller antizipierender Trauer, die von außen nur schwer wahrnehmbar ist (Christ, 2000). Diese Tatsache sollte den Eltern in der Beratung deutlich gemacht werden. In der mittleren und späten Jugend ist eine tiefgründigere, komplexere antizipierende Trauer möglich, da hier die Endgültigkeit der Situation besser erfasst wird sowie eine stärkere Perspektivübernahme, v. a. in Form von größerer Empathie im Umgang mit dem erkrankten Elternteil, stattfinden kann. Die eigenen Gefühle sind besser zugänglich und können auch besser zum Ausdruck gebracht werden. Die Beratung kann dazu beitragen, die unterschiedliche Art der Trauer von Jugendlichen und Erwachsenen deutlich zu machen. Während Erwachsene die eher stille und phasenweise Trauer von Jugendlichen leicht übersehen, halten Jugendliche die fortwährende erwachsene Trauer z. T. für schädlich (Christ et al., 2002). Hier sollte eine gegenseitige Akzeptanz geschaffen werden. Für Jugendliche ist das Gefühl der Hilflosigkeit besonders schwer auszuhalten. Dies kann zu einer Distanzierung vom schwerkranken Elternteil führen, Besuche werden möglicherweise verweigert. Hier kann es hilfreich sein, dem Jugendlichen feste Aufgaben zu geben (Tee kochen etc.), und ihm gegenüber zu betonen, dass seine Anwesenheit vom kranken Elternteil als hilfreich erlebt wird („Es tut mir gut, wenn Du da bist."). Hat der Jugendliche das Gefühl, die verbliebene Zeit sinnvoll nutzen zu können, beugt dies möglichen späteren Selbstvorwürfen vor, wertvolle Zeit mit dem noch lebenden Elternteil versäumt zu haben.

Bewältigungsstrategien. Jugendliche können gleichzeitig mit dem erkrankten Elternteil mitleiden und mit der Situation pragmatisch umgehen, oftmals besser als Erwachsene. Es gelingt ihnen meist sehr gut, sich von den Krankheitsereignissen abzulenken, z. B. durch Aktivitäten mit Freunden, Musik oder Sport.

Interviewzitat:

„Ich spiel Badminton zweimal die Woche. Das ist mir sehr wichtig geworden, weil ich einfach hinkommen kann und total abschalten kann und dann wirklich für zwei Stunden mal diese Sorgen, die ich zu Hause hab, vergessen kann und mich einfach wirklich auspowern kann. Und danach geht's mit besser als davor."

(18 Jahre, männlich, Mutter mit Brustkrebs)

Von dieser Fähigkeit können Erwachsene profitieren, indem sie Ablenkung als sinnvoll akzeptieren und sich vom Jugendlichen bei der Suche nach einer eigenen Ablenkungsstrategie unterstützen lassen (z. B. sich eine CD zusammenstellen oder Musik auf den mp3-Player laden lassen).

Eine weitere Möglichkeit im Umgang mit dem drohenden Versterben des Elternteils ist die bewusste Nutzung der verbliebenen Zeit.

> **Interviewzitat:**
>
> „Ich sag mir die ganze Zeit, er könnte eigentlich schon morgen sterben. Und dadurch, dass ich mich damit auseinandersetze, dass es wirklich so direkt vor meinen Augen ist, freu ich mich eigentlich über jeden Tag mehr. Oder jeden Tag, wenn's ihm besser geht, ist es anders als das, was ich eigentlich erwarte oder wovon ich ausgehe. Das hilft mir."
>
> (18 Jahre, weiblich, Vater mit Bauchspeicheldrüsenkrebs)

Positive Aspekte. In der Phase der antizipierenden Trauer wird die „Liebe in Anwesenheit" zur „Liebe in Abwesenheit", die Bindungen bleiben jedoch in der Regel bestehen (Rando, 2000). Dies ist ein wichtiger Aspekt, um Schuldgefühlen der Jugendlichen, die durch eine Anpassung an ein drohendes Versterben des kranken Elternteils ausgelöst werden könnten, vorzubeugen. Über den drohenden Tod zu sprechen oder nachzudenken schadet weder dem erkrankten Elternteil noch der Beziehung zueinander.

Die Erkrankung kann auch die Möglichkeit bieten, bisher unausgesprochene Konflikte zu klären. In der Beratung können dazu vorbereitend folgende Fragen thematisiert werden: „Stell Dir vor er/sie wäre seit einigen Monaten tot, was hättest Du gerne noch angesprochen oder geklärt? Wie geht es Dir damit?"

Darüber hinaus kann die elterliche Erkrankung die Jugendlichen dabei unterstützen, den Vater bzw. die Mutter besser kennen zu lernen, indem mehr Zeit mit dem Elternteil verbracht oder gezielt nach bestimmten Lebensereignissen gefragt wird. Dies kann besonders bei Vätern, die vor der Erkrankung voll berufstätig waren, als positiver Faktor wahrgenommen werden.

> **Interviewzitat:**
>
> „Und was ich auch angefangen hab ist, mein Papa, der ist ein bisschen verschlossen, aber ich zwing ihn inzwischen, darüber zu reden. Weil ich nicht hinterher sagen will, ich weiß eigentlich viel zu wenig ... Ich mich irgendwann mal hingesetzt hab und gesagt hab „Das möchte ich wissen und das möchte ich wissen." Immer so kleine Portionen, fang ich dann an."
>
> (18 Jahre, weiblich, Vater mit Bauchspeicheldrüsenkrebs)

Dieses Bewusstmachen von positiven Aspekten der Erkrankung kann dem angesprochenen Gefühl von Sinnverlust entgegenwirken und zu einer gelungenen antizipierenden Trauer beitragen.

Gefühl des Alleinseins. Jugendliche berichten oft, dass sie ihre Sorgen und Trauer nicht mit gleichaltrigen Freunden teilen können.

> **Interviewzitat:**
>
> „Ich find's halt auch schwer, dass man einfach mit niemandem so richtig reden kann. Weil am Anfang hab ich das ein paar Freunden erzählt, aber die wissen auch einfach nicht, was sie dazu sagen sollen. Dabei wär's einfach nur gut, wenn jemand zuhört,

aber wenn man das Gefühl hat, dass es ihm unangenehm ist, dann ist es halt schwierig. Und im Moment ist es irgendwo so, dass ich das eher mit mir allein ausmach'. Aber ich glaub, das ist nicht so gut."

(21 Jahre, weiblich, Mutter mit urologischem Tumor)

Bei der Unterstützung von antizipierender Trauerarbeit können daher vertraute Erwachsene aus dem Umfeld, z. B. ein Großelternteil oder ein Sporttrainer, eine hilfreiche Ressource sein. Jugendliche wünschen sich dennoch oft Kontakt zu Gleichaltrigen mit ähnlicher Erfahrung. Hier kann Kontakt zu anderen Jugendlichen der Beratung hergestellt werden, z. B. auch in der begleiteten Form eines regelmäßigen Jugendlichennachmittags.

Emotionale Verfügbarkeit der Eltern. Besonders jüngere Jugendliche in der frühen Phase (12 bis 14 Jahre) fühlen sich oft aufgrund ihres stark ausgeprägten Egozentrismus durch die elterliche Erkrankung in den eigenen Bedürfnissen vernachlässigt („Wer hilft mir mit Mathe, geht mit mir einkaufen, hört mir zu …"). Die Einrichtung fester, positiver Eltern-Kind-Zeiten kann ein geeignetes Mittel sein, um dem Jugendlichen mehr Aufmerksamkeit zu ermöglichen und die emotionale Verfügbarkeit des Elternteils zu erhöhen. Je nach Krankheitsstadium können dies gemeinsame Ausflüge oder Aktivitäten zu Hause bzw. am Krankenbett sein.

Interviewzitat:

„Wir können halt nicht mehr so viel zusammen machen. Früher sind wir halt Inliner oder so gefahren. Das kann sie jetzt halt nicht mehr, weil sie auch Herzprobleme hat … Dass sie nicht mehr so viel Spaß hat wie ohne Erkrankung, das ist für mich ein bisschen schade … Dass sie nicht mehr so fröhlich ist wie früher."

(13 Jahre, weiblich, Mutter mit Brustkrebs)

Blick nach vorn. Im Beratungsprozess ist es ebenfalls wichtig, mit dem Jugendlichen über die Zukunft zu sprechen. In wie weit würden sich z. B. bei Versterben des erkrankten Elternteils die eigenen Zukunftspläne verändern bzw. wie sehen diese überhaupt aus? Je nach Alter können die thematischen Schwerpunkte in einem solchen Gespräch sehr unterschiedlich sein: Soll die Schule über die familiäre Situation unterrichtet werden, falls dies noch nicht geschehen ist? Denkt der Jugendliche über einen heimatnahen Studienort nach, um den verbliebenen Elternteil weiterhin unterstützen zu können? Macht sich der Jugendliche Gedanken um die Versorgung jüngerer Geschwister? In jedem Fall sollte signalisiert werden, dass der Berater auch weiterhin als emotionaler Ansprechpartner zur Verfügung steht, d. h. die Familie auch nach dem Versterben des erkrankten Elternteils begleitet werden kann. Die Beratung sollte in dieser unsicheren Zeit ein Stück Sicherheit bieten und einen Raum, in dem sich der Jugendliche aufgefangen fühlt. Wichtig ist dennoch, dass auch außerhalb des Beratungssettings unterstützende Ressourcen in Form von Familie und Freunden vorhanden sind. Wenn klar wird, dass der Jugendliche sich in diesem Umfeld schwer tut, den drohenden bzw. erlebten Verlust offen anzusprechen, kann z. B. an spezielle Internetforen verwiesen werden.[12] Hier ist ein Austausch mit Jugendlichen mit demselben Erfahrungshintergrund möglich.

Besondere Herausforderungen/schwierige klinische Situationen

Für Jugendliche, besonders in der frühen Phase der Jugend, ist die Angst vor Kontrollverlust kennzeichnend. Dies kann dazu führen, dass sich Jugendliche in der Beratung zunächst nicht öffnen wollen, dem Berater etwas vorspielen („Mir geht's gut") oder sogar generell die Realität der Krankheit verleugnen, was zu Rückzug, Vermeidung von Information und Vermeidung von Kontakt zum erkrankten Elternteil führen kann. Hierbei ist es wichtig, dies als Schutzmechanismus vor drohender Verletzung zu verstehen. Durch den Aufbau einer sicheren und unterstützenden Beziehung im Verlauf der Beratung kann die Voraussetzung dafür geschaffen werden, dass der Jugendliche die Schutzmechanismen abbaut und eine schrittweise Auseinandersetzung mit der Realität möglich wird. Auch den Eltern muss vermittelt werden, dass es sich bei dieser Reaktion um einen Schutzmechanismus handelt, da diese ansonsten Enttäuschung aufgrund der scheinbar ausbleibenden Emotionen bzw. des Rückzugs des Jugendlichen zeigen können. Durch das in der Beratung geförderte Verständnis kann vermieden werden, dass Eltern gekränkt oder vorwurfsvoll reagieren. Häufig steckt hinter dem Abwehrmechanismus auch ein Gefühl der Wut auf den erkrankten Elternteil, das der Jugendliche jedoch nicht zeigen kann, da er es als der Situation unangemessen empfindet oder befürchtet, dass dies den Gesundheitszustand des Elternteils verschlechtern könnte.

Erweckt der Jugendliche nach außen den Eindruck eines positiven Allgemeinbefindens vor, das jedoch deutlich der Einschätzung des Beraters widerspricht, kann dies direkt rückgemeldet werden: „Für mich hört es sich so an, als gäbe es viel Belastendes in Deiner Situation. Ich frage mich, wo Du das alles hinsteckst." Die Bewältigungsstrategie des Jugendlichen sollte dabei als kreative Lösung anerkannt werden. Wenn es gelingt, eine Beziehungssituation herzustellen, in der der Jugendliche Anlehnung zulässt, kann das Spektrum der verfügbaren Bewältigungsstrategien um den Austausch belastender Gefühle in einer haltgebenden Beziehung erweitert werden.

Generell ist es ratsam, in dieser Problematik zunächst ganz lebenspraktisch und alltagsnah nach Entlastungsmöglichkeiten zu suchen. So kann eine schrittweise Öffnung des Jugendlichen erreicht werden. Erst wenn diese gegeben ist, ist eine wirksame Unterstützung antizipierender Trauerarbeit überhaupt möglich.

---

12 Zum Beispiel bei www.allesistanders.de oder www.elternlos.de

7.3　Spezielle eltern- und familienbezogene Situationen

7.3.1　Alleinerziehende krebskranke Eltern

Spezielle Problemstellung

Die Trennung der Eltern und die körperliche Erkrankung eines Elternteils sind kritische Lebensereignisse, die ein Kind nachhaltig beeinflussen können. Was bedeuten die erkrankungsbedingten Verunsicherungen, Einschränkungen oder der drohende Verlust für ein Kind, das in einer Ein-Eltern-Konstellation lebt? Was sind spezifische Belastungen und Themen? Welche Besonderheiten sind im Rahmen einer kindzentrierten Familienberatung zu berücksichtigen?

Einführung in den Ansatz/theoretischer Hintergrund

Gegenwärtig leben in Deutschland ca. 1,57 Mio. alleinerziehende Mütter und Väter (Bundesministerium für Familie, Senioren, Frauen und Jugend, 2008). Etwa jedes siebte Kind (ca. 2,2 Mio. von 14,9 Mio. Kindern) wächst in einer Ein-Eltern-Familie auf, wobei 88 % der Alleinerziehenden Mütter sind (Helfferich et al., 2003).

Helfferich et al. (2003) konnten zeigen, dass alleinerziehende Mütter, im Vergleich zu in Partnerschaft lebenden Müttern, signifikant häufiger körperliche (Befindlichkeitsstörungen, Schmerzen) sowie psychische (emotionale Probleme, geringes psychisches Wohlbefinden) Belastungen angeben. Bezogen auf das Gesundheitsverhalten zeigten Schneider et al. (2001), dass Alleinerziehende beispielsweise weniger Vorsorgeuntersuchungen wahrnehmen.

Des Weiteren belegen Studien, dass bei Kindern aus Ein-Eltern-Familien vermehrt Verhaltensauffälligkeiten, beeinträchtigte gesundheitliche Entwicklungen und geringere Schulleistungen (Amato, 2000) sowie ein erhöhtes Risiko für psychische Erkrankungen (Weitoft et al., 2003) vorliegen. Sieh und Kollegen (2010) verweisen in ihrer Metaanalyse auf ein erhöhtes Risiko für externalisierende Symptome (z. B. aggressives Verhalten/Wut) von Kindern chronisch kranker Alleinerziehenden (im Vergleich zu chronisch kranken Eltern aus einem Zwei-Eltern-System). Es ist zu betonen, dass die Lebensform „Alleinerziehend" nicht per se zu dysfunktionalen Beziehungsmustern bzw. Entwicklungsauffälligkeiten beim Kind führt, sondern lediglich das Risiko hierfür erhöht ist, da häufig Schwierigkeiten in der finanziellen Situation (Franz, 2008), der sozialen Unterstützung sowie der Koordination von Erziehung und Beruf (Kraul et al., 1996) vorliegen.

Institutionelle Aspekte

Aufgrund der Problemlagen in Ein-Eltern-Familien empfiehlt es sich, frühzeitig eine interdisziplinäre Vernetzung mit Sozialdiensten aufzubauen, damit z. B. bei notwendig werdenden Krankenhausaufenthalten die Inanspruchnahme von Betreuungs- oder Unterbringungsmaßnahmen für die Kinder rechtzeitig angebahnt werden kann. Fallweise kann es ratsam sein, von Seiten der Beratungseinrichtung eine Kinderbetreuung während der Gespräche zur Verfügung zu stellen, da andernfalls die Inanspruchnahme der Beratung für alleinerziehende Krebskranke erschwert sein kann.

Indikationskriterien

Die Beratungsarbeit richtet sich an Ein-Eltern-Familien, in denen der erkrankte Elternteil (Mutter oder Vater) die alleinige bindungsrelevante Fürsorgefunktion für das Kind/die Kinder inne hat und die Verantwortung für die alltägliche Betreuung des Kindes trägt. Die Lebensform „Alleinerziehend" kann unterschiedliche Konstellationen und Familienstrukturen annehmen, insbesondere was das Vorhandensein und die Häufigkeit des Kontakts zum nicht im Haushalt lebenden Elternteil, den Entstehungszusammenhang bzw. die Dauer des Alleinerziehens anbelangt. Trotz dieser Vielgestaltigkeit ist es charakteristisch, dass Anmeldungen von Eltern, die sich als „alleinerziehend" vorstellen, häufig eine besondere Dringlichkeit haben und bereits auf zentrale Themen der Beratung hinweisen.

Fokussetzung/zentrale Themen

In der Beratung mit einem an Krebs erkrankten Alleinerziehenden werden oftmals ähnliche Fragestellungen bearbeitet wie in einem Zwei-Eltern-Familiensystem (vgl. Kap. 2). Darüber hinaus zeigen sich spezifische Themen, die aufgrund des Alleinerziehens eine stärkere Gewichtung einnehmen und in engem Zusammenhang mit den Belastungen und Folgen der Krebserkrankung stehen.

So nimmt die *Mobilisierung von Unterstützung innerhalb des sozialen Netzwerkes der Ein-Eltern-Familie* häufig einen besonderen Stellenwert ein, um das Kind und den betroffenen Elternteil zu entlasten und für das Kind Kontinuität und Sicherheit in der Betreuung aufrechtzuerhalten. Im engen Zusammenhang damit steht die *Orientierung des Kindes zur Betreuungssituation* während der Erkrankung bzw. ggf. nach dem Tod des Elternteils.

Ein weiteres zentrales Thema ist es, einen *Dialog zwischen den in einigen Fällen entfremdeten oder strittigen Elternteilen* herzustellen. Hat das Kind die Möglichkeit, den zweiten Elternteil als Ressource in der Krankheitsbewältigung zu nutzen?

Kinder von Alleinerziehenden können bereits parentifiziert sein, was durch die Krebserkrankung akzentuiert werden kann. Besonderes Augenmerk liegt in der Entlastung des Kindes von altersunangemessener Rollenumkehr.

Setting

Alleinerziehende krebskranke Eltern (zumeist Mütter) melden sich häufig mit ihrem Kind/ihren Kindern in der Beratung an, ohne den nicht im Haushalt lebenden Partner einzubeziehen. Vonseiten der Beraterin oder des Beraters ist es deshalb wichtig, in einem ersten telefonischen Kontakt nach dem nicht im Haushalt lebenden Partner zu fragen und anzuregen bzw. abzuwägen, ob eine Einbeziehung sinnvoll und möglich ist. Oftmals lehnen die alleinerziehenden krebskranken Eltern diese Einbeziehung zunächst ab, so dass das Elternerstgespräch mit nur einem Elternteil durchgeführt wird. Im Beratungsverlauf sollte der Berater oder die Beraterin die Möglichkeit eines Einbezugs des Ex-Partners oder der Ex-Partnerin weiterhin in Erwägung ziehen, wenn die Beweggründe des Ausschlusses in einem vertrauensvollen Kontakt verstanden wurden.

Eine weitere Besonderheit des Settings bei alleinerziehenden krebskranken Eltern ergibt sich durch die Betreuungsmöglichkeiten des Kindes bzw. der Kinder. Vor allem bei betroffenen Eltern, die wenig soziale Unterstützung zur Verfügung haben, kann es mit erheblichem Aufwand oder Überwindung verbunden sein, eine kurzfristige Betreuung ihres Kindes durch andere Bezugspersonen oder im Kindergarten bzw. in der Schule zu organisieren.

Gibt es für das Kind neben den Eltern andere wichtige und unterstützende Bezugspersonen wie eine Großmutter oder einen Patenonkel, so ist es sinnvoll, diese in die Beratungsgespräche mit einzubinden und somit die Sicht auf das Kind zu erweitern.

Beschreibung der Interventionen

Die COSIP-Intervention mit alleinerziehenden krebskranken Eltern basiert auf einer eingehenden Exploration der familiären Lebenswelt des Kindes, insbesondere seines erweiterten Bindungssystems und zentriert auf folgende Themen:

Mobilisierung von Unterstützung innerhalb des sozialen Netzwerkes der Ein-Eltern-Familie: „Es braucht ein ganzes Dorf, um ein Kind großzuziehen." Wenn die primäre Bezugsperson in der alltäglichen Versorgung ausfällt bzw. beeinträchtigt ist, braucht es für das Kind verlässliche Ersatzpersonen, die ihm helfen, die gewohnten Alltagsbezüge aufrechtzuerhalten. Für den alleinerziehenden erkrankten Elternteil ist es besonders wichtig, von anderen Bezugspersonen die fehlende Unterstützung in emotionalen sowie ganz realen alltagspraktischen Belangen sicherzustellen.

Häufig ist die oder der Alleinerziehende angesichts der Krebserkrankung mit der Sorge konfrontiert, die Versorgung des Kindes nicht mehr alleine aufrechterhalten zu können.

Je nachdem, wie sich die sozialen Beziehungen gestalten, kann eine aktive Einbeziehung von Familienangehörigen, Freunden, Nachbarn, Kindergarten oder Schule unterstützend sein.

Innerhalb des erweiterten Bindungssystems wird mit dem Kind und dem Elternteil jene Betreuungsoption erarbeitet, die dem Kind die größtmögliche Alltagsnähe, Stabilität, Kontinuität und Vorhersehbarkeit ermöglicht.

Orientierung zur Betreuungssituation: „Wie geht es weiter, sollte ich sterben? – Habe ich ein Testament gemacht?" Unabhängig von der Erkrankungsphase und -prognose wird mit den erkrankten Elternteilen sensibel besprochen, was die Begleitumstände und mögliche Folgen der Krebserkrankung alltagsnah bedeuten. Dazu gehören konkrete Überlegungen, wer die Betreuung des Kindes übernimmt (häusliche Betreuung, Freunde, Babysitter etc.).

Über den Allgemeinen Sozialdienst (ASD) kann im Bedarfsfall eine Unterbringung des Kindes in Kurzzeitpflege oder Verhinderungspflege initiiert werden. In Hinblick auf einen tödlichen Verlauf der Erkrankung können sozialrechtliche Themen (Hinterlegung einer

Vorsorgevollmacht bei Notar und Jugendamt) diskutiert bzw. an spezialisierte Stellen (z. B. das Jugendamt) vermittelt werden. Sollte der allein sorgeberechtigte Elternteil versterben, wird über das Vormundschaftsgericht die Frage der weiteren elterlichen Sorge geklärt. Bei all diesen sozialrechtlichen Themen hat der Berater primär eine Lotsenfunktion und bereitet den Kontakt zu weiteren Stellen vor (vgl. Kap. 9). Da dieses Thema vonseiten des Alleinerziehenden angst- oder schuldbesetzt sein kann und ggf. tabuisiert wird, sollte der Berater die klärende Auseinandersetzung mit diesen Fragen unterstützen. Aus Angst, das Kind entzogen zu bekommen, sei es durch das Jugendamt oder den nicht im Haushalt lebenden Elternteil, kann es vorkommen, dass Alleinerziehende sich Mitarbeitern staatlicher Institutionen gegenüber nicht anvertrauen und Hilfe von außen ablehnen.

Durch eine kindorientierte Klärung werden die Eltern vorbereitet, ihrem Kind konkrete Perspektiven zur Verfügung zu stellen. Die Frage „Wie soll es mit mir weitergehen?" wird für ein Kind besonders relevant, wenn der Tod des krebskranken Alleinerziehenden bevorsteht. Sollte der zweite Elternteil unwiderruflich fehlen (weil bereits verstorben) kann der Berater das Kind bei der Suche nach identitätsbildender Zugehörigkeit unterstützen, z. B. durch Einbezug des erweiterten Familiensystems (z. B. Großeltern) und Freunde/Angehörige des Elternteils. Gemeinsam können identitätsfördernde Erinnerungen gesammelt und berichtet werden. Wenn das Kind mit älteren Geschwistern aufwächst, können Geschwistergespräche (vgl. Modul 7.4.1) diesen Austausch befördern, da ältere Geschwister meist über längere Erinnerungen an das Elternteil verfügen.

Ressourcenstärkung durch Dialog zwischen den getrennt lebenden Elternteilen: „Darf ich mit Papa über Deinen Krebs reden?". Im Kontext einer Krebserkrankung eines Alleinerziehenden kann das Thema, inwieweit das Kind eine eigenständige Beziehung zum nicht im Haushalt lebenden Elternteil (meist Vater) haben darf, eine entscheidende Rolle spielen. Im Umgang mit der elterlichen Krebserkrankung kann seitens des Kindes das Bedürfnis bestehen, Beziehungen zu anderen erwachsenen Personen aufzubauen. Im Vordergrund steht dabei die innere Erlaubnis für das Kind, sich aus der ausschließlichen Dyade mit dem alleinerziehenden Elternteil zu lösen bzw. etwas Neues, etwas Eigenes zu entwickeln. Dieser sensible Übergang der Autonomieentwicklung kann sowohl entwicklungsadäquat als auch -verzögert passieren.

Der meist nachhaltige Wunsch des Kindes nach einer intakten Mutter-Vater-Kind-Beziehung kann für den alleinerziehenden Elternteil aufgrund der Trennungsgeschichte schmerzlich sein. Für das Kind ist es jedoch häufig hilfreich, diesen unerfüllten Wunsch in seiner Phantasie und auch hypothetisch gegenüber dem alleinerziehenden Elternteil ausdrücken zu dürfen.

Mit dem Elternteil und dem Kind bzw. den Kindern kann man versuchen, Ressourcen, die im trennungsbedingten Übergang hilfreich waren, zu identifizieren. Sollte die Krebserkrankung und der Übergang in die Lebensform Alleinerziehend zeitlich nah beieinander liegen, kann die Veränderung von der gewohnten Triade zur Dyade präsenter erlebt werden als die Krebserkrankung, so dass die Krebserkrankung mitunter in den Hintergrund eines Familiengesprächs geraten kann (vgl. Fallbeispiel 1 auf S. 153). Themen wie Sorgerechtsregelung oder Unterstützung in dieser Umbruchsphase (z. B. Umzug, knappes Budget, Verlust sozialer Kontakte) können die Gespräche dominieren.

Durch die wahrgenommene Alleinverantwortung kann es für den Alleinerziehenden wichtig sein, einen erwachsenen Ansprechpartner zu haben. Der Dialog zwischen Berater und Elternteil sorgt für akute Entlastung, indem die enorme Leistung, die eine Alleinerziehende täglich vollbringt (Integration von Beruf und Erziehung), gewürdigt wird und Gefühle von Verunsicherung, Angst und Schuld, die Abwesenheit des Vaters könnte sich negativ auf das Kind auswirken, relativiert werden. Hier können konkrete Aspekte, die das Erziehungsverhalten stärken, im Dialog zwischen Berater und Elternteil diskutiert und erarbeitet werden (z. B. Abgrenzungsstrategien „Ich darf auch nein sagen!", „Ich gönne mir eine Auszeit" oder Veränderungen der Situationsbewertung „Was ist positiv daran, dass ich berufstätig bin?").

Nicht zu vernachlässigen ist auch die Exploration des Kompetenzerlebens des nicht im Haushalt lebenden Elternteils (falls verfügbar). Wenn es nicht gelingt, dieses Elternteil in die Beratung einzuladen, kann es dennoch unterstützend sein, aus Sicht des erkrankten Elternteils einen Eindruck zu bekommen, wie die Prinzipien von Versorgung und Struktur innerhalb der Familie repräsentiert sind.

Entlastung von altersunangemessener Parentifizierung „Wie schütze ich mein Kind vor zu viel Verantwortung?". Aufgrund der dauerhaften Abwesenheit eines Elternteils können sowohl Rollen- als auch Generationsgrenzen zwischen dem alleinerziehenden Elternteil und dem Kind aufweichen. Innerhalb der Beratung sollte betont werden, dass diese Form der Rollenumkehr per se keine negativen Auswirkungen auf das Kind haben muss, sofern das Kind nicht den Auftrag erhält, auf der emotionalen Ebene für das Wohlbefinden des Erkrankten zu sorgen. Einfühlsam gilt es zu explorieren, inwieweit das Kind das intrapsychische Gleichgewicht seiner primären Bezugsperson (meist Mutter) stabilisiert.

Kinder alleinerziehender Eltern tragen darüber hinaus die besondere Last, bei plötzlichen, akuten Krankheitsereignissen (z. B. Atemnot) Hilfe organisieren zu müssen, wenn sich der Elternteil selbst nicht mehr helfen kann. Diese Anforderung kann enorm ängstigend und überfordernd sein und z. B. dazu führen, dass das Kind nachts nicht alleine mit dem Elternteil in der Wohnung bleiben will oder nicht schlafen kann. Mit dem Berater sollten alltagsnahe Hilfestellungen mit der Familie besprochen werden. Beispielsweise könnte konkret dafür gesorgt werden, dass ein Bekannte oder eine Verwandte nur zum Übernachten in die Wohnung kommt. Als ebenfalls hilfreich werden von Kindern sog. Notfallpläne empfunden (z. B. die Erlaubnis, nachts die Nachbarin „rausklingeln" zu dürfen, wenn das Kind sich Sorgen macht).

Stärkung der Elternfunktion trotz ungelöster Paarkonflikte. Des Weiteren können mögliche Beziehungskonflikte auf Paarebene eine tragfähige und gleichberechtigte Beziehungsgestaltung auf Elternebene nachhaltig beeinflussen (vgl. Modul 7.3.3 *Double Trouble*).

In diesem Zusammenhang ist es förderlich, mögliche Konflikte auf Paarebene im Elterngespräch zu thematisieren (z. B. Abschied von unerfüllten Erwartungen und Wünschen), um den Ex-Partner in seiner Funktion als Elternteil zu stärken und ihm seine eigene Art des Elternseins zuzugestehen. Mit dem krebskranken Alleinerziehenden können darüber hinaus konkrete Möglichkeiten erarbeitet werden, wie er oder sie in Hinblick auf die ungelösten Paarkonflikte gut für sich selbst sorgen kann (z. B. Sensibilisierung, für psychotherapeutische/psychoonkologische Unterstützung). Diese Aspekte können eine tragfähige Basis darstellen, um sich als Alleinerziehender mit uneingeschränkter Aufmerksamkeit seinem Kind widmen zu können. Mitunter kann die aufgrund der Krebserkrankung zwingende Auseinandersetzung mit den genannten Themen zu einer Neubewertung alter Konflikte führen. Dieser Aspekt kann für das Kind zu einer bedeutenden Ressource werden.

Fallbeispiele:

Fallbeispiel 1: Trennung und Krebsdiagnose in unmittelbarer zeitlicher Folge

Wenige Monate nach der Trennung von ihrem Ehemann wurde bei Frau B. die Diagnose Zervix-Carzinom gestellt. Die Mutter dreier Kinder wendet sich nach ihrer OP aus Sorge um ihre beiden pubertierenden Mädchen an die Familiensprechstunde. In den diagnostischen Einzelgesprächen mit den Kindern wird deutlich, wie sehr die Bewältigung der elterlichen Trennung gegenüber der aktuellen Krebserkrankung im Vordergrund stehen. Erst nach Einbeziehung des nicht im Haushalt lebenden Vaters und Klärung der neuen Beziehungssituation zwischen den Kindern und dem Vater im Familiensetting, konnten sich die Kinder überhaupt dem Thema Krebserkrankung der Mutter gegenüber öffnen. Der Umbruch innerhalb der Familie, die aktuelle Verlassenheit durch den Vater und die Schuldzuweisungen an ihn wurden in dieser Phase als bedrohlicher erlebt als die Erkrankung der Mutter. Erst durch die Gespräche innerhalb der vollständigen Familie fand die Krebserkrankung der Mutter einen Platz.

Fallbeispiel 2: Krebserkrankung im Erziehungsalltag

Frau A., seit 3 Jahren alleinerziehende Mutter des 7-jährigen Mats, meldet sich nach der Erstdiagnose Brustkrebs in unserer Familiensprechstunde an. Ihr Wunsch sei es, mit Mats wieder in Kontakt treten zu können, da er sich sehr von ihr zurückziehe. Ebenso möchte sie, dass Mats seine Angst und Sorge über sie und ihre Krebserkrankung reduzieren könne. Die Mutter litt sehr unter ihrem Alleinsein und fand in Mats einen liebevoll zugewandten, zärtlichen „Ersatz", was in kleinen Szenen und Bemerkungen sehr auffällig war. Frau A. beschreibt das Verhältnis zu ihrem Ex-Partner als konfliktreich, insbesondere beklagte sie, dass der Kindesvater zu uneinfühlsam mit Mats umgehe und ihm damit schade. Das merke sie daran, dass sich Mats zunehmend auch gegenüber dem Vater zurückziehe. Obwohl wir eine Teilnahme des nicht im Haushalt lebenden Vaters zur Beratung vorgeschlagen haben, nahm Frau A. die Gespräche alleine wahr. In den Einzelkontakten entwickelte Mats eine Fantasie von einer kompletten Bärenfamilie, die zusammen in einer Waldhöhle lebt (in Anlehnung an das projektive Verfahren „Familie in Tieren"). Mats entwickelte einen intensiven, freudigen Kontakt zum männlichen Berater, was die Kindesmutter scheinbar als bedrohliche Invasion in die sie selbst stabilisierende Dyade zu ihrem Sohn erlebte. Sie „unterband" diesen entstehenden Kontakt, indem sie Mats nicht zu den weiteren Terminen brachte (Abbruch). Erst nach einem Mutter-Kind-Kur-Aufenthalt, in dem die Dyade gestärkt und gefestigt wurde, reagierte sie wieder auf unsere Kontaktbemühungen und unsere Einladung zu einem weiteren Termin, den wir diesmal jedoch nicht im Kind- sondern im Familiensetting (Sohn und Mutter) konzipierten.

Besondere Herausforderungen (besonders schwierige klinische Situationen)

Eine besondere Herausforderung in der klinischen Arbeit mit alleinerziehenden krebskranken Eltern entsteht, wenn der Berater oder die Beraterin der Verführung ausgesetzt ist, in die Rolle eines elterlichen Ersatzes positioniert zu werden. Der Berater sollte in dieser Situation sorgsam prüfen, ob (und wenn ja inwiefern) der gesunde Elternteil verfügbar ist. Im Falle einer potenziellen Verfügbarkeit des gesunden Elternteils empfiehlt es sich, dass der Berater mögliche Ausgrenzungstendenzen gegenüber dem Ex-Partner bzw. der Ex-Partnerin nicht unbewusst mitagiert und diese Tendenzen mitträgt, sondern bewusst eine Einbeziehung des zweiten Elternteils und damit eine Triangulierung fördert. Der Berater sollte immer die Vollständigkeit des Bezugssystems des Kindes konzeptuell im Hinterkopf haben und dabei stets die Perspektive auf das andere Elternteil aus Sicht des Kindes mit einbeziehen. Für den Fall, dass der andere Elternteil gar nicht verfügbar ist, kann es für das Kind hilfreich sein, dass ein zweiter erwachsener Ansprechpartner hilft, die kindlichen Bedürfnisse aus anderer Perspektive zu betrachten. Der Berater kann z. B. durch zirkuläre oder provokative Fragetechniken evtl. Gründe für Tabuisierungen oder Krankheitsverleugnung hinterfragen und neue Kommunikationswege eröffnen.

Weiterführende Literatur:

Limmer, R. (2004). *Beratung von Alleinerziehenden. Grundlagen, Interventionen und Beratungspraxis.* Weinheim: Juventa.

7.3.2 Stützung der Elternfunktion im ausschließlichen Elternsetting

Spezifische Problemstellung

Wenn Eltern – ausgelöst durch z. B. dramatische Krankheitsverläufe mit Aktualisierung biografischer Erfahrungen – in eine Krise mit (vorübergehendem) Verlust ihrer elterlichen Kompetenz geraten, haben stabilisierende Interventionen im Elternsetting Vorrang, um elterliche Funktionen und Kompetenz bestmöglich wiederherzustellen, und ggf. zusätzliche Hilfen bzw. Unterstützungspersonen einzubeziehen. Wird der aktuelle familiäre Kontext nicht angemessen berücksichtigt und gewürdigt, kann es sein, dass der Hilfsappell hinter Verhaltensauffälligkeiten von Kindern überhört wird und diese in die Rolle von Indexpatienten geraten, was für das Familiensystem nur scheinbar eine entlastende Ventilfunktion hat.

Umgekehrt ist ein Patient, der aufgrund seiner Krebserkrankung in seiner Funktion als Elternteil in Bedrängnis gerät, oft für eine individuelle psychoonkologische Begleitung erst zugänglich, wenn die kindbezogenen Themen, die augenblicklich Priorität haben, gehört werden konnten (so konnte z. B. eine Mutter von drei Kindern von der psychoonkologischen Einzelbetreuung zunächst wenig profitieren – sie konnte sich z. B. keine „Zeit für sich selbst nehmen“. Erst als eine Überweisung zur familienbezogenen Beratung stattgefunden hatte und ihre Sorgen Gehör gefunden hatten, konnte sie sich wieder mit der eigenen Krankheitsverarbeitung beschäftigen).

Bei COSIP-Beratungen im reinen Elternsetting finden die Beratungen mit beiden Eltern oder mit einem Elternteil statt. Die Entscheidung für eine Beratung im reinen Elternsetting wird nach Abwägung inhaltlicher und äußerer/organisatorischer Faktoren gefällt. Es kann sich zum einen um den allgemeinen psychoonkologischen Versorgungskontext handeln, bei dem die Einbeziehung minderjähriger Kinder als Angehörige konzeptuell nicht vorgesehen ist (z. B. Krisenintervention am Krankenbett des erkrankten Elternteils). Zum anderen kann es sein, dass das Kind nicht zum Beratungsgespräch kommen will oder kann. Oder die Eltern wollen nicht, dass ihre Kinder in die Beratung einbezogen werden (mögliche Gründe: um die Kinder zu schützen; Sorgen und Ängste sollen zunächst allein besprochen werden; Kinder sind noch nicht über Diagnose Krebs informiert). Besonders jugendliche Kinder, hier besonders die männlichen Jugendlichen, möchten manchmal nicht in die Beratung miteinbezogen werden (vgl. auch Modul 7.4.4 *Jugendliche und junge Erwachsene*, S. 196 ff.).

Möglich ist weiterhin, dass ein Unterstützungsbedarf v. a. auf der Elternebene besteht. Auch können zeitliche Probleme und lange Fahrwege für Kinder zu der Entscheidung für die Beratung im reinen Elternsetting führen.

Spezifisch für dieses Modul ist, dass die Beratung nur aufgrund der Informationen der Eltern erfolgen kann (einseitig). Dennoch stehen die psychosozialen Belange der Kinder oder das Thema Elternschaft im Mittelpunkt der Beratungen.

Eine weitere Spezifität des Elternsettings mit beiden Elternteilen besteht darin, dass zu der Krebserkrankung das Paar betreffende Themen hinzukommen können, die vorbestehend sind. Jedoch sollten Paarprobleme nicht im Mittelpunkt der COSIP-Beratungen stehen, sondern im Rahmen der psychoonkologischen Basisversorgung besprochen werden (vgl. Modul 7.3.3 *„Double Trouble": Unterstützung bei prämorbiden Paar- und Familienkonflikten*).

Einführung in den Ansatz/theoretischer Hintergrund

Partner von Krebspatienten werden vielfach als Unterstützungssystem und wichtige Ressource bei der Bewältigung der Krankheit gesehen (Ernst et al., 2006), aber auch als ein durch die Krebserkrankung mitbelastetes System (Weis et al., 2000). Die Erschütterung im Lebensgefüge ist besonders stark, wenn Eltern- und Krankenrolle bei den Patienten zusammenfallen. Diese Konstellation generiert Verlustängste, destabilisiert die Zukunftsperspektive der Familie und entwickelt sich damit zur Bedrohung des „familiären Kohärenzgefühls" und der familiären Identität (Geigges, 2004; Faulkner & Davey, 2002). Vor diesem Hintergrund sind auch die Beweggründe der Eltern einzuordnen, die das Kind oder die Kinder im Rahmen der Beratung nicht vorstellen wollen. Zum Teil hat eine Kommunikation über die elterliche Krebserkrankung aus Angst vor einer familiären Destabilisierung noch nicht stattgefunden (Trabert, Axmann & Rösch, 2007). Ängste und Sorgen sollen von dem Kind bzw. den Kindern ferngehalten werden. Hier ist es wichtig, keinen Druck auf die ohnehin belasteten Eltern auszuüben.

Empirische Ergebnisse einer Langzeitstudie zur psychischen Komorbidität bei Krebspatienten zeigten, dass das Risiko, im Verlauf der Erkrankung an einer Belastungsstörung zu erkranken, bei zu versorgenden eigenen Kindern unter 18 Jahren im Vergleich zu Patienten ohne Kinder auf ein Fünffaches steigt (Krauß et al., 2007). Auch bei Angststörungen zeigt sich ein ähnliches Ergebnis. Dagegen wirkt sich eine feste Partnerschaft positiv auf die Lebensqualität von Krebspatienten aus (Götze et al., 2007).

Institutionelle Aspekte

Die Beratung sollte niedrigschwellig und flexibel sein (zeitnah, Vor-Ort-Präsenz in Kliniken). Erfahrung mit der Beratung von Paaren ist notwendig, eine Ausbildung in Paar- und Familientherapie bzw. systemischer Therapie von Vorteil (vgl. auch Modul 7.3.3 *„Double Trouble": Unterstützung bei prämorbiden Paar- und Familienkonflikten*, S. 161 ff.). Unentbehrlich sind eine regelmäßige Fallsupervision sowie hinreichende eigene Psychohygiene.

Indikationskriterien

Das Modul kann bei jeder Familie mit einem an Krebs erkrankten Elternteil angewendet werden, bei der eine Beratung der Kinder nicht möglich oder nicht gewünscht ist, wenn es darum geht, elternspezifische Themen zu besprechen.

Fokussetzung/zentrale Themen

Ziel der Beratung im Elternsetting ist die Entlastung der Eltern und die Stärkung des elterlichen Kompetenzerlebens (E1). Ein Fokus liegt auf dem Abbau von Unsicherheiten der Eltern bezüglich des Umgangs mit ihren Kindern bzw. hinsichtlich der Einordnung des von den Kindern gezeigten Verhaltens.

Die Eltern sollen durch die Beratung im Elternsetting Unterstützung erfahren hinsichtlich einer offenen Kommunikation sowohl auf der Paarebene als auch im Familiensystem (F1). Dabei geht es neben der Krebserkrankung auch um Konflikte und Uneinigkeiten auf Elternebene.

Auch werden in der Elternberatung häufig ganz praktische Regelungen besprochen sowie Fragen der Existenzsicherung.

Setting

Wird sich nach ersten Gesprächen (vgl. allgemeiner Teil des Manuals) für die Beratung im Elternsetting entschieden, gibt es folgende Settingvarianten:
* Therapeut – beide Elternteile
* Therapeut – erkrankter Elternteil
* Therapeut – gesunder Elternteil

Die Einzelgespräche mit dem Partner des erkrankten Elternteils sind der Erfahrung nach gerade in Phasen von Hochrisikobehandlungen, bei Rezidiven aber ebenso in der terminalen Phase bzw. im fortgeschrittenen Krankheitsstadium wichtig.

Die nicht erkrankten Elternteile fühlen sich häufig überfordert, haben Schuldgefühle gegenüber ihren Kindern, wegen der oft sehr reduzierten gemeinsamen Zeit mit ihnen. Hier sind die Erhöhung des elterlichen Kompetenzerlebens sowie die damit verbundene Erhöhung der emotionalen Verfügbarkeit wichtig.

Das Modul Elternsetting kann auch verwendet werden, wenn eine andere erwachsene Bezugsperson des Kindes (z. B. ein Großelternteil) um Rat ersucht.

Zu Veränderungen des Settings im Behandlungsverlauf kann es kommen,
* wenn das Kind/die Kinder nach anfänglicher Ablehnung zur Beratung kommen möchte/n,
* wenn die Eltern im Verlauf den Wunsch haben, ihre Kinder vorzustellen,
* wenn sich das Anliegen bzw. der Fokus der Beratung verändert hat.

Beschreibung der Interventionen

Es ist notwendig, von Seiten des Beraters das Thema „Elternschaft/Kinder" aktiv anzusprechen, da die Erwartungen der Patienten und Partner an psychoonkologische Betreuung dieses Thema zumeist nicht beinhalten und die Eltern deshalb den Bereich „Elternschaft/Kinder" im Gespräch oft aussparen würden.

Hauptziel der Beratung im Elternsetting ist die Stärkung der elterlichen Kompetenz durch die Perspektivübernahme des Kindes. Grundsätzlich sollten Einzelgespräche für beide Partner bei Bedarf möglich sein. In manchen Fällen kann Bedarf an einer fokussierten Intervention bestehen. Diese kann elternzentriert sein (*z. B. ging es in einem einmaligen Beratungsgespräch bei akuter Zustandsverschlechterung des an einem Astrozytom er-*

krankten Ehemanns um die Notwendigkeit, über Vorsorgevollmachten und Patienten-verfügungen zu sprechen) oder (indirekt) kindzentriert sein *(z.B. machte sich eine Mutter Sorgen, ob das Einnässen des schon trocken gewesenen 3½-jährigen Kindes etwas mit ihrer Erkrankung zu tun haben könne).*

Wird in der Beratung ein akuter oder chronischer Paarkonflikt deutlich oder sogar ein Trennungswunsch sichtbar, ist es die Aufgabe des Beraters, mit dem Paar herauszufinden, ob (und wie) der Paarkonflikt mit der Krebserkrankung zusammenhängt; z.B. kann er Platzhalterfunktion haben, um die Beschäftigung mit bedrohlicheren Themen zu verhindern. Sollte es sich aber um chronische vorbestehende Konflikte handeln, ist es oft hilfreich, das Paar an eine Beratungsstelle zu vermitteln und den eigenen Auftrag in der Beratung zu klären.

Am Ende jeder Sitzung sollte kurz positiv bilanziert und (vorläufig) abgeschlossen werden, um dann weitere Schritte zu planen, da unvorhergesehene krankheits- und behandlungsbezogene Ereignisse weitere Sitzungen zunächst unmöglich machen können.

Interventionstechniken und Prinzipien. Zur Anwendung kommen Prinzipien und Techniken einer supportiven, systemisch orientierten und klientenzentrierten Beratung. Dazu gehören: *Informationsvermittlung.* Diese erfolgt sowohl im Gespräch, als auch anhand von kindgerechten Materialien zum Verständnis der Erkrankung für das Kind sowie als Psychoedukation der Eltern zu entwicklungsbezogenen Themen mit Erklärung und Förderung des Verständnisses für verändertes Verhalten des Kindes. Wichtig zur Erhöhung der emotionalen Verfügbarkeit ist die (1) *Entlastung*, z.B. durch Prinzipien aus der Gesprächstherapie (z.B. naives Fragen, Wertschätzung, Transparenz), supportive Entlastungsgespräche (Entlastung von Schuldgefühlen/Insuffizienzgefühlen) oder Affektcontainment (Möglichkeit, Angst und Unsicherheit in geschütztem Rahmen zum Ausdruck zu bringen). Die grundsätzliche Haltung ist immer die ressourcenorientierte Bestätigung gelingender Bewältigung und elterlicher Kompetenzen. Andere Techniken sind: (2) *Normalisieren*, z.B. von schwierigen Gefühlen wie Ambivalenz („Manche Personen in Ihrer Situation berichteten, dass es schwer ist, ärgerlich auf den Partner zu sein, wenn man gleichzeitig das Gefühl hat, auch dankbar sein zu müssen.") und (3) *Validieren* („Für den Partner ist es teilweise schwierig, das Gefühl zu haben, dass man plötzlich viel mehr Verantwortung für den Haushalt und die Kinder hat. Manchmal kann das einem auch Sorge machen, ob man alles schafft. Wie ist das bei Ihnen?").

Die *Unterstützung der partnerschaftlichen Kommunikation* beruht auf der Klärung von Bedürfnissen z.B. durch zirkuläres Fragen (z.B. „Was meinen Sie, was Ihrem Mann am meisten auf dem Herzen liegt?"), Spiegelung und Perspektivübernahme. Zur *Unterstützung der emotionalen Kompetenz und der Kommunikation mit den Kindern* kann man sich ebenfalls der Spiegelung bedienen (z.B. bei einem Paarkonflikt der Eltern, wenn sie im Gespräch streiten, spiegeln, wie sich ihre Kinder dabei fühlen könnten), der Perspektivübernahme z.B. beim Thema der Wertschätzung der Kinder durch deren „Einweihung" in die Diagnose: „Wie wäre es für Sie, wenn Sie von den Ärzten nur die besorgten Gesichter sehen würden, aber keiner sagt Ihnen etwas." Auch paradoxe Interventionen sind im Einzelfall hilfreich: „Was würde passieren, wenn Sie Ihrem Kind sagten, alles sei in Ordnung?"

Fallbeispiel:

Die 48-jährige Frau D. hatte wegen Problemen mit ihrer 12-jährigen Tochter Anja eine kinder- und jugendpsychiatrische Ambulanz kontaktiert. Anja sei im letzten Schuljahr häufig krank gewesen, Bauch- und Kopfschmerzen, sie streite ständig, sei aggressiv, nehme keine Rücksicht auf den kranken Vater, bestehe auf einen versprochenen Urlaub und habe kürzlich die Mutter in einem Streit sogar geschlagen.

Der 44-jährige Vater sei seit 11 Monaten an einem therapierefraktären abdominellen Burkitt-Lymphom erkrankt und habe vielfache Chemotherapien mit wiederholten langen Krankenhausaufenthalten erhalten. Nach kurzer Versorgung zuhause sei er jetzt erneut wegen Komplikationen in stationärer palliativer Behandlung.

Angesichts der aktuellen familiären Belastung wurde bei Anja von einer Anpassungs-störung im Rahmen der schweren Erkrankung und bevorstehendem Tod des Vaters ausgegangen, verbunden mit der Empfehlung für Familiengespräche.

Zum vereinbarten Erstkontakt kommt Frau D. alleine, die beiden Töchter Anja und ihre 11-jährige Schwester Maike wollten „auf gar keinen Fall" mitkommen. Noch im Stehen eröffnet sie das Gespräch „Ich hatte auch eine schlimme Kindheit". Schläge und Ge-walterfahrungen jeder Art seien ihr „tägliches Brot" gewesen, „das Brutalste, was es gab". Überstanden habe sie alles mit der festen Überzeugung, sich nicht unterkriegen zu lassen. Nach Verlassen des Elternhauses mit 17 Jahren gelang es ihr, einen Schul-abschluss nachzuholen und wirtschaftlich auf eigenen Füßen zu stehen. Vom ersten Ehemann trennte sie sich nach 5-jähriger Ehe. Mit ihrem jetzigen Ehemann habe ihr Leben eine entscheidende Wende genommen, mit ihm habe sie Geborgenheit, Schutz und Vertrauen erfahren, „meine feste Brandung". Unvorstellbar, dass sie ihn jetzt ver-lieren werde.

Der drohende Verlust aktualisiert das Kindheitserleben von Verlassenheit, Schutz- und Machtlosigkeit – ein verlassenes und geschlagenes Kind, weit entfernt von el-terlicher Kompetenz. So entspricht es einer Reinszenierung traumatischer Kindheits-erlebnisse, wenn sie nun wieder geschlagen wird, diesmal von der Tochter (die andererseits das Elend der Mutter spürt und stellvertretend Hilfsappelle für sie aus-sendet).

Auf dieses Erklärungsangebot reagiert Frau D. unmittelbar mit deutlicher Entlastung und Beruhigung. Daraufhin kann sie ihr Erleben teilweise differenzieren: „es fühlt sich an wie damals" anstelle von „es ist wie damals" und gewinnt – in Ansätzen – Hand-lungsfähigkeit und Kompetenz zurück. Zugleich kann sie realistischer den bevorste-henden Tod des Ehemannes zur Kenntnis nehmen und ihm in den folgenden Tagen bis zu seinem Tod beistehen.

Fokus: Stärkung elterlicher Kompetenz

Zwei Wochen nach dem Tod des Vaters initiiert Frau D. ein weiteres Einzelgespräch. Sie wirkt besser konturiert, emotional spürbar und vermittelt bei aller Trauer und Schmerz auch etwas Kämpferisches (ihre bisherigen erfolgreichen Überlebensstrate-gien „nicht unterkriegen lassen" scheinen ihr wieder verfügbar). Unser Gespräch sei ihr sehr hilfreich gewesen. Jetzt ist es ihr möglich, Anja mit ihrer Trauer und ihrem

> Schmerz um den Vater wahrzunehmen, damit ermöglicht sie Anja Nähe und emotionale Verfügbarkeit.
>
> Im Familienleben der Restfamilie bekommt der Vater einen Platz, in Ritualen, Bildern und Erinnerungen an ihr gemeinsames Leben mit ihm. Gute Beziehungserfahrungen können (teilweise) verinnerlicht und tröstlich werden, und sie erleichtern der Familie als Ganzes, und jeder Einzelnen die Erfahrung von Verbundenheit, trauernde Verarbeitung und Neuanfang.

Besondere Herausforderungen (schwierige klinische Situationen)

- Die Berater sollten hinsichtlich der persönlichen Vorstellung der Kinder ihre Bereitschaft und ihr Interesse zeigen, jedoch keinen Druck auf die Eltern ausüben.
- Schwierig wird die Beratung im Elternsetting, wenn die Eltern sich völlig uneins sind im Hinblick auf das Kind (z. B. möchte die Mutter das 6-jährige Kind aufklären und vorbereiten, der getrennt lebende, erkrankte Vater will dies keinesfalls. In Einzelgesprächen mit beiden Elternteilen wird versucht, dies aufzulösen).
- Eine besondere Situation entsteht bei alleinerziehenden erkrankten Eltern (vgl. hierzu Modul 7.3.1 *Unterstützung alleinerziehender krebskranker Eltern*, S. 148 ff.).
- Sollten die Parteien bei Paarkonflikten dazu neigen, den Berater als Schiedsrichter einzusetzen, ist Abgrenzung wichtig.
- Wenngleich der Berater sich um Allparteilichkeit bemüht, kann es doch sein, dass sich zu einem Elternteil eine besondere Beziehung herausbildet. Manchmal ist es dann sinnvoll, im Team zu arbeiten, um dem anderen Elternteil ebenfalls genügend Raum zu geben.
- Manchmal würde man als Berater andere Prioritäten setzen, z. B. wenn Erbschafts-, Sorgerechts-, kindbezogene Versorgungsthemen bei schlechter Krankheitsprognose im Raum stehen, während das Elternpaar sich in einer Abwehrkoalition lieber mit eigenen Konflikten beschäftigt. Hier hilft nur ein offenes, aber vorsichtiges Ansprechen unter Berücksichtigung der Abwehr (z. B. „Bei wem würde Ihr Kind unterkommen, falls Ihre Frau während der Behandlung doch für einige Zeit ins Krankenhaus käme und Sie arbeiten müssten?").

Insgesamt ist es wichtig, eigene Grenzen und Aufträge klar zu definieren (z. B. „Wir sind hier, um Sie zu unterstützen, als Familie besser mit der Situation umgehen zu können"), unerfüllbare Aufträge abzulehnen (z. B. „in diesem Rahmen können wir nicht alles klären, lassen Sie uns zunächst sehen, was jetzt am dringlichsten wäre") und die Verantwortung immer bei den Eltern zu lassen, d. h. keine Themen zu forcieren, die die Eltern (noch) nicht besprechen können oder wollen. Die Einbeziehung und Vermittlung anderer Helfer (Mediator bei Sorgerechtsstreitigkeiten, Paartherapie bei chronischen Konflikten, Einzelpsychotherapie oder psychoonkologische Einzelbetreuung) entlasten das Beratungssetting.

7.3.3 „Double-Trouble": Prämorbide Paar- und Familienkonflikte

Spezifische Problemstellung

Im Rahmen der Beratung von Familien mit einem an Krebs erkrankten Elternteil kann es vorkommen, dass es zusätzlich Beziehungsprobleme des Paares gibt. Derartige Paarkonflikte können – unabhängig davon, ob sie sich bereits vor oder neben der Krebserkrankung entwickelt haben oder durch diese ausgelöst worden sind – in den Gesprächen mit der Familie sehr präsent sein. Im vorliegenden Modul sollen deshalb Hilfestellungen und mögliche Vorgehensweisen für Eltern und Kinder erläutert werden, die angewendet werden können ohne in ein paartherapeutisches Setting überzugehen.

Einführung in den Ansatz/theoretischer Hintergrund

Die *Kumulation psychosozialer Risikofaktoren* erhöht die Wahrscheinlichkeit, dass eine altersgerechte Entwicklung von Kindern und Jugendlichen empfindlich gestört oder gar behindert wird (Laucht et al., 2000). Kinder aus Familien mit schweren oder andauernden elterlichen Paarkonflikten haben ein erhöhtes Risiko eine psychische Störung zu entwickeln (Shelton & Harold, 2008). Dabei besteht zum einen die Gefahr des „Überschwappens" (*spillover*) der negativen Beziehungsgestaltung von der Paar- in die Eltern-Kind-Beziehung und zum anderen einer eingeschränkten emotionalen Verfügbarkeit auf Seiten der Eltern (Schneewind, 2004). Längsschnittliche Daten zeigen, dass ausgeprägte elterliche Konflikte die Etablierung von ungünstigen Bewältigungsstrategien bei den Kindern begünstigen (Shelton & Harold, 2007). Als bedeutende Prädiktoren für die Trennung von Paaren haben sich Defizite in der paarinternen *Kommunikation*, der *Problemlösekompetenz* und der *Stressbewältigung* erwiesen (Bodenmann, 2004). Deren gezielte (Re-)Aktivierung und Förderung in Familien, bei denen zudem eine elterliche Krebserkrankung vorliegt, bildet daher den Schwerpunkt des vorliegenden Moduls.

Institutionelle Aspekte

Für die Berater oder Therapeuten kann es hilfreich sein, über Erfahrungen im Bereich Paarberatung/-therapie oder systemischer Beratung und Therapie zu verfügen.

Indikationskriterien

Das Modul kann bei jeder Familie mit einem an Krebs erkrankten Elternteil angewendet werden, bei der zu Beginn oder im Verlauf der Beratung Paarkonflikte deutlich werden.

Fokussetzung/zentrale Themen

Bevor eine Fokussierung der Paarthematik im Rahmen der Beratung erfolgt, bedarf es zunächst einer Klärung des Auftrags. Es kann vorkommen, dass Eltern mit Paarkonflikten das Auftreten einer Krebserkrankung zum Anlass nehmen, sich professionelle Unterstützung zu suchen und dabei zunächst die Beratung für ihr Kind bzw. ihre Kinder in den Vordergrund stellen. Auf angedeutete oder explizit vorgetragene Paarkonflikte können die Eltern angesprochen und nach diesbezüglicher Belastung und Beratungsbedarf gefragt werden. Im Fokus steht hier – wie auch bezüglich der Krebserkrankung – die offene Kommunikation (F1) über den Paarkonflikt (zunächst unter den Eltern). Inwiefern dieser Konflikt – mit Zustimmung der Eltern – zum weiteren Thema in der Beratung gemacht wird, hängt vom Schweregrad des Konflikts (vom Berater/Therapeuten einzuschätzen, vgl. Kap. 4), der Motivation der Eltern und den damit verbundenen Aussichten auf eine zeitnahe Klärung, vor allem auch im Interesse der betroffenen Kinder, ab. Erscheint dies im zeitlichen, inhaltlichen und organisatorischen Rahmen der Beratung nicht möglich, so sollte das Paar an eine weiterführende Paarberatung oder -therapie verwiesen werden.

Setting

Elternsetting. Für die Thematisierung der von der Beraterin oder dem Berater wahrgenommenen oder von den Eltern offen berichteten Paarproblematik ist zunächst das Elternsetting zu wählen. Je nach Wunsch der Eltern können die Gespräche entweder mit den Elternteilen
* von Beginn an zusammen oder
* zunächst separat durchgeführt werden.

Vorrangiges Ziel sollte jedoch die Zusammenführung der einzelnen Sichtweisen im gemeinsamen Gespräch sein.

Kindsetting. Zur Entlastung und Thematisierung von Sorgen der Kinder über den Beziehungsstatus der Eltern wie auch zur Klärung potenzieller Loyalitätskonflikte ist das Einzelgespräch mit den Kindern zunächst das geeignete Setting.

Familiensetting. Tritt im Verlauf der o. g. Gespräche der Wunsch nach einem Familiengespräch auf, sollte dieses sowohl mit dem Kind bzw. den Kindern (im Einzel- oder Geschwistergespräch) als auch den Eltern hinsichtlich Erwartungen und Grenzen vorbereitet werden.

Beschreibung der Interventionen

Für die Berücksichtigung der Paarproblematik in der Beratung ist es hilfreich, die Intensität der Paarproblematik zunächst orientierend in die Schweregrade leicht, mittel und schwer einzuteilen – mit fließenden Übergängen. Die Beschreibung dieser Schweregrade (vgl. Tab. 8, S. 163) ist aus unseren praktischen Erfahrungen in der Beratung entstanden und erhebt keinen Anspruch auf empirische Evidenzbasierung. Ob die Paarproblematik bereits vor der Erkrankung bestand oder durch diese begleitet oder ausgelöst wurde, spielt für die Schweregradeinteilung keine Rolle.

Bei den hier beschriebenen *leichten Paarproblemen* kompensieren die Eltern die Konfliktsituation noch gut. Daher sollten sie zwar darauf angesprochen werden, die Stärken im bisherigen Umgang jedoch ressourcenorientiert hervorgehoben und positiv konnotiert werden, ohne in der Beratung einen inhaltlichen Fokus darauf zu setzen.

Bei *mittlerer Konfliktintensität* kann es für die Familie hilfreich sein, einen Beratungs-
schwerpunkt auch auf die Paarthematik zu setzen, um dort gebundene Energien für die
familiäre Bewältigung der Krebserkrankung nutzbar zu machen.

Tabelle 8: Schweregradeinteilung der Paarkonflikte

	leicht	mittel	schwer
Paarebene	– Paarzufriedenheit eingeschränkt – leichte und passagere Konflikte spürbar – offene Kommunikation, auch über die Paarprobleme	– Paarzufriedenheit beeinträchtigt – regelmäßige Konfliktgespräche – noch konstruktive Kommunikation	– hohe Unzufriedenheit bei beiden Partnern – starke und häufige (destruktive) Konfliktgespräche – keine oder überwiegend negative Kommunikation – Trennung war evtl. geplant, aber wegen Krebserkrankung nicht erfolgt
Elternebene	– kompetenter Umgang (Erhalt der Elternallianz)	– gelegentliche Vermischung von Paar- und Elternebene – grundsätzlich gemeinsame Erziehungspraxis	– aktuell keine gemeinsamen Erziehungsziele – Rückzug eines Elternteils aus der Erziehungspraxis
Eltern-Kind-Ebene	– Transparenz – Authentizität – offene Kommunikation	– ungünstige Beziehungsgestaltung „schwappt" auf die Eltern-Kind-Beziehung über	– Loyalitätskonflikte beim Kind – Intergenerationale Allianzen
Intervention	– Ansprechen und positiv konnotieren – *kein* weiterer Schwerpunkt im Beratungsverlauf	– Psychoedukation – Erhöhung paarinterner Kommunikationsqualität – Stärkung von Problemlösefertigkeiten – Förderung von Stressbewältigung	– *keine* Fokussierung im Beratungsverlauf – Weitervermittlung in Paar- oder Familientherapie

Schwere Beziehungsprobleme, die mehr Raum in der Beratung einnehmen als die Krebs-erkrankung oder bei denen eine Trennung aktuell im Raum steht bzw. vor der Krebser-krankung stand, aber durch diese verworfen wurde, übersteigen meist den hier dargestell-ten Beratungskontext. In diesen Fällen ist eine Weitervermittlung in eine professionelle Paar- oder Familientherapie indiziert.

Selbstverständlich gibt es häufig fließende Übergänge zwischen diesen Schweregraden und es bedarf immer der individuellen Einschätzung des Beraters/Therapeuten und der Abstimmung mit der Familie, um die Interventionen an die Bedürfnisse der Familiensi-tuation anzupassen.

Interventionen auf Elternebene

- *Psychoedukation.* Den Eltern sollte zunächst mitgeteilt werden, dass es nicht unge-wöhnlich ist, dass die Beziehungsqualität bzw. -zufriedenheit im Verlauf einer Paar-beziehung schwankt und dass diese dabei von verschiedenen Faktoren abhängig ist. So kann sie bei zunehmender Stressbelastung jedes einzelnen Partners (z. B. indivi-duelle Ängste, mehr Haushaltsaufgaben des gesunden Partners), aber auch des Paa-res (z. B. gemeinsame Sorge um die Kinder, gemeinsame Wahrnehmung von Arztter-minen, finanzielle Schwierigkeiten) belastet werden. Es kann darauf aufbauend überlegt werden, wodurch die Paarzufriedenheit *jedes Partners* aktuell belastet wird. Lösungsvorschläge können dann entsprechend der Ausführungen zur Stärkung der Problemlösefertigkeiten (vgl. S. 165) erarbeitet werden. Dabei kann darauf Bezug ge-nommen werden, wie frühere Paarprobleme angegangen bzw. wie sie bewältigt wur-den. In einem nächsten Schritt sollte den Eltern vermittelt werden, dass es für Kinder von entscheidender Bedeutung ist, zwischen Eltern- und Paarebene zu trennen. Die aktuellen Schwierigkeiten zwischen den Eltern sollten nicht über Fragen der Kinder-erziehung ausgetragen werden, da dies zu Loyalitätskonflikten oder Allianzbildung bei den Kindern führen kann. Vertiefende Ausführungen hierzu finden sich bei Largo und Czernin (2010).
- *Erhöhung paarinterner Kommunikationsqualität.* Zur Senkung negativ getönter Paar-kommunikation und Konfliktdynamik hat es sich als günstig erwiesen, Merkmale „guten Zuhörens" und „guten Mitteilens" (Schulz von Thun, 1981; Bodenmann, 2004) als grundlegende Aspekte funktionalen Kommunikationsverhaltens psychoedukativ zu vermitteln (vgl. Tab. 9).

Tabelle 9: Regeln guter Kommunikation

Zuhörerregeln:	Sprecherregeln:
Zusammenfassen	Ich-Gebrauch
Offene Fragen stellen	Konkret bleiben
Aktives Zuhören	Gefühle ansprechen

Nach Bodenmann (2000) lassen sich in Partnerschaften verschiedene Äußerungsfor-men von Stresserleben unterscheiden. Zu beachten ist, dass es neben der explizit-verbalen Art auch indirekte, nonverbale Wege gibt, die u. U. appellativen Charakter an den Partner haben können (z. B. lautes Seufzen, motorische Unruhe, ungeduldiger oder weinerlicher Tonfall). Solche aus konkreten Situationen aufzugreifen und zu klären, wie sich jeder Partner wünscht, damit umzugehen, kann zudem Inhalt paarfokussierter Sitzungen sein.

- *Stärkung Problemlösefertigkeiten.* Eine Unterstützung in diesem Bereich zielt vor allem auf die Bewältigung von Alltagsproblemen. Anhand von sechs Schritten kann ein aktuelles Problem lösungsorientiert besprochen werden (nach Bodenmann, 2004). Von Bedeutung ist, dass beide Elternteile möglichst in allen Phasen der Problemlösung einbezogen sind.

6 Schritte des Problemlösetrainings (nach Bodenmann, 2004)
1. Problem genau beschreiben
2. Mögliche Lösungen finden
3. Bewerten und entscheiden
4. Planen von Schritten
5. Durchführung der Problemlösung
6. Bewerten des Erfolgs

- *Förderung von Stressbewältigung.* Als Reaktion auf Stress kommen zunächst *individuelle Bewältigungsbemühungen* zum Einsatz. Bei fortwährender Stressexposition (wie es bei einer elterlichen Krebserkrankung nicht selten ist) bzw. unzureichender Bewältigung wird hingegen immer mehr auf Formen gemeinschaftlichen (dyadischen) Copings zurückgegriffen (Bodenmann, 2000). Dieses aktiv zu stärken, hat sich in der Beratung als hilfreich herausgestellt. *Supportives dyadisches Coping* beinhaltet sowohl das selbständige Abnehmen von Aufgaben des (kranken) Partners zu dessen Entlastung wie auch Interesse am körperlichen und psychischen Zustand des Partners zu zeigen, z. B. durch aktives Nachfragen. Demgegenüber werden unter dem Begriff *delegiertes dyadisches Coping* alle Bemühungen verstanden, aktiv Aufgaben an den Partner zur eigenen Entlastung zu übergeben. Schließlich kann mit den Eltern überlegt werden, wie sie im Rahmen von *gemeinsamem dyadischem Coping* jeweils Stresserleben reduzieren können (z. B. Entspannungsmusik hören, gegenseitige Massage, Spazieren gehen, Kino, religiöse Aktivitäten, sportliche Aktivitäten, gemeinsame Lösungsdiskussionen, gemeinsame Informationsbeschaffung). Diesbezügliche Maßnahmen fördern vor allem auch das „Wir-Gefühl" des Paares. Als weiterführende Literatur werden Zimmermann und Heinrichs (2007) sowie Bodenmann (2004) empfohlen.

Interventionen auf Kindebene

Je nach Schweregrad der Paarkonflikte sollten Kinder im Einzelgespräch diesbezüglich vorsichtig exploriert werden, z. B. mit der Frage, ob es in der Familie schon mal Streit gebe und zwischen wem. Wenn ein Kind sich entsprechend besorgt zur Beziehung der Eltern äußert, kann weiter exploriert werden, inwiefern sich das Kind für die Konflikte der Eltern verantwortlich fühlt, da sich elterlicher Streit häufig um Erziehungsfragen dreht. Dabei ist es wichtig, das Kind dahingehend zu entlasten, dass die Eltern für ihren

Streit oder Uneinigkeit (und auch die Einigung) verantwortlich sind und nicht das Kind (ähnlich wie auch das Kind dafür verantwortlich ist, ob es sich z. B. mit anderen Kindern zankt oder nicht). Möglicherweise lässt das Kind Loyalitätskonflikte erkennen, d. h. Unsicherheit, zu welchem Elternteil es halten soll, oder das Gefühl, zwischen beiden hin- und hergerissen zu sein. Dies sollte als typisches Gefühl anerkannt und mit dem Kind besprochen werden. Gemeinsam mit dem Kind kann danach überlegt werden, welche Möglichkeiten es gibt, angesichts der Situation einen Ausgleich zu schaffen, z. B. durch Austausch mit Geschwistern oder anderen vertrauten Bezugspersonen.

Fallbeispiel:

Frau M. erhält nach einer Brustkrebsdiagnose und -operation Chemotherapie und ist dadurch tageweise so stark beeinträchtigt, dass sie sich nicht um die beiden Kinder (2 und 5 Jahre) kümmern kann. Herr M. ist beruflich in einer aufstrebenden Position und viel auf Dienstreisen. Die Kinderbetreuung wird von Familienhilfe und Großeltern mit übernommen, was für die Kinder zu häufigen Betreuungswechseln führt. Die Eltern hatten diese schwierige Situation zu Beginn der Erkrankung voraus gesehen und bewusst in Kauf genommen. Sie waren sich einig, dass sie das gemeinsam schon meistern würden. In der Beratung wird rasch deutlich, dass beide Eltern sich damit überfordert fühlen und es Auseinandersetzungen darüber gibt, wer von beiden sich stärker für die Familie einsetzt. Angesichts der bei mehreren Beratungsgesprächen anhaltenden gegenseitigen Vorwürfe und des beiderseitig geäußerten Gefühls des Auf-sich-allein-gestellt-Seins wird von dem Berater die Frage in den Raum gestellt, ob die Eltern über eine Trennung nachdenken würden. Diese Frage war für beide Elternteile zunächst nicht klar zu beantworten. Daraufhin beschließen sie im weiteren Beratungsgespräch, etwas für ihre Beziehung zu tun, in dem sie sich kinderfreie Wochenenden schaffen, gemeinsam mit den Kindern über die aktuell schwierige Situation sprechen und ihren jeweiligen Beitrag zur Alltagsversorgung der Familie gegenseitig mehr anerkennen.

Besondere Herausforderungen (schwierige klinische Situationen)

Es kann vorkommen, dass von einem Kind elterliche Beziehungskonflikte angesprochen werden, die von den Eltern selbst bisher nicht offen gelegt wurden. Unter Einhaltung der therapeutischen Verschwiegenheit gegenüber dem Kind, kann in einem separaten Elterngespräch der Fokus auf die Paarbeziehung gelenkt werden, indem die Auswirkungen der Krebserkrankung auf die Beziehungsqualität der Eltern exploriert werden. Dadurch wird den Eltern eine Thematisierung ihrer Beziehungskonflikte explizit ermöglicht, so dass ihnen dann auch eine Unterstützung im Sinne dieses Moduls angeboten werden kann.

Der Begriff „Double Trouble" fokussiert im vorliegenden Modul auf das gemeinsame Auftreten von Paarkonflikten und einer elterlichen Krebserkrankung. Denkbar ist jedoch eine Vielzahl weiterer *psychosozialer Familienkonflikte* wie sozial oder psychisch auffälliges Verhalten der Kinder oder schwierige soziale Familienverhältnisse, die parallel zu einer elterlichen Krebserkrankung bestehen und eine Beschränkung auf eine Beratung i. S. des vorliegenden Manuals erschweren. Erforderlich ist auch in diesen Fällen, entsprechende weitere Hilfsangebote hinzuzuziehen (z. B. kinder- und jugendpsychiat-

rische Klinik, Jugendamt), welche die Federführung für weitergehende Unterstützungs-
maßnahmen oder Hilfen (z. B. kinder- und jugendpsychiatrische Diagnostik/Behandlung,
Familienhilfe) übernehmen. Die (neu) zuständigen Stellen können dann dazu beraten
werden, welche Aspekte im Zusammenhang mit der elterlichen Krebserkrankung besonders zu berücksichtigen sind.

7.3.4 Familien mit Migrationshintergrund

Spezifische Problemstellung

Eine wachsende Zahl von Beratungen richtet sich an Familien mit Migrationshintergrund, die mittlerweile fast ein Fünftel der in Deutschland ansässigen Menschen ausmachen (Statistisches Bundesamt, 2007). Es bestehen für diese Gruppe nach wie vor erhebliche Defizite und Hindernisse beim Zugang zum Gesundheitssystem, die Mangel- und Fehlversorgung zur Folge haben können. Sprachbarrieren, kulturelle oder religiöse Unterschiede, belastende Lebensereignisse (Entwurzelung, soziale Isolation) sowie differierende Gesundheits- bzw. Krankheitskonzepte und Erfahrungen im Gesundheitssystem können Beziehungsaufbau und Beratung erschweren. Eine den Bedürfnissen dieser Familien angemessene Beratung erfordert ein verändertes Vorgehen, das interkulturelle Kompetenz auf Seiten des Beraters voraussetzt.

Einführung in den Ansatz/theoretischer Hintergrund

Menschen, die migriert sind, sind besonderen gesundheitlichen, sozialen und ökonomischen Belastungen ausgesetzt (Razum et al., 2008). Der Verlust wichtiger Bezugspersonen im Herkunftsland, die Anforderungen einer Neuorientierung und Integration, das Aufwachsen in unterschiedlichen Kulturen sowie mögliche Diskriminierungserfahrungen von Kindern und Jugendlichen mit Migrationshintergrund erhöhen das Risiko für psychosoziale Belastungen. Dabei gibt es keine Hinweise auf eine grundsätzlich schlechtere Gesundheitssituation dieser Gruppe (Razum et al., 2008).

Bei Menschen mit Migrationshintergrund handelt es sich um eine heterogene Gruppe, nicht nur im Hinblick auf Herkunft, Religion und Ethnizität, sondern auch bezüglich ihres sozialen Milieus und den damit verbundenen Möglichkeiten zur kulturellen, wirtschaftlichen und gesellschaftlichen Teilhabe (Knipper & Bilgin, 2009). Die Heterogenität fordert dem Berater ein hohes Maß an Differenziertheit sowie eine gewisse kulturelle Neutralität bzw. die Fähigkeit zur Distanz zu eigenen kulturellen Normalitätsvorstellungen ab.

Institutionelle Aspekte

Voraussetzung für die Arbeit mit Menschen mit Migrationshintergrund ist *kulturelle Kompetenz* (Lindert et al., 2008) auf Seiten des Beraters. Kulturelle Kompetenz beinhaltet die Neugier auf Fremdes sowie eine kulturell sinnvolle Beziehungsgestaltung, die Kenntnis kulturspezifischer Symptomwahrnehmungen und Behandlungserwartungen ebenso wie ein empathisches Verständnis davon, welche Beratungsziele in welchem spezifischen kulturellen Kontext bedeutsam und sinnvoll sind (ebd.). Daneben sollte *interkulturelle Offenheit* selbstverständlich sein, wofür eine respektvolle und wertschätzende Haltung (Wesselman, 2009) und die fortlaufende Reflexion der (Normalitäts-)Vorstellungen der eigenen Kultur und Prägung entscheidend sind. *Supervision* und *Intervision* sowie Gespräche mit Menschen aus der anderen Kultur können diesen Prozess erleichtern. Lebensgeschichtliche, ethnische und soziale Zusammenhänge der Familien sollten beachtet und die Tatsache reflektiert werden, dass der Berater im Positiven wie im Negativen als Vertreter der dominanten Gruppe der Gesellschaft erlebt werden könnte (Horn, 2005; Möller et al., 2005). Des Weiteren sollten im Rahmen eines *interdisziplinären Ansatzes* Psychiater, Psychologen, Ethnologen und Sozialwissenschaftler unterschiedlicher Herkunft gleichberechtigt zusammen arbeiten. Das Vorhandensein eines *multikulturellen Teams* signalisiert den Patienten, dass Raum für Diversität besteht (Horn, 2005). Außerdem sollten ggf. für den psychosozialen Gesundheitsbereich ausgebildete *Dolmetscher* als Sprach- und Kulturmittler zur Verfügung stehen (Hinweise zur Arbeit mit Dolmetschern: Möller, 2006).

Indikationskriterien

Die Mehrzahl der in Deutschland lebenden Familien mit Migrationshintergrund[13] stammt aus westlichen Kulturen oder lebt schon seit vielen Jahren oder Jahrzehnten in Deutschland. Viele von ihnen sind gut integriert, verfügen über ausreichende persönliche und soziale Ressourcen. Auf sie ist das im Manual beschriebene Vorgehen anwendbar.

Das hier beschriebene Modul bezieht sich dagegen vor allem auf die Beratung von Familien, die erst seit kurzer Zeit in Deutschland, besonderen (psycho-)sozialen oder ökonomischen Belastungen ausgesetzt sind, unzureichend am gesellschaftlichen Leben teilhaben oder integriert sind.

Fokussetzung/zentrale Themen

Die wesentlichen Ziele der Beratung sind das Verstehen der familiären und kindlichen Situation vor dem Hintergrund von Kultur und familiärer Lebensgeschichte sowie ein ressourcenorientiertes, Bewältigungsmöglichkeiten stärkendes Vorgehen:
* Offene Kommunikation, kognitive Orientierung und Unterstützung antizipierender Trauerarbeit (F1, K1+5): Kulturelle Norm- und Wertvorstellungen bzw. Tabus können Aufklärung, Dialog und Auseinandersetzung mit dem Abschied vom Elternteil erschweren oder verhindern.
* Bewusstheit über divergente Bedürfnisse und Legitimierung eigener Gefühle und Bedürfnisse (F2, K2): Unterschiedliche, kulturell geprägte Umgangsweisen, Lebensentwürfe, Werte und Vorstellungen bei Eltern und Kindern können zu Missverständnissen und (Loyalitäts-)Konflikten führen.
* Reduzierung altersunangemessener Parentifizierung (F3): Divergente Rollenerwartungen von Eltern und Kindern können durch soziale Isolation oder unzureichende Unterstützung verstärkt werden und letztere in der Rolle der Fürsorgenden oder Pflegenden überfordern.
* Stützung elterlichen Kompetenzerlebens und Erhöhung ihrer emotionalen Verfügbarkeit (E1+2): Soziale Isolation, belastende Vorerfahrungen durch Migration oder Flucht können die Eltern zusätzlich belasten und zu Hilflosigkeit und Überforderung führen.

---

13 Migrationshintergrund, d. h. Menschen, die ihren Lebensmittelpunkt freiwillig oder unfreiwillig räumlich nach Deutschland verlegt haben, wie ausländische Staatsangehörige, Aussiedler/ Spätaussiedler oder Familien eingebürgerter Migranten, Flüchtlinge (Brzoska & Razum, 2009).

Setting

Einzelgespräche. Im Gegensatz zu dem normalerweise in der diagnostischen Phase durchgeführten gemeinsamen Elterngespräch, kann es bei Familien mit Migrationshintergrund sinnvoll sein, mit den Eltern getrennte Einzelgespräche durchzuführen. In Einzelgesprächen mit Eltern und Kindern kann das individuelle Denken, Erleben und Verhalten vor dem kulturellen und familiären Hintergrund exploriert werden, um so mögliche kulturgebundene Probleme und Besonderheiten im geschützten Rahmen an- und besprechen zu können. Gerade Frauen aus patriarchalen Kulturkreisen ist es in Gegenwart ihres Mannes häufig nicht möglich, sich frei zu äußern. Wenn von der Familie gewünscht, können in einem anschließenden Familiengespräch dann analog zur Beschreibung im Manual die Sichtweisen der Familienmitglieder zusammengetragen und ein gemeinsames Verständnis entwickelt werden.

Familiengespräche. Da das Eingebundensein in den (Groß-)Familienverband bei Familien mit Migrationshintergrund sehr stark sein kann, sind Familiengespräche oft sinnvoll und notwendig (Möller, 2006). So fällt in manchen Kulturen beispielweise Großeltern oder Brüdern des Vaters eine wichtige Rolle z. B. als Fürsorger oder Familienoberhaupt mit Entscheidungskompetenzen zu. Eine Einbeziehung des Familienverbandes ist nicht nur notwendig, um soziale Unterstützung als Ressource im Beratungsprozess nutzen zu können, sondern auch, um mögliche Konflikte und Schwierigkeiten in einem den familiären Strukturen gerecht werdenden Setting zu klären. Weiterhin kann es sinnvoll sein, eine aus demselben Kulturkreis stammende vertraute Person als Unterstützer und Vermittler in den Beratungsprozess einzubeziehen.

Beschreibung der Interventionen

Entwicklung eines gemeinsamen Problemverständnisses und Klärung von Erwartungen und Umgangsweisen. Familien, die eine Beratung suchen, haben durch kulturelle Vorerfahrungen geprägte Erwartungen, Wünsche und Befürchtungen (Möller, 2008). In einigen Kulturen wird über bestimmte Gefühle, familiäre Konflikte oder Krankheit und Tod wenig, indirekt oder gar nicht gesprochen. Es ist daher wichtig, sich über die Gewohnheiten und Umgangsweisen im Erstgespräch ein Bild zu machen, bevor diese Themen zur Sprache kommen. Dies geschieht durch aufmerksames Zuhören sowie durch aktives Nachfragen. Letzteres kann, da weniger ängstigend, auf indirekte Weise erfolgen:

Indirekte Fragen für mehr Hintergrundinformation:

- Wie gehen die Menschen in Ihrer Heimat damit um, wenn jemand in der Familie krank ist?
- Wird darüber gesprochen?
- Wer spricht mit wem darüber?
- Wo würden Sie Unterstützung und Hilfe bekommen?

Erwartungen an das Gesundheitssystem und die Rolle des Beraters können ebenfalls sehr unterschiedlich sein. So haben manche Familien den Wunsch nach einer schnellen und effizienten Lösung von Problemen oder Linderung psychischer Belastungen durch Medikamentengabe oder Handlungsanweisungen. Bisherige Erfahrungen in den Gesundheitswesen, Erwartungen und Wünsche sollten daher ebenfalls im Erstgespräch sorgfältig exploriert werden. Wichtig ist auch, über das Beratungsangebot und seine Grenzen aufzuklären, um falschen Hoffnungen und Enttäuschungen vorzubeugen. Eventuell sollte gemeinsam eine Vermittlung an eine interkulturelle Beratungsstelle vorbereitet werden. Anknüpfungspunkte an frühere Erfahrungen, z. B. mit Rat gebenden Personen, sollten hergestellt werden.

Anregungen für Fragen zu kulturellem Wissen und kulturellen Unterschieden (in Anlehnung an Teal & Street, 2009):

- Was bedeutet „Familie" für die jeweilige Familie? Wer gehört alles dazu?
- Was ist das Erklärungsmodell des Patienten für die Krebserkrankung?
- Welche Faktoren tragen zum Verständnis bei (Bildung, Wissen über die Krankheit etc.)?
- Was sind „handfeste" reale und gemeinschaftsbasierte Ressourcen?
- Wie ist Fürsorge für den Erkrankten im erweiterten Familiensystem („Clan") organisiert?
- Welche alternativen Heilsvorstellungen gibt es in der Familie?
- Was sind Kernthemen der kulturellen Gruppe (z. B. Einbezug Dritter in Entscheidungen)?
- Welcher soziale Kontext kann die Fähigkeit, sich um sich zu sorgen, beeinflussen (sozioökonomischer Status, Lebensumstände etc.)?
- Welchen Einfluss haben soziale Stressoren, die Fähigkeit, lesen und schreiben zu können oder Sprachkenntnisse?
- Welche Präferenz hat der Klient hinsichtlich Information und Entscheidungsfindung (jemand der alles Gute und Schlechte wissen möchte, jemand der eigene Entscheidungen fällen möchte, jemand der Empfehlungen folgen möchte)?
- Worin unterscheiden sich Gesundheitssysteme im Herkunfts- und Zielland?

Um kulturellen Missverständnissen vorzubeugen, sollten allgemeine soziale Rollen und Erwartungen berücksichtigt und ggf. jeweils gleichgeschlechtliche Berater für die Elternteile gewählt werden.

Exploration und Einbeziehen migrationsspezifischer Erfahrungen. Die Migrationserfahrung kann als Verunsicherung und Belastung, aber auch als Bereicherung und Ressource, die neue Handlungsräume eröffnet, erlebt werden (Erim & Senf, 2002), und sollte daher immer in den Beratungsprozess einbezogen bzw. mitgedacht werden.

Das Motiv für die Migration, damit verbundene Wünsche und Erwartungen der Familie, das frühere Leben in der Heimat, die Aufnahme- und Lebenssituation in Deutschland, den Migrationsprozess, mögliche Rückkehrabsichten und damit im Zusammenhang stehende Gefühle zu thematisieren, kann das Verständnis der Familien und des Beraters in der Krankheitssituation erweitern (Möller, 2006).

Außerdem kann die Auseinandersetzung mit der eigenen Identität und Zugehörigkeit als Folge der Pendelbewegungen der Kinder zwischen Herkunfts- und Aufnahmegesellschaft eine Rolle spielen. Thema in der Beratung können damit einhergehende familiäre Konflikte oder durch Migration hervorgerufene schwierige soziale Situationen und familiäre Strukturen sein, wenn sie den Umgang mit der aktuellen Erkrankungssituation im Sinne multipler Belastungen erschweren (vgl. Modul 7.3.3 *„Double Trouble": Unterstützung bei prämorbiden Paar- und Familienkonflikten*, S. 161 ff.).

Flexibilität und Suche nach gemeinsamer Sprache. Eine *kultursensitive Haltung* im oben genannten Sinne einzunehmen, bedeutet, meist nebeneinander bestehende unterschiedliche kulturgebundene Erklärungsmodelle, z. B. für die Krebserkrankung, gleichermaßen einzubeziehen und anzuerkennen. Jede Kultur beinhaltet flexible Elemente wie Werte, Normen und Weisheiten, die dem Ziel der Beratung entsprechen und in diese integriert werden können. Diese flexiblen, dem Klienten vertrauten kulturellen Elemente zu nutzen, ist wichtig für eine gelingende Problembewältigung.

Die *sprachliche Verständigung* sollte bei ausreichenden Kenntnissen auf Deutsch, ansonsten durch ausgebildete Dolmetscher in der Heimatsprache erfolgen. Familienangehörige sollten in der Regel nicht als Dolmetscher für die Familien fungieren, da dies die Gefahr birgt, dass gerade bei emotional belasteten Themen der Dolmetscher nicht nur als Sprachübersetzer, sondern auch intuitiv als Überbringer und Filter der geäußerten Botschaften agiert. Insbesondere für Kinder ist dies eine Überforderung. Die Sprache der Berater muss klar und verständlich sein. Es ist hilfreich, von den Familien benutzte Ausdruckweisen, Redewendungen, Bilder und Metaphern aufzugreifen, sich erklären zu lassen und im Prozess zu nutzen. Sie erleichtern das Verstehen und helfen, eine Sprache für das Schwierige oder noch nicht Verstandene zu finden. Gegebenenfalls können auch nonverbale Kommunikationsmittel wie *Familienbrett, Zeichnungen, Skulpturen* eingesetzt werden.

Einbeziehung und Stärkung sozialer Ressourcen. Es kann vorkommen, dass Patienten nur im Beisein ihrer Familienangehörigen Entscheidungen über den weiteren Umgang mit der Krebserkrankung treffen möchten (Teal & Street, 2009). Eine Beratung, die wichtige Personen im familiären Entscheidungsprozess übersieht, wäre wenig hilfreich. Berater sollten die Schlüsselfrage „Ohne wen läuft nichts?" (Yilmaz, 2006, S. 281) immer berücksichtigen, da familiäre Strukturen oft nach Alter und Geschlecht hierarchisch geordnet sind.

Im Umgang mit Familien mit Migrationshintergrund gilt es zu beachten, dass der Loyalität gegenüber der Familie und sozialen Gruppe ebenso wie der sozialen Rolle, die der Einzelne in der Gruppe innehat, besondere Bedeutung zukommen kann. So bedeutet Individuation in einigen nicht-westlichen Kulturen eine Abweichung von der sozialen Norm und kann starke Ängste mit sich bringen, da bei Individuation eine Sanktionierung durch die soziale Gruppe erfolgen kann (Yilmaz, 2006).

Neben dem Einbeziehen entscheidender Familienmitglieder können auch Vertraute und Freunde in die Beratung integriert werden. Sie können bei der Krisenbewältigung hilfreich sein und ggf. den Widerstand gegen eventuell anstehende Veränderungen überwinden helfen (Yilmaz, 2006).

Kulturspezifische Ressourcen und Verarbeitungsmöglichkeiten wie kulturell geprägte Trauer- und Heilungsrituale (Möller et al., 2005) bzw. religiöse Ressourcen sollten in den Beratungsprozess einbezogen werden (Horn, 2005).

> **Hinweis:**
>
> Bei Abwesenheit der entscheidenden Personen kann die Technik des zirkulären Fragens entscheidend bei der Beleuchtung von Meinungen von und Konflikten mit diesen Personen (Yilmaz, 2006) und für das Entwickeln einer möglicherweise veränderten Haltung sein.

Familienzyklus und Konflikte zwischen den Generationen. Häufig gelingt Kindern in der zweiten Generation die Integration in Deutschland schneller als ihren Eltern, die ihrer Heimat u. U. lange nachtrauern. Manchmal unterscheiden sich die Wertesysteme zwischen den Generationen, was Gespräche über die Krebserkrankung erschweren kann. In den Beratungsgesprächen geht es darum, im Kontext unterschiedlicher Lebenswelten von Eltern und Kindern divergierende Einstellungen, Werte und Wünsche zu benennen und einen den einzelnen Familienmitgliedern gerecht werdenden Umgang zu erarbeiten, der Tradition und Offenheit bzw. Veränderung gleichermaßen berücksichtigt.

Berücksichtigung der Religion als Ressource. Religion ist für viele Menschen ein Leben lang von großer Bedeutung und Teil ihrer Identität. Sie vermittelt Deutungen und Interpretationsmöglichkeiten für grundlegende Fragen des Lebens (zum Sinn des Lebens, zu Tod und Sterben etc.), kann Ängste nehmen, Hoffnung und Selbstwertgefühl stärken sowie in Krisen Halt und Schutz bieten. Der Glaube ist für viele Menschen im Rahmen der Krankheitsbewältigung sowie in Vorbereitung auf Sterben und Tod eine wichtige Ressource. Untersuchungen zur (christlichen) Spiritualität zeigen bei spirituellen Patienten häufiger gesundheitsförderliches Verhalten, gelungene Krankheitsbewältigungsstrategien, weniger Ängste und höhere Lebensqualität. Gleichzeitig besteht auch die Möglichkeit, dass der Glaube durch die Erkrankung erschüttert wird, und dadurch Ängste, Stress und Depressivität verstärkt werden (Brzoska & Razum, 2009). Der Einbezug religiöser Ressourcen wie Rituale und spezifischer Vorstellungen sowie Geistlicher (z. B. Seelsorger im Christentum, Hodscha im Islam) kann die Familien stärken, Kontinuität herstellen und Isolations- und Fremdheitsgefühle verringern.

> **Diagnostische Fragen zu familiären Strukturen (Gün, 2003):**
>
> - Was ist die Migrationsmotivation, wann und warum erfolgte sie?
> - Erlitt der Migrant oder seine Familie mit der Einwanderung einen Statusverlust?
> - Kam es im Zuge der Migration zu Trennungen, eventuell in Etappen, zu Verlusten?
> - Wie ist die Situation und Rollenverteilung der Frauen, Männer oder Kinder?
> - Kontakte im persönlichen Netzwerk zu Landsleuten und Deutschen?
> - Welches sind die zentralen Erwartungen an die Migration und an die Zukunft?
> - Welcher Partner ist früher eingereist?
> - Sind im Herkunftsland Kinder („Kofferkinder") zurückgelassen oder werden Kinder „hin- und hergeschickt"?
> - Welche Vorerkrankungen gab es in der Heimat und welche traten erst in der Migration auf?
> - Welches sind frühere oder aktuelle traumatisierend wirkende Ereignisse?
> - Sind Hinweise auf frühere oder aktuelle psychische Beeinträchtigungen vorhanden?
> - Gab es bisherige Therapieversuche und Ergebnisse?

Sozialpädagogische Unterstützung. Manche Familien leben unter schwierigen sozialen Bedingungen: ohne Wissen um und Zugang zu staatlichen oder psychosozialen Einrichtungen sowie eingeschränkte soziale Netze und Deutschkenntnisse. Information zu und Vermittlung von weiterführenden Hilfen und sozialen Unterstützungsmöglichkeiten (Haushaltshilfe, Kinderbetreuung, Kur, kulturelle Vereine, Deutschkurse, Selbsthilfegruppen etc.) sowie ggf. Begleitung zu Ämtern würden die Familien im Sinne des Empowerments in ihrer Selbsthilfekompetenz und ihren aktiven Bewältigungsmöglichkeiten stärken.

Das nachfolgende Fallbeispiel einer Familie mit Migrationshintergrund ist ein für diesen Bereich typisches, wenngleich die Familie nicht direkt die psychosoziale Beratung für körperlich kranke Eltern in Anspruch nahm, sondern – wie es häufig passiert – von medizinischen Helfern an diese verwiesen wurde. Es sollte daher zu Beginn besondere Sorgfalt darauf verwendet werden, das Angebot zu erklären und ein mögliches Anliegen der Familie an ein solches Beratungsangebot, welches vielleicht noch indifferent ist, herauszuarbeiten.

> **Fallbeispiel:**
>
> Der 7-jährige Ibrahim, der mit seinen Eltern vor wenigen Jahren aus Iran nach Deutschland gekommen ist, nässte tagsüber ein und wurde auf Empfehlung des Kinderarztes, der keine organische Ursachen fand, an uns verwiesen. Im Einzelgespräch mit dem Vater erfuhren wir, dass dieser wegen eines Prostatakarzinoms kürzlich operiert wurde. Seit der OP sei der Vater inkontinent, was für ihn mit großem Ehrverlust und Beschämung verbunden sei. Der Vater gab an, dass nur seine Frau von der Erkrankung wisse, er seinem Sohn aus Angst, nicht mehr als starker Vater erlebt zu werden, nichts habe sagen können. In den Einzelgesprächen mit dem Vater können seine Gefühle der Scham und des Ehrverlustes thematisiert und er entlastet werden. In einem anschließenden Elterngespräch wurde ein Zusammenhang zwischen dem Symptom des sehr feinfühligen Sohnes als unbewusste Konkretisierung der Folgestörung des Vaters herausgearbeitet. Dem Vater gelang es anschließend, mit Ibrahim über seine Erkrankung und ihre Folgen offen zu sprechen.

Besondere Herausforderungen (schwierige klinische Situationen)

Es kann vorkommen, dass familiäre Probleme *mit Außenstehenden nicht besprochen* oder nur indirekt angedeutet werden (Wesselman, 2005). Das sensible Aufnehmen und Beantworten indirekter Hinweise bzw. das Einbeziehen von Dolmetschern oder Kollegen desselben Kulturkreises als Vertraute und Kulturmittler können hilfreich sein.

Manche Familien greifen in Krisen auf familiäre Ressourcen zurück, was zu *Isolation* und *Abschottung der Familie* gegenüber äußeren Hilfsangeboten und Beschränkung der Entwicklungsmöglichkeiten der Kinder führen kann. Hier ist es wichtig, das familiäre Coping wertschätzend anzuerkennen und die Eltern in ihren Bewältigungsmöglichkeiten und Ressourcen gezielt zu stärken.

Weiterführende Literatur:

- Knipper. M. & Bilgin Y. (2009). *Migration und Gesundheit.* Sankt Augustin/Berlin: Konrad-Adenauer-Stiftung e.V.
- Muthny, F. A. & Bermejo, I. (Hrsg). (2008). *Interkulturelle Aspekte der Medizin – Laientheorien, Psychosomatik und Migrationsfolgen.* Köln: Deutscher Ärzte-Verlag
- Brzoska, P. & Razum, O. (2009). Krankheitsbewältigung bei Menschen mit Migrationshintergrund. *Zeitschrift für Medizinische Psychologie, 18,* 151–161.

7.4 Spezielle kindbezogene Situationen

7.4.1 Stützung der Geschwisterbindung als Ressource

Spezifische Problemstellung

Angesichts einer familiären Krisensituation wie der elterlichen Krebserkrankung kann sich die Beziehung zwischen Geschwistern verändern: Einerseits im Sinne einer gegenseitigen Unterstützung oder andererseits im Sinne einer zunehmenden Rivalisierung und vermehrter Auseinandersetzungen, wie Erkenntnisse aus der Scheidungs- und Geschwisterforschung nahelegen (Conger & Conger, 1996; Kasten, 2004). Um dieser familiären Konstellation gerecht zu werden, wird hier vorgestellt, wie Geschwister gezielt in die Beratung einbezogen werden können.

Einführung in den Ansatz/theoretischer Hintergrund

Die Geschwisterbeziehung ist mehrheitlich die längste Beziehung im Leben eines Menschen (Frick, 2009) und neben der Eltern-Kind-Beziehung die zweitstärkste aus Kinderzeit stammende emotionale Verbindung (Furman & Buhrmester, 1985). Die Beziehung von Geschwistern zueinander entwickelt sich stetig weiter und hat damit Einfluss auf ihr gesamtes weiteres Leben (Schmidt-Denter, 2005). Die umfassende Bedeutung, sei es auf emotionaler, sozialer oder kognitiver Ebene, wurde mehrfach beschrieben (Jung, 2001; Hofer et al., 2002; Frick, 2009). Die Besonderheit von Geschwisterbeziehungen wird nicht zuletzt auch durch deren Funktionen bestimmt. Geschwister unterstützen sich gegenseitig bei vielfältigen Sozialisationsprozessen und Entwicklungsaufgaben (Frick, 2009).

Untersuchungen in Trennungsfamilien und an Geschwistern von chronisch kranken Kindern deuten darauf hin, dass Kinder mit positiven geschwisterlichen Beziehungen besser in der Lage sind, mit emotionalen Problemen umzugehen (Freilinger et al., 2006; Hetherington & Kelly, 2003). Auch scheint das Vorhandensein positiver Geschwisterbeziehungen einen Schutzfaktor bei der Verarbeitung von belastenden Lebensereignissen darzustellen (Gass, Jenkins & Dunn, 2007).

Institutionelle Aspekte

Der Berater sollte über fachliche Kenntnisse (Entwicklungspsychologie, systemische Therapie) verfügen, um angemessen auf die besondere Konstellation von mehreren Kindern in einer Familie, deren individuelle entwicklungstypische Bedürfnisse und die sich ergebenden Besonderheiten im Familiensystem eingehen zu können.

Indikationskriterien

Das Modul kann angewendet werden, wenn es zwei oder mehr Kinder in der Familie gibt. Bezüglich der kognitiven Entwicklung (d. h. Fähigkeit zur aktiven, reflektierten Beteiligung an einem Gespräch) sollte in der Regel ein Kind der Familie mindestens im Vor- oder Grundschulalter sein, alle weiteren Kinder können jünger sein. Grundsätzlich ist eine Geschwisterberatung auch bei größerem Altersabstand zwischen den Kindern möglich.

Fokussetzung/zentrale Themen

Das wesentliche Ziel der Geschwistergespräche ist es, die Geschwister zu einem (emotionalen) Austausch über ihr gemeinsames Schicksal anzuregen, um damit die Geschwisterbeziehung als Ressource bei der Bewältigung der elterlichen Erkrankung nutzbar zu machen. Hinsichtlich der COSIP-Interventionsziele betrifft dies vor allem den familiären Fokus der offenen Kommunikation (F1), und zwar hier vor allem die Kommunikation über Gefühle und bestehende Ängste um den erkrankten Elternteil. Wichtig ist zudem die Wahrnehmung der elterlichen emotionalen Verfügbarkeit (E2) mit Austausch über die Situation der Eltern und diesbezüglich unbefriedigter Bedürfnisse nach Zuwendung, die möglicherweise alle Kinder gleichermaßen betreffen.

Ein zusätzlicher (neuer) geschwisterbezogener Fokus ist die Beziehungsgestaltung der Geschwister untereinander (Neu-G1) mit Thematisierung von (krankheitsbezogenen) Konflikten und Unterstützungsmöglichkeiten.

Setting

Zunächst sollte mit jedem Kind ein Einzelgespräch geführt und dabei ein Geschwistergespräch vorbereitet werden. Das heißt, es sollte mit jedem Geschwister vorher geklärt werden, was es von der Krankheit des Elternteils verstanden hat und welche individuellen Belastungen oder Sorgen vorhanden sind. Die Motivation für ein Geschwistergespräch und mögliche Ängste, Hemmungen oder Konflikte bezüglich der Geschwister sowie Fragen, Themen oder Tabus für das gemeinsame Gespräch sollten vorbesprochen werden. In einem zweiten Schritt kann dann als Teil der Beratung ein Gespräch mit zwei oder mehreren Geschwistern stattfinden, bei Bedarf und Motivation auch mehrfache Geschwistergespräche. Sollte aus welchem Grund auch immer kein Geschwistergespräch zustande kommen (z. B. andere Geschwister sind nicht motiviert oder zu jung), so ist es alternativ auch möglich, die Geschwistersituation im Einzelgespräch zu thematisieren.

Beschreibung der Interventionen

Es ist wichtig, eine gemeinsame Ausgangsbasis für das Geschwistergespräch herzustellen. Dazu sollte der Berater nach einleitenden Worten, mit dem Hinweis, dass er jeden schon einzeln kennen gelernt habe, die Kinder bzw. Jugendlichen fragen, wie es ihnen geht und was ihre Vorstellungen davon sind, warum sie heute hier sind, und ob es etwas gibt, was sie gerne hier mit den anderen besprechen möchten. Die Themen der Kinder bzw. Jugendlichen sollten aufgegriffen, zusammengefasst und ggf. nachgefragt werden, was genau gemeint ist. Es ist meist gesprächsfördernd anhand von konkret geschilderten Situationen ein Anliegen zu besprechen. Die Anliegen der Kinder lassen sich häufig den bekannten Interventionszielen/Foki zuordnen. Sollten die Kinder von sich aus kein Anliegen formulieren, so kann der Berater durch gezielte Fragen den Dialog über Themen anregen, die er für wichtig hält.

Im Folgenden werden daher angelehnt an die bekannten und neuen Interventionsziele Fragen und Techniken beschrieben, die den Austausch unter den Geschwistern anregen können. Selbstverständlich können innerhalb eines Gesprächs immer nur ein oder wenige Themen im Zentrum stehen. Es ist nicht Ziel der Geschwisterberatung und auch nicht sinnvoll, alle Foki „abzuarbeiten", da für jede Familie unterschiedliche Themen im Vordergrund stehen.

Offene Kommunikation über die elterliche Erkrankung (F1). Zunächst kann anhand der untenstehend aufgeführten Fragen bei einem oder mehreren Geschwistern zusammengetragen werden, welche Sorgen und Ängste jeder hat. Um ein gemeinsames Narrativ zu entwickeln, kann gemeinsam eine Zeitlinie aufgezeichnet werden, in der deutlich wird, was wann wem passiert ist oder auch was in der Zukunft noch ansteht.

Fragen an die Geschwisterrunde zur offenen Kommunikation:

- Wird in Eurer Familie über die Krankheit gesprochen?
- Welche Gedanken und vielleicht Sorgen macht Ihr Euch wegen Eurer kranken Mutter/Eurem krankem Vater?
- Was glaubt Ihr, was vielleicht die Ursache der Krankheit ist?
- Was denkt Ihr, wie es weitergeht?

Flexibilität im Umgang mit divergenten Bedürfnissen (F2). Durch zirkuläres Fragen kann den Kindern bewusst gemacht werden, dass jeder andere Bedürfnisse hat, und es kann Akzeptanz für die verschiedenen Bedürfnisse hergestellt werden: „Was glaubst Du, würde Deine Mutter/Dein Vater/Dein Geschwister antworten, wenn ich sie/ihn fragen würde, was für sie/ihn zur Zeit am wichtigsten ist?"

Ausmaß der altersunangemessenen Parentifizierung (F3). Hier kann die Aufgabenverteilung unter den Geschwistern thematisiert werden, falls dies in der Familie relevant ist. So können z. B. in einem (gedachten) Rollenspiel die Rollen getauscht werden, um jedem ein Verständnis von der Aufgaben- und Erlebenswelt des anderen zu geben.

Fragen an die Geschwisterrunde zur Verantwortungsübernahme:

- Wer kümmert sich bei Euch am meisten in der Familie? Und um wen oder was?
- Ist die Aufgabenverteilung zwischen Euch Geschwistern durch die Erkrankung verändert?
- Könnt Ihr Euch gegenseitig helfen?

Wahrnehmung der emotionalen Verfügbarkeit der Eltern (E2). Im Falle unzureichender elterlicher emotionaler Verfügbarkeit kann es für Geschwister hilfreich sein, sich darüber auszutauschen, ob und wie die Eltern derzeit auf die Bedürfnisse der Kinder eingehen und warum sie dies evtl. nicht tun und derzeit mehr mit sich selbst beschäftigt sind. Auch von den Kindern erlebter Streit zwischen den Eltern (mehr oder weniger als vor der Erkrankung?) kann thematisiert werden, um den Geschwistern zu verdeutlichen, dass sie mit ihrem Erleben nicht alleine sind und sich gegenseitig in einer solchen Situation Halt geben können. Unter Umständen kann später ein (vorbereitetes) Familiengespräch sinnvoll sein, um die Eltern- und die Kindperspektive sowie gegenseitige Wünsche zusammenzuführen und eine offene Kommunikation zu ermöglichen.

Kognitives Verstehen (K1). Da Geschwister sich in ihren Vorlieben, Sorgen und Reaktionen von klein auf kennen, kann es hilfreich sein, wenn die älteren Kinder mit ihren Worten den Jüngeren erklären, was sie über die elterliche Erkrankung wissen. Davon profitieren zum einen die jüngeren Kinder im Sinne einer besseren kognitiven Orientierung, zum anderen stärkt es bei den Älteren das Vertrauen in die eigenen Fähigkeiten und fördert somit eine aktive Verarbeitung.

Legitimierung eigener Bedürfnisse (K2). Den Geschwistern kann durch Fragen (z. B. „Was machst Du/Dein Bruder am liebsten, wenn Dir/ihm alles zu viel wird?") verdeutlicht werden, dass jeder seine eigene Herangehensweise an die Belastung hat und dass das alles „normal" und erlaubt ist. Eine hilfreiche Intervention dazu kann z. B. die „Karibikreise" sein: Die Kinder werden aufgefordert, sich vorzustellen, dass sie mit einem Schiff auf eine einsame Insel aufgelaufen sind. – Was nun tun? Die Aufgabe besteht für jeden darin, für jedes seiner Geschwister eine Vorstellung zu entwickeln, was dieses in der Situation tun würde. Dies sollen sie aufschreiben oder malen. Ziel ist, die unterschiedlichen Bewältigungstile respektierend und anerkennend wertzuschätzen sowie zu zeigen, dass die Geschwister auch voneinander lernen können. Im Anschluss erfolgt eine gemeinsame Besprechung.

Aktiver Bewältigungsstil (K3). Hier kann zum einen eruiert werden, ob und wie die Kinder mit bisherigen Krisen in der Familie umgegangen sind und inwiefern dies für die aktuelle Situation nutzbar sein könnte. Es kann eine gemeinsame Metapher für die aktuelle Situation entworfen werden und z. B. gemeinsam aufgemalt werden.

Integration ambivalenter Gefühle (K4). Manchmal fällt es Kindern leichter, ihre Gefühle (vor allem Wut) untereinander und nicht vor den Eltern auszutauschen. Hilfreiche Techniken zum emotionalen Ausdruck können das gemeinsame Malen, das Finden von Metaphern oder eine Übung zu Tabu-Emotionen sein: Dabei sollen sich die Kinder bzw. Jugendlichen eine Liste mit verschiedenen Gefühlen ansehen (z. B. Einsamkeit, Schuld, Neid, Ekel, Glück). Sie werden gefragt, welche dieser Gefühle sie ablehnen, obwohl sie sie manchmal spüren und welches sie am stärksten ablehnen. Im zweiten Schritt sollen die Kinder die Frage beantworten, bei welchen Gefühlen ihnen schwer fällt, sie zu zeigen. Auch diese sollen in eine Reihenfolge gebracht werden. Anschließend kann durch die Besprechung eine bewältigende Erfahrung erfolgen (Was würde passieren, wenn die als schwierig erlebten Gefühle gezeigt würden? Was kann helfen, beängstigende Gefühle zu zeigen?). Hierbei können sich die Geschwister gegenseitig unterstützen.

Antizipierende Trauerarbeit (K5). Hierzu verweisen wir auf die ausführlichen Hinweise zu diesem Fokus im Manual (Kap. 4, Abschnitt zum *Interventionsziel K5 „Unterstützung antizipierender Trauerarbeit"*), die auch in Geschwistergesprächen anwendbar sind.

Beziehungsgestaltung der Geschwister untereinander (Neu-G1). Anhand der im folgenden Kasten aufgeführten Fragen können aktuelle Konflikte in der Geschwisterbeziehung benannt und Lösungen erarbeitet werden. Als Intervention können zum einen im Sinne der gewaltfreien Kommunikation Kritik und Wünsche an den anderen geäußert werden (ohne zu beleidigen), zum anderen Komplimente gemacht werden („Was gefällt Dir an Deinem Bruder/Deiner Schwester?"). Hilfreich sind Fragen nach Ausnahmen vom Konflikt und nach Gemeinsamkeiten. Symbolisch könnte das Kriegsbeil z. B. in Form einer gemeinsamen Zeichnung oder eines Rituals mit Requisite begraben werden.

Fragen an die Geschwisterrunde zur Beziehungsgestaltung der Geschwister:

- Habt Ihr seit der Erkrankung mehr oder weniger Streit miteinander?
- Gibt es mehr Anspannung? Oder halten alle still? Halten alle zusammen?
- Wem gilt möglicher Ärger eigentlich (z. B. Wut über die Situation)?
- Wie könnt Ihr Euch gegenseitig unterstützen?

Fallbeispiele:

Fallbeispiel 1: In der Beratung sind zwei Halbbrüder, M. 8 und J. 14 Jahre alt. Der Vater des Jüngeren ist infaust an einem Hirntumor erkrankt und zeigt sonderbare Verhaltensweisen. Die bisher nicht erwerbstätige Mutter der Jungen ist angesichts der Komplexität der Situation überfordert. Im Geschwistergespräch kann der ältere dem jüngeren Bruder zunächst erklären, worin genau die Erkrankung des Vaters besteht (K1). Anschließend können sich beide darüber austauschen, dass sie das Verhalten ihres erkrankten Vaters manchmal ablehnen und als schwierig empfinden, ihn aber als Mensch trotzdem sehr lieb haben (K4). Beide beklagen, dass die Mutter wegen des Vaters kaum noch Zeit für sie habe und ständig telefoniere. Schließlich wird ein gemeinsamer Ausflug mit der Mutter geplant (Neu-G1).

Fallbeispiel 2: Die Mutter zweier Mädchen (A. 12 und F. 15 Jahre alt) ist an Brustkrebs erkrankt. Die beiden Geschwister können im gemeinsamen Gespräch ihre Ängste um die Mutter äußern, was sie sich ihr gegenüber aus Rücksichtnahme nicht trauen (F1). Die Rivalität zwischen den Mädchen wird deutlich, aber an Hand der „Karibikreise" erkennen beide, dass jede andere nützliche Fähigkeiten hat (F. fühlt sich verantwortlich und rettet alles Brauchbare vom Schiff, A. ist abenteuerlustiger und erkundet die Insel auf der Suche nach Hilfe, K2). Schließlich wird überlegt, wie beide sich im Alltag unterstützen können: F. hilft A. bei den Hausaufgaben, A. hilft F. beim Blumengießen und Hundausführen (Neu-G1).

Besondere Herausforderungen (schwierige klinische Situationen)

Wenn ein Kind nicht am gemeinsamen Geschwistergespräch teilnehmen möchte, obwohl eine emotionale Belastung erkennbar ist, sollte man dem Kind rückmelden, dass man diesen Eindruck hat, aber gleichzeitig deutlich machen, dass man die Entscheidung des Kindes respektiert. Das Kind sollte keinesfalls überredet werden, an einem Geschwistergespräch teilzunehmen, da seine Ablehnung auch eine Selbstschutzmaßnahme sein kann. Unter Umständen würde eine emotionale Öffnung oder Auseinandersetzung mit den Geschwistern eine zusätzliche Belastung und zum jetzigen Zeitpunkt nicht lösbaren Konflikt darstellen.

Sollte es im Zuge einer konflikthaften Geschwisterbeziehung zu Streit oder starker Spannung zwischen den Geschwistern während des gemeinsamen Gesprächs kommen, so kann es hilfreich sein, diesen Konflikt ggfs. im Zusammenhang mit der Belastung durch die Krebserkrankung verständlicher zu machen. Positive Ausnahmen des Konflikts, wie z. B. die Bereitschaft zum jetzigen gemeinsamen Gespräch, sollten fokussiert werden.

7.4.2 Familien mit Säuglingen, Klein- und Vorschulkindern

Spezifische Problemstellung

Eltern von Säuglingen und Kleinkindern haben meist den starken Wunsch, ihr Kind vor jeglichen Belastungen zu schützen. Sie fragen sich, ob und was ihr Kleinkind von der elterlichen Krebserkrankung überhaupt wahrnimmt, was es verstehen und verarbeiten kann. Gibt es ältere Geschwister, so stehen diese häufig mehr im Vordergrund der elterlichen Besorgnis. Doch gerade Säuglinge und Kleinkinder nehmen die emotionale Belastung und Befindlichkeit der Eltern besonders sensibel wahr und werden durch kleinste Veränderungen im Miteinander verunsichert. In diesem Beratungsmodul wird dargestellt, wie der Dialog zwischen Eltern und Kind im Rahmen nicht-sprachlicher und früher sprachlicher Kommunikation auch angesichts erkrankungsspezifischer Belastungen gestützt und gefördert werden kann.

Einführung in den Ansatz/theoretischer Hintergrund

Die *emotionale Verfügbarkeit* (Emde, 1980) einer konstanten Bezugsperson sowie *kontinuierliche Alltagsstrukturen* sind aus salutogenetischem Blickwinkel förderlich für die Widerstandsfähigkeit von Kleinkindern (Werner & Smith, 1992). Da in der vergleichsweise kurzen Phase der frühen Kindheit viele aufeinander aufbauende Fähigkeiten erworben werden, sind die Zeitfenster für Kompensationen bei Entwicklungsabweichungen eher eng. Daraus ergibt sich eine erhöhte Vulnerabilität bei Säuglingen und Kleinkindern (Papoušek & Wollwerth de Chuquisengo, 2006). Eine weitere Besonderheit der frühkindlichen seelischen Entwicklung ist ihre enorme Abhängigkeit von der Qualität der Eltern-Kind-Beziehung. Diese kann durch eine elterliche Krebserkrankung erheblich beeinträchtigt werden. Psychische Belastungen bei den Eltern können zur Einschränkung ihrer *Feinfühligkeit* und *Sensitivität* (Bowlby, 1969) im Umgang mit dem Kind führen und die *Synchronizität* des Miteinanders von Eltern und Kind herabsetzen (Feldman, 2003). Die Förderung des emotionalen Austauschs und der Synchronizität unter gesundheits- und entwicklungsorientiertem Blickwinkel bilden daher den Schwerpunkt des hier vorgestellten Beratungsmoduls. Den geringeren sprachlichen Ausdrucksmöglichkeiten wie auch dem *sensomotorischen* bzw. *vorbegrifflichen Denken* dieser Altersgruppe (Piaget, 1992) soll dabei speziell Rechnung getragen werden.

Institutionelle Aspekte

Die Beratung von Familien mit Säuglingen und Kleinkindern setzt voraus, dass der Berater/Therapeut über entwicklungspsychologische Beratungskompetenz und Erfahrung in der Arbeit mit Säuglingen und Kleinkindern sowie deren Eltern verfügt. Für den Einsatz der weiter unten beschriebenen videogestützten Interaktionsbeobachtung und -beratung sind entsprechende methodische Kenntnisse und Vorerfahrungen mit diesem Medium und die Möglichkeit zur teambasierten Interventionsplanung unter entsprechend fachlicher Supervision erforderlich.

Indikationskriterien

Dieses Beratungsmodul richtet sich an Familien mit mindestens einem Kind im Alter unter 5 Jahren.

Fokussetzung/zentrale Themen

Hauptziele der Beratung für Familien mit Säuglingen und Kleinkindern sind eine ressourcenorientierte Stützung der Interaktion sowie ein emotional authentischer Umgang zwischen Eltern und Kind, da es unserer Erfahrung nach vielen Eltern schwer fällt, ihre Gefühle vor ihren Kindern zu zeigen. Dabei stehen vor allem die COSIP-Interventionsziele offene Kommunikation (F1), elterliches Kompetenzerleben (E1) und emotionale Verfügbarkeit der Eltern (E2) im Zentrum der Beratung. Zusätzlich kann die Förderung der Eltern-Kind-Beziehung (Neu-EK1) fokussiert werden mit gegenseitiger Abstimmung von elterlichem und kindlichem Affekt und Verhalten. Hierbei handelt es sich um einen dyadisch bzw. triadisch konzipierten Fokus, der auf die Beziehung von Eltern und Kind und nicht auf einen einzelnen Beziehungspartner ausgerichtet ist (z.B. Abstimmung von kindlichem emotionalen Bedürfnis und elterlicher Feinfühligkeit für das Kind – Affektebene – oder Synchronizität zwischen elterlicher Strukturierung und kindlicher Involvierung – Verhaltensebene). Die kindbezogenen COSIP-Foki (K1 bis K5) erweisen sich in der Altersgruppe der 0- bis 5-Jährigen entwicklungsbedingt nicht uneingeschränkt anwendbar. Sie gewinnen erst bei den älteren dieser Altersgruppe (je nach Stand der kognitiven und sprachlichen Entwicklung ab ca. 3 bis 4 Jahren) an Bedeutung.

Setting

Für Familien mit Säuglingen und Kleinkindern bieten sich folgende Beratungssettings an:

Elternsetting. Gelegentlich ist es expliziter Wunsch von Eltern, ihre kleinen Kinder nicht in die Beratung einzubeziehen. Das alleinige Gespräch mit den Eltern bietet sich primär an, um die Eltern- und Familienfoki zu bearbeiten. Darüber hinaus ist es auch für die psychoedukative Bearbeitung des o.g. dyadischen Fokus (Förderung der Eltern-Kind-Beziehung) geeignet.

Eltern-Kind-Setting. Dabei wird auf bestimmte Zweier- oder Dreierbeziehungen innerhalb der Familie fokussiert. Basierend auf dem Ansatz der interaktionszentrierten Beratung/Therapie wird hierbei auf eine videogestützte Methodik zurückgegriffen. Die klassische Trennung von Diagnostik und Intervention wird dabei aufgegeben. Weitere therapeutische Techniken können zudem eingesetzt werden: z.B. freies oder Themen fokussiertes Spiel.

Kindsetting. Voraussetzung hierfür ist, dass das Kind über die nötigen sprachlichen Kompetenzen verfügt und eine kurzzeitige Trennung von den Eltern tolerieren kann. In der Regel sind diese Fähigkeiten etwa mit vier Jahren erworben, die Bereitschaft von Kind und Eltern kann jedoch situationsabhängig stark variieren. Hilfreiche Materialien für die Exploration des kindlichen Erlebens sind Handpuppen, Stifte, Spielmaterialien oder der Sceno-Test (von Staabs, 2004).

Beschreibung der Interventionen

Analog zu den oben beschriebenen Settingmöglichkeiten können unterschiedliche Interventionen angewendet werden, die sich in der Arbeit mit Familien mit Säuglingen und Kleinkindern als hilfreich erwiesen haben:

Psychoedukation/Entwicklungsberatung der Eltern. Im dialogisch ausgerichteten Gespräch werden die Eltern im Sinne der Psychoedukation und antizipierenden Beratung über alters- und entwicklungstypische Reaktions- und Erlebensweisen (vgl. auch Kap. 1.5) ihrer Kinder informiert und hinsichtlich einer diesbezüglich angemessenen Einbeziehung der Kinder im Umgang mit der Krebserkrankung beraten. Es sollte viel Raum für die Klärung von Fragen und Unsicherheiten der Eltern geben.

Insbesondere Eltern von Säuglingen und Krabbelkindern sind oft besorgt, ob sie ihren Kindern im Zuge der Krankheit und eigenen (stationären) Behandlung zu viele verschiedene Bezugspersonen zumuten. Sie sollten dahingehend beraten werden, dass angesichts des großen Bedürfnisses von kleinen Kindern nach Kontinuität eine Vorhersagbarkeit und Beibehaltung alltäglicher Abläufe, aber auch die Etablierung von Ritualen wichtig sind. Trennungen sollten dem Kind rechtzeitig und mehrmals angekündigt werden, damit es sich darauf einstellen kann. Um Verstümmelungs- und Ansteckungsängsten entgegenzuwirken, sollten die Eltern den Kindern ungefragt mitteilen, dass sie die Krankheit nicht bekommen können und es keinesfalls ansteckend ist. Bei Kindern im Kindergarten- und Vorschulalter mit alterstypischem magischem Denken sollten die Eltern dem Kind ebenfalls ungefragt mitteilen, dass niemand Schuld an der Erkrankung und dem Verlauf hat und dass das Aussprechen trauriger Wahrheiten (z. B. dem Sterben) diese nicht verursachen. Bei der Aufklärung über die Erkrankung, deren Behandlung und Nebenwirkungen ist es hilfreich auf konkrete Beispiele (Malen, Puppenspiel) zurückzugreifen und zunächst im Elternsetting zu erproben.

Fallbeispiel:

Der Vater eines 4-jährigen Jungen befindet sich im finalen Stadium. Die Mutter erklärt ihm, dass der Vater unheilbar an Krebs erkrankt ist, er nicht mehr gesund und bald an der Erkrankung versterben wird. Zur Verdeutlichung malt sie auf ein Blatt unterschiedliche Bäume, einen gesunden aufrechten Baum, einen mit einem Krebsgeschwür, schräg stehendend und mit wenigen Blättern sowie einen liegenden Baum der keine Blätter mehr trägt und nicht mehr geheilt werden konnte und deshalb gestorben ist. Sie sagt ihm, dass es bei Papa ebenso sei.

Die Erkrankung sollte beim Namen genannt und diffuse oder verklärende Begrifflichkeiten vermieden werden, damit Kinder von einer eventuell eigenen, jedoch vorübergehenden Erkrankung unterscheiden können. Zusätzlich kann es von Bedeutung sein, die Kinder auf mögliche Verunsicherungsreaktionen im sozialen Umfeld vorzubereiten.

Für den Fall, dass die Krebserkrankung einen progredienten Verlauf mit infauster Prognose nimmt, tritt der Fokus antizipierende Trauerarbeit (K5) in den Mittelpunkt. Häufige Fragen vieler Eltern sind hier, wie sie ihrem Kind die Situation begreiflich machen können und ob bzw. wie sich das Kind an den betreffenden Elternteil später erinnern wird. Im Rahmen der antizipierenden Trauerarbeit, kann es für Eltern und Kinder hilfreich sein für das Kind kleine Erinnerungen in Form von Briefen, Notizen, Bildern oder wichtigen Gegenständen in einer Erinnerungskiste zu hinterlegen oder eine solche mit dem Kind zusammen anzulegen.

Sollte ein Elternteil versterben, so kann es für die Eltern hilfreich und entlastend sein zu erfahren: (1) dass Traurigkeit oder Wut bei kleinen Kindern oft phasenweise und sehr unvermutet auftreten und auch wieder verschwinden oder dass man ihnen die Trauer oft gar nicht anmerkt, da sie die Fähigkeit besitzen, abzuschalten und sich völlig auf ihr Spiel einzulassen; (2) dass sie jedoch als Ausdruck ihrer Verunsicherung starke Trennungsängste und regressives Verhalten mit Rückkehr auf frühere Entwicklungsstufen zeigen können; (3) dass diese Besonderheit in der Verarbeitung nicht als pathologisch zu werten ist, sondern Teil einer normalen kindlichen Trauerreaktion ist und sich meist nach einiger Zeit wieder verliert.

Zusammenfassend kann die Vermittlung von entwicklungspsychologischen Erkenntnissen den Eltern ein Gefühl von Sicherheit und Kompetenz zurückgeben. Dies gelingt durch die Fokussierung auf bestimmte Themen, wie z.B. den Umgang mit dem Kind während des stationären Krankenhausaufenthaltes eines Elternteils und durch konkrete Handlungsmöglichkeiten, die mit den Eltern für ihre Lebenswirklichkeit erarbeitet werden.

Stärkung der Eltern-Kind-Beziehung. Die Eltern-Kind-Beziehung lässt sich beim freien Spiel oder idealerweise mittels Videografie einer standardisierten Interaktion beobachten. Anschließend können die Eltern in einem Feedbackgespräch ressourcenorientiert beraten werden. In der Klinik für Psychiatrie, Psychosomatik und Psychotherapie des Kindes- und Jugendalters der Charité – Universitätsmedizin Berlin wurde dazu ein standardisierter Ablauf entwickelt, der sich bei Säuglingen an das Still-face-Paradigma (Tronick et al., 1978) und bei Kleinkindern an das Lausanner Spiel zu Dritt (Fivaz-Depeursinge et al., 1996) anlehnt. Das Vorgehen ist bei Wiefel et al. (2010) ausführlich dargestellt und wird im untenstehenden Kasten sowie in Tabelle 10 kurz skizziert.

Standardisierte Eltern-Kind-Interaktionsberatung (nach Wiefel, 2010)

Voraussetzungen:

Reizarmer Raum, fest installierte und extern steuerbare Videokameras, standardisiertes Spielmaterial

Ablauf der Interaktion:

1. erster Elternteil mit Kind (5 Minuten freies Spiel),
2. zweiter Elternteil mit Kind (5 Minuten freies Spiel),
3. beide Eltern mit Kind (5 Minuten freies Spiel),
4. Kind spielt allein (5 Minuten),
5. beide Eltern mit Kind (5 Minuten).

Bei Anwesenheit von nur einem Elternteil entfallen die Schritte 2, 3 und 5.

Therapeut und Co-Therapeut beurteilen anhand entsprechender Kriterien (vgl. Tab. 10) die Ressourcen in der Interaktion und wählen besonders „gelungene" bzw. ressourcenreiche Sequenzen aus, die mit den Eltern gezielt gemeinsam betrachtet und durchgesprochen werden sollen.

Ressourcenorientiertes Feedbackgespräch:

- Der Rückgriff auf das Videomaterial ermöglicht u. a.:
  a) eine Außensicht auf die Interaktion (Metaebene),
  b) wiederholtes Betrachten und
  c) das Besprechen konkreter Handlungen.
- Ohne Rückgriff auf das Videomaterial bleiben Rückmeldung und Gesprächsinhalte offener.
- Die Rückmeldung kann direkt im Anschluss an die Videoaufzeichnung oder zu einem späteren Zeitpunkt erfolgen.

(Fallbeispiele auf S. 187)

Tabelle 10: Ressourcen in der Interaktion (Auswahl)

Eltern	kindliche Signale berücksichtigend; freudvoll
	konsistentes und transparentes Verhalten
Kind	Aufmerksamkeit, Freude, Selbstregulation
	abwechslungsreiches Explorationsverhalten
Beziehung	wechselseitig aufeinander bezogen

Förderung der kognitiven Orientierung. Bei älteren Kindern dieser Altersgruppe kann es sinnvoll erscheinen, einen Einzeltermin für das Kind anzubieten, z.B. wenn das Kind bezüglich der Krebserkrankung klare Fragen oder Schuldvorstellungen äußert oder auch psychische Auffälligkeiten bzw. regressives Verhalten zeigt. Im Einzelgespräch sollte das Erleben des Kindes langsam und spielerisch exploriert werden (z.B. durch Malen, Sceno-Test, themenbezogenes Spielzeug wie Krankenwagen o. Ä.), um mit ihm in einen Dialog über krankheitsspezifische Themen zu kommen. Das Kind stellt anhand der Spielmaterialien sein bisheriges Krankheitsverständnis symbolisch oder szenisch dar und wird dabei unterstützt, diese Erfahrungen im Rahmen seiner Möglichkeiten sprachlich zu fassen, also in ein Narrativ einzubinden. Es erhält damit eine Hilfestellung in der Äußerung drängender Fragen und schwieriger Gefühle sowie in der Verarbeitung belastender und verunsichernder Erfahrungen. Im weiteren Beratungsverlauf kann den Eltern eine Rückmeldung über das Krankheitsverständnis ihres Kindes, seine Phantasien, Gefühle und Verarbeitungsmöglichkeiten gegeben werden. In weiteren Beratungsgesprächen kann in den entsprechenden Settings die krankheits- und emotionsbezogene Kommunikation in der Familie unterstützt werden.

Aufbau kompensatorischer Strukturen/Netzwerk. Bei krankheitsbedingten Versorgungsengpässen der Kinder (sowohl in organisatorischer als auch emotionaler Hinsicht) kann es notwendig sein, die Eltern beim Aufbau stabiler Versorgungsstrukturen beratend zu unterstützen. Es sollte ein System von möglichst stabilen Bezugspersonen geschaffen werden, z. B. mit Hilfe des weiteren Familienkreises, eines Kindergartens oder durch spezialisierte Dienste in der örtlichen Versorgung (z. B. Haushalts-/Familienhilfe). Möglicherweise ist die Hinzuziehung eines Sozialdienstes, auch zur Kontaktaufnahme mit den entsprechenden Kostenträgern (Krankenkasse, Jugendamt) hilfreich. Auch die telefonische Beratung von Personen im Umfeld der Familie, z. B. KiTa-Erzieher oder betreuende Großeltern, kann für die Familie entlastend sein.

Fallbeispiele:

Fallbeispiel 1: Die Mutter des 16 Monate alten Ben ist seit 4 Monaten an Brustkrebs erkrankt. Sie hat durch die Chemotherapie ihre Haare verloren und fühlt sich sehr erschöpft und niedergeschlagen. Ben sei oft anstrengend und suche Aufmerksamkeit. In der videogestützten Interaktionsbeobachtung wird deutlich, wie sehr die Mutter im gemeinsamen Spiel versucht, ihre Gefühle vor Ben zu verbergen: Sie sitzt dicht hinter ihm, vermeidet den direkten Blickkontakt und wirkt bedrückt, während er immer wieder versucht, sie auch körperlich in sein Spiel einzubeziehen. Das von der Mutter klar angekündigte Alleinspiel toleriert Ben nach anfänglichem kurzem Protest gut, versichert sich gelegentlich der Anwesenheit der Mutter, die etwas abseits sitzt und liest. Beim anschließenden gemeinsamen Betrachten des Videos ist die Mutter erstaunt über ihre reservierte Körperhaltung gegenüber Ben und über die Rückmeldung der Berater, wie gut und altersadäquat er mit dem psychischen Stress der kurzen Trennungssituation umgehen konnte. Sie fühlt sich ermutigt, Ben offener und authentischer zu begegnen und sich sowohl klarer auf gemeinsame Beschäftigungen einzulassen als auch eigene Bedürfnisse nach Ruhe mitzuteilen.

Fallbeispiel 2: Der Vater der 4-jährigen Marie ist kürzlich an Darmkrebs verstorben. Die Eltern klammerten sich zuvor an jede Hoffnung und sprachen daher nie offen mit ihrer Tochter über die Krankheit und einen möglichen Tod. Der Verlust kam für Marie plötzlich. Bei der videogestützten Interaktionsbeobachtung äußerte Marie beständig den Wunsch, einen „doppelten Stall" für Kuh und Pferd zu bauen. Diese Spielidee wurde von der Mutter mehrmals ignoriert. In einem Feedback-Gespräch konnte herausgearbeitet werden, wie interessiert Marie daran ist, den Vater symbolisch in die Familie zurückzuholen. Erstmals konnte die Mutter sehen und verstehen, dass Marie den Verlust spielerisch zum Ausdruck bringt und die Mutter als Gegenüber braucht, um ihre Phantasien und Erinnerungen an den Vater regulieren zu können. Im Gespräch entwickelte die Mutter Ideen, wie die Erinnerung an den Vater und die dazugehörigen Gefühle im Alltag, z. B. am Abendbrottisch oder beim Schlafengehen, Platz finden können.

Besondere Herausforderungen (schwierige klinische Situationen)

Für viele Familien mit Säuglingen und Kleinkindern ist die Inanspruchnahme von Beratung generell eine große Hürde. Es wird deshalb empfohlen, betroffene Familien mit Kindern dieser Altersgruppe sowohl im onkologischen als auch psychoonkologischen Behandlungskontext gezielt anzusprechen und zu einer präventiven, supportiven Beratung zu ermutigen.

Sollten Eltern selbst nicht (mehr) in der Lage sein, die Betreuung des Kindes allein zu bewältigen, können und sollen weitere enge Bezugspersonen, wie Groß- oder Pflegeeltern in die videogestützte Interaktionsdiagnostik und -beratung einbezogen werden.

Sollte sich in seltenen Fällen in der Videobeobachtung eine zu weiten Teilen ungünstige Interaktion zwischen Eltern und Kind zeigen, ist darauf zu achten, das Feedbackgespräch dennoch strikt ressourcenorientiert zu gestalten (ein positiver Aspekt lässt sich immer finden) und ggf. die Videoaufzeichnung freundlich zu beenden. In diesen Fällen sind entsprechende Entlastungen und therapeutische Alternativen aufzuzeigen, die über den Rahmen des COSIP-Interventionsprogramms hinausreichen.

7.4.3 Beratung von Mädchen in Pubertätsentwicklung bei mütterlicher gynäkologischer Krebserkrankung oder Brustkrebs

Spezifische Problemstellung

Bei einer Krebserkrankung kommt es in vielen Fällen zu Veränderungen des Körperbildes und der Körperwahrnehmung z. B. durch Operationen, Amputationen oder Funktionsstörungen. In diesem Beratungsmodul soll dargestellt werden, welche Veränderungen und Auswirkungen im Hinblick auf die eigene körperliche und psychosexuelle Entwicklung bzw. Identitätsbildung im Fall einer mütterlichen gynäkologischen Krebserkrankung oder Brustkrebs bei pubertierenden Töchtern zu beachten sind und wie mit diesen sensiblen Themen in der Beratung gut umgegangen werden kann. Zu den häufigsten gynäkologischen Tumorerkrankungen zählen:

* Mammakarzinom (Brustkrebs)
* Zervixkarzinom (Gebärmutterhalskrebs)
* Endometriumkarzinom (Gebärmutterschleimhautkrebs)
* Ovarialkarzinom (Eierstockkrebs)
* ferner Vaginaltumore und Vulvatumore

Einführung in den Ansatz/theoretischer Hintergrund

Die während der Pubertät eintretenden Veränderungen des eigenen Körpers werden von Jugendlichen, insbesondere Mädchen, häufig ambivalent erlebt: zum einen stellt sich ein positives Gefühl der Annäherung an den Erwachsenenstatus ein, zum anderen lösen die Entwicklungsprozesse auch Ängste, Sorgen und Scham aus (Trautner, 1997; Milhoffer, 2000). Im Fall einer gynäkologischen Krebserkrankung oder Brustkrebserkrankung der Mutter kann die krankheitsbedingte Veränderung des Körpers für die Patientin aber auch für deren heranwachsende Tochter viele Bereiche wie z. B. die Einstellung zum Körper, das Körperbild, das Rollenverständnis, das Selbstwertgefühl und das Verhalten (z. B. in intimen Situationen) beeinflussen, denn die Mutter stellt für die Mädchen ein wichtiges Rollenvorbild und eine Identifikationsfigur dar (Brech & Richter, 1999; Spira & Kenemore, 2000). Es besteht die Möglichkeit, dass die jungen Mädchen ihre eigenen körperlichen Veränderungen angstbesetzt wahrnehmen, im schlimmsten Fall mit Krankheit oder Tod assoziieren und dementsprechend unzureichend in ihr Selbst integrieren können (Spira & Kenemore, 2000). Durch das Miterleben der mütterlichen Erkrankung kann somit die Akzeptanz der eigenen Entwicklung gestört werden (Wellisch et al., 1991; Spira & Kenemore, 2000). Deshalb sollte präventiv der Umgang mit den körperlichen Veränderungen und der Erkrankung der Mutter thematisiert werden. Rivalitätsgefühle gegenüber der Mutter, die im Lauf der Entwicklung normalerweise auftreten, können im Fall einer gynäkologischen Krebs- oder Brustkrebserkrankung der Mutter von den Mädchen schuldhaft verarbeitet werden und zu starken ambivalenten Gefühlen führen (Wellisch et al., 1992). Ein oft vernachlässigter Bereich ist die Entwicklung der Sexualität betroffener Töchter. Weibliche Sexualorgane und die damit verbundene Sexualität können im Zuge der mütterlichen Erkrankung als potentielle Bedrohung betrachtet werden. Töch-

ter von Frauen, die an Brustkrebs erkrankt waren, zeigten Studien zufolge eine deutlich
verminderte Kommunikation über sexuelle Themen, geringere sexuelle Aktivität und weniger sexuelles Lustempfinden als gleichaltrige Mädchen (Brech & Richter, 1999; Wellisch et al., 1991). Ein weiteres bedeutsames Thema für betroffene Mädchen ist die Angst
selbst zu erkranken. Bei den erkrankten Müttern können sich zudem zum einen Schuldgefühle bezüglich des subjektiv wahrgenommenen Risikos der Vererbung der Erkrankung entwickeln aber auch Befürchtungen, der Tochter in der Entwicklung nicht angemessen beistehen zu können.

Institutionelle Aspekte/Voraussetzungen

Zu empfehlen sind entwicklungspsychologische Beratungskompetenz und Erfahrung in
der Arbeit mit Jugendlichen und deren Eltern. Aufgrund des sensiblen Themas ist es ratsam, dass den Familien – wenn gewünscht – eine weibliche Beraterin zur Verfügung
steht.

Indikationskriterien

Dieses Beratungsmodul richtet sich an Familien mit einer an einem gynäkologischen
Tumor oder Brustkrebs erkrankten Mutter oder mütterlichen Bezugsperson und mindes-
tens einer jugendlichen Tochter in der pubertären Phase (hierbei streut der Zeitpunkt des
Beginns der pubertären Veränderungen in der frühen Adoleszenz deutlich – die Phase
der Adoleszenz wird i. d. R. im Altersbereich zwischen 11 und 21 Jahren beschrieben).
Die Erkrankung der Mutter kann dabei auch schon mehrere Jahre zurückliegen, denn die
jungen Mädchen können auch nachhaltig noch stark von der Erkrankung betroffen sein
(Brech & Richter, 1999; Spira & Kenemore, 2000).

Fokussetzung/zentrale Themen

Hauptziel der Beratung für Familien mit pubertierenden Töchtern und einer an einem
gynäkologischen Tumor oder an Brustkrebs erkrankten Mutter ist ein offener und emotional authentischer Austausch zwischen Mutter und Tochter. Dabei stehen vorrangig
die COSIP-Interventionsziele *offene Kommunikation (F1)* und *emotionale Verfügbarkeit
der Eltern (E2)* im Zentrum der Beratung. Bei den kindbezogenen COSIP-Interventi-
onszielen erweisen sich besonders das Interventionsziel *Kognitive Orientierung (K1)* –
und hierbei speziell die kognitive Orientierung bezüglich des eigenen Erkrankungsrisi-
kos und der Auseinandersetzung mit der eigenen Erkrankungswahrscheinlichkeit – sowie
das Interventionsziel *Integration ambivalenter Gefühle (K 4)* – insbesondere auch die
Auseinandersetzung mit ambivalenten Gefühlen gegenüber der eigenen Entwicklung und
der Rolle als Frau – als bedeutsam. Besonderes Augenmerk sollte auch auf das Thema
einer möglichen *altersunangemessenen Parentifizierung (F3)* gelegt werden, da im Falle
einer mütterlichen Krebserkrankung meist die Töchter verstärkt die Rolle und Aufgaben
der Mütter übernehmen und sich somit leichter eine überfordernde Situation für sie einstellen kann (Welch et al., 1996; Wellisch et al., 1992; Compas et al., 1996; Huizinga
et al., 2003).

Setting

Muttersetting. Es kann vorkommen, dass von den Eltern bzw. insbesondere der erkrankten Mutter der Wunsch besteht, zunächst allein die Beratung aufzusuchen. Das alleinige Gespräch mit der Mutter bietet sich vor allem an, um den Umgang der Patientin mit ihrer Erkrankung und eventuell bestehenden körperlichen Veränderungen sowie die bisher wahrgenommenen Auswirkungen auf die jugendliche Tochter zu thematisieren. Darüber hinaus ist dieses Setting sinnvoll, um eine psychoedukative Beratung durchzuführen.

Tochtersetting. Einige Mädchen, besonders in der späten Adoleszenz, melden sich auch selbständig in der Beratung an, so dass die Eltern, speziell die Mutter, gar nicht oder erst zu einem späteren Zeitpunkt mit einbezogen werden.

Mutter-Tochter-Setting. Um bestmögliche Offenheit zu gewährleisten, bietet sich ein gemeinsames Gespräch von Mutter und Tochter an. Dieses Setting sollte idealerweise nach einem oder mehreren Einzelterminen mit der jugendlichen Tochter erfolgen, in denen das gemeinsame Gespräch vorbereitet wird.

Beschreibung der Interventionen

Interventionen mit den Töchtern

Ambivalente Gefühle gegenüber der Mutter. Aufgrund der Erkrankung werden vor allem junge Mädchen verstärkt zurück in das familiäre System gezogen und der Kontakt mit den Eltern wird reintensiviert, so dass der natürliche Lauf der Ablösung unterbrochen wird. Dies kann zu Loyalitätskonflikten, Wut und Schuldempfinden hinsichtlich der eigenen Ablösungstendenzen bei den Mädchen führen (Brech & Richter, 1999). Schuldgefühle und Vorwürfe können sich zudem auch auf den Bereich der eigenen körperlichen Entwicklung und deren Auswirkungen auf das Befinden der Mutter ausweiten (Wellisch et al., 1992). Solche Schuldgefühle sind häufig verdeckt. Die Beratung sollte daher einen sicheren Ort darstellen, in welchem diese Emotionen ausgesprochen und bearbeitet werden können. Eine Thematisierung kann zum Beispiel in Form einer Kommunikation durch verbale Themenkärtchen oder durch Fremdschilderungen des Beraters wie *„Wir haben Mädchen erlebt, die in der gleichen Situation waren und vielleicht Schuldgefühle hatten, weil sie … Kennst Du so etwas? Ging es Dir auch schon einmal so?"* erfolgen. Im Einzelgespräch sollte das Erleben der Jugendlichen langsam und wenn möglich kreativ exploriert werden (z. B. durch Emotionskarten oder Rollenspiele), um mit ihnen einen Dialog über entwicklungs- und krankheitsspezifische Themen und der daraus resultierenden Gefühle zu eröffnen. Wichtig ist es, den Mädchen die Legitimität dieser Gefühle zu verdeutlichen.

Ambivalente Gefühle bezüglich eigener körperlicher Entwicklung. In einer Studie mit Töchtern von Brustkrebspatientinnen äußerten viele Mädchen die Überzeugung, dass sie den Ausbruch einer Krebserkrankung vermeiden könnten, indem sie sich körperlich nicht vollständig zur Frau entwickelten (Spira & Kenemore, 2000). Aus Scham sprechen Mädchen solche Gedanken oder Prozesse i. d. R. nicht von selbst an. Mit der Beratung kann ihnen ein sicherer Rahmen angeboten werden, in welchem sie sich mit diesen Sorgen auseinandersetzen können. Externalisierende Techniken wie das malerische oder plastische Gestalten von Körperbildern (Zeichnen oder mit Hilfe von Knete oder Ton) bieten sich hierbei an. Dadurch können Vorstellungen über die eigene Erscheinung und die eigene Körperwahrnehmung im Verlauf der Beratung herausgearbeitet und besprochen werden. Hierbei ist darauf zu achten, ob schon ein problematisches Verhältnis zum eigenen Körper besteht und die Jugendliche gegebenenfalls eine intensivere therapeutische Unterstützung benötigt (Weitervermittlung z. B. an eine kinder- und jugendlichenpsychotherapeutische Ambulanz oder niedergelassene Therapeuten).

Ambivalente Gefühle bezüglich der Sexualität und Weiblichkeit. Mütterliche Störungen der Sexualität als Folge der Krebserkrankung und des veränderten Körperbildes können Untersuchungen zufolge auf die Töchter übertragen werden, so dass es im schlimmsten Fall zu einer krankheitsassoziierten Störung der Sexualität kommen kann (Wellisch et al., 1991). Um eine Kommunikation mit den jugendlichen Mädchen in Bewegung zu bringen, können die im folgende diagnostische Fragen hilfreich sein:

Vorschläge für diagnostische Fragen:
• Kannst Du mit Deiner Mutter über das Erwachsenwerden und körperliche Veränderungen sprechen?   • Sprecht Ihr über Gefühle?   • Hast Du einen Freund oder hattest Du schon einmal eine Beziehung?   • Gibt es Gedanken, die Dir Angst machen?   • Hat die Krankheit Deiner Mutter Deine Gefühle zu Deinem eigenen Körper verändert?

Angst auch zu erkranken. Ein häufiges Thema in der Beratung ist die Angst der Tochter selbst zu erkranken. Bestimmte Typen von Brustkrebs sind erblich. Ist die Tochter Trägerin des entsprechenden Gens, kann mit sehr hoher Wahrscheinlichkeit das Auftreten der Krebserkrankung im Laufe des Erwachsenenalters vorhergesagt werden. Liegt so eine erbliche Tumorform vor, kann die genetische Beratung und Testung ab dem 21. Lebensjahr empfohlen werden. In die Gespräche können medizinische Fortschritte in der Behandlung, Wahrscheinlichkeiten und epidemiologische Daten einbezogen werden. Zudem bieten sich ressourcenorientierte Verfahren an.

Interventionen für Mütter

Psychoedukative Beratung. Im Sinne einer Psychoedukation werden die Mütter für alters- und entwicklungstypische Reaktions- und Erlebensweisen ihrer jugendlichen Töchter sowie jugendspezifische Entwicklungsaufgaben sensibilisiert. Darüber hinaus geht es um eine Beratung hinsichtlich einer angemessenen Einbeziehung der Töchter im Umgang mit der mütterlichen Krebserkrankung sowie der familiären Kommunikation. Ziel ist die Sensibilisierung der Mutter für die Belange und Sichtweisen der jugendlichen Mädchen. Insbesondere Frauen, deren Töchter abwehrend gegenüber der Mutter reagieren, fragen sich oft, ob ihre Kinder aufgrund der Erkrankung und Behandlung auf diese Weise reagieren oder ob es eine normale entwicklungstypische Reaktion ist. Sie sollten dahingehend beraten werden, dass diese Verhaltensweisen normale Ausdrucksformen der Ablösung von den Eltern darstellen. Weiterhin ist es für Mütter oft hilfreich, sich bewusst zu werden, dass sie i. d. R. als weibliches Rollenvorbild und Modell für ihre Töchter viel Einfluss auf deren Einstellungen haben, dass in der Pubertät aber auch der Einfluss von Peers und medialen Präsenzen (z. B. Schauspielerinnen, Sängerinnen, Models u. Ä.) zunimmt und sich eine Abgrenzung angesichts äußerlicher Veränderungen der erkrankten Mutter (z. B. Haarausfall, Amputation, Narben) noch intensiver zeigen kann (Spira & Kenemore, 2000). Weiterhin besteht die Möglichkeit, dass die jungen Mädchen die eigenen körperlichen Veränderungen angstbesetzt wahrnehmen und einen Austausch über ihre Entwicklung und damit einhergehende Sorgen mit der Mutter vermeiden (Spira & Kenemore, 2000). Daher können Mütter den Töchtern signalisieren, dass sie an der Entwicklung und am Erwachsenwerden der Tochter Anteil nehmen möchten. In der Beratung kann diese Thematik z. B. mit Hilfe des zirkulären Fragens oder durch Rollenspiele bearbeitet werden. So können die Mütter in die Lage versetzt werden, eine angemessene Kommunikationsstrategie zu entwickeln und ein Gefühl von Sicherheit und Kompetenz zurückgewinnen.

Eigener Umgang mit der Erkrankung. Eine wichtige Basis im Umgang mit der sich entwickelnden, jugendlichen Tochter stellt die eigene Einstellung der Mutter zu ihrer Erkrankung und ihrem veränderten Körper dar, denn die Mutter gilt bezüglich der Bewältigung als ein wichtiges Modell für ihre Kinder. Hilfreiche diagnostische Fragen sind in dieser Hinsicht zum Beispiel:

Vorschläge für diagnostische Fragen:

- Woraus schöpfen Sie zur Zeit im Umgang mit der Krankheit am meisten Kraft?
- Was machen Ihre eigenen körperlichen Veränderungen mit Ihrem Gefühl, Mutter Ihrer Tochter zu sein?
- Was glauben Sie, beschäftigt Ihre Tochter im Hinblick auf Ihre Krankheit derzeit am meisten?
- Sprechen Sie mit Ihrem Partner über körperliche Veränderungen?
- Sprechen Sie mit Ihrer Tochter über körperliche Veränderungen?

Zeigen sich bezüglich des Umgangs mit der Erkrankung dysfunktionale Gedanken oder Bewältigungsstrategien, so kann sich dies auf die Töchter und deren Umgang mit dem eigenen Körper übertragen.

Schuldgefühle der Mütter. Schuldgefühle bezüglich des subjektiv wahrgenommenen Risikos der Vererbung der Erkrankung können vor allem dann auftauchen, wenn die Mutter an einer vererbbaren Krebserkrankung z. B. einer erblichen Form des Brustkrebses leidet, bei welcher eine genetische Veränderung (Mutation der Gene BRCA1 und BRCA2) zur Krebsentwicklung beiträgt. Hierbei ist zu betonen, dass das Vorhandensein der oben genannten Gene nicht per se zu einer Erkrankung an Brustkrebs führt, sondern lediglich das Risiko für eine Erkrankung erhöht ist. In diesem Fall können Möglichkeiten besprochen werden, an welche speziellen Einrichtungen sich die Familie später wenden kann, falls tatsächlich eine erbliche Determinante vorliegt (z. B. humangenetische Beratung). Die Familie sollte darüber informiert werden, dass eine humangenetische Di-

agnostik erst im Erwachsenenalter durchgeführt werden kann und vor dem 21. Lebensjahr nicht empfohlen wird.

Die Patientinnen befürchten manchmal auch, der Tochter in der Entwicklung nicht adäquat beistehen zu können. Zum einen können Traurigkeit oder Wut über die eigene körperliche Versehrtheit eine Rolle spielen, aber auch Angst vor den eigenen Reaktionen
oder denen der Tochter, wenn körperliche Themen angesprochen werden sowie Neid
und Rivalitätsgefühle.

Parentifizierung und Rollenübernahme. In der Beratung gilt es, eine altersunangemessene Übergabe an Verantwortung an die heranwachsenden Töchter zu erkennen und in
adäquate Bahnen zu lenken (vgl. hierzu auch Kap. 4.2, S. 65 ff.). Besondere Aufmerksamkeit sollte der Situation gewidmet werden, wenn die Familie in einer späteren, weniger akut belastenden Phase die Verantwortlichkeiten wieder der Mutter „übergeben"
kann, wenn diese beispielsweise von einem Krankenhausaufenthalt zurückkehrt oder
Nebenwirkungen der Behandlung nachlassen. Hierbei kann es passieren, dass die Mutter für die Jugendliche unerwartet schnell und ohne Erklärung wieder ihre Rolle ein-
nimmt und sich die Jugendliche plötzlich nicht mehr gebraucht fühlt (Spira & Kenemore,
2000). Deshalb bieten sich kleine Rituale oder Geschenke an, um den Einsatz der Mädchen zu würdigen. Diese können gleichzeitig eine Form des Dankes und der Anerkennung, aber auch ein Symbol für das Ende der schwierigen Zeit darstellen. Wichtig ist,
dass gegenüber den Töchtern Anerkennung geäußert und ein neuer Rhythmus mit allen
Familienangehörigen besprochen wird, anstatt stumm wieder zurück in die alten Rollen-
muster zu fallen. Hierbei kann der Berater Ideen und Anregungen anbieten und die Familie in der Gestaltung unterstützen.

Fallbeispiel:

Frau K. meldet ihre 13-jährige Tochter Lara in der Familiensprechstunde für Kinder
krebskranker Eltern an. Sie komme aufgrund von Bauchschmerzen und Übelkeit häufig von der Schule wieder nach Hause oder möchte abgeholt werden und sie werde
dort verstärkt gemobbt. Die Eltern wollen abklären, ob diese Problemzuspitzung mit
der mütterlichen Brustkrebserkrankung zu tun haben könnte, die vor zwei Jahren auf-
getreten ist. Seither habe Lara Angst, selbst Krebs zu bekommen, ihr Selbstbewusstsein sei gesunken, ein Leistungsabfall habe einen Schulwechsel bedingt, sie hätte
keine Kraft mehr und jeden Ehrgeiz verloren. Die Mutter berichtet, seit ihrer Erkrankung selbst in psychologischer Behandlung zu sein, über den Krebs hätte sie dort aber
nie gesprochen, da immer etwas anderes im Vordergrund gestanden habe. Lara ih-
rerseits hat kein eigenes Anliegen, ist aber zu den Gesprächen bereit, um ihrer Mutter zu helfen, sich weniger Sorgen um sie zu machen. Jeder Versuch, über die Erkrankung der Mutter mit ihr ins Gespräch zu kommen, wird von Lara abgewehrt, indem sie
auf andere Themen ablenkt oder direkt anspricht, dass sie darüber nicht nachdenken
könne. In Laufe mehrerer Gespräche nimmt Lara die Beraterin als „Vermittlerin" in aktuellen familiären Konflikten in Beschlag. Erst durch einen stationären Klinikaufenthalt
kann ein altersangemessener Ablösungsprozess unterstützt und eine Besserung der
Somatisierungstendenzen und Schulprobleme erreicht werden. Die Mutter nimmt in
dieser Zeit begleitende Elterngespräche in unserer Familiensprechstunde wahr. Hier
wird bearbeitet, wie sie die pubertäre Entwicklung ihrer Tochter gut begleiten kann,

obwohl sie sich selbst durch die beidseitige Brustamputation in ihrer Weiblichkeit so versehrt fühlt. In einem abschließenden Familiengespräch wird deutlich, dass Mutter und Tochter nun sehr genau über ihre divergierenden Bedürfnisse Bescheid wissen und Lösungen kompetent aushandeln können. Themen des eigenen Brustkrebsrisikos, Aufklärung und Vorsorge sind nun für Lara besprechbar, rücken jedoch gegenüber anderen Lebensthemen für sie in den Hintergrund.

Besondere Herausforderungen (schwierige klinische Situationen)

Das Ansprechen der Themen, welche in diesem Modul dargestellt wurden, kann für viele junge Mädchen zu schambesetzt sein, so dass es schwer werden kann, überhaupt darüber in einen Dialog zu kommen. Deshalb ist es für die beratend tätige Person wichtig, sich die beschriebenen Problembereiche zu vergegenwärtigen und gegebenenfalls direkt anzusprechen. Zudem kann es auch für den Berater selbst aufgrund der eigenen Hemmschwelle schwer sein, die Thematik anzusprechen. Eine weitere Herausforderung kann das rechtzeitige Erkennen von Körperschemastörungen bis hin zu Essstörungen sein, die im Rahmen der COSIP-Beratung nicht mehr bearbeitet werden können. Hier sollten die Berater nicht zögern und rechtzeitig weitergehende Hilfen empfehlen und bestenfalls die Kontaktaufnahme selbst anbahnen. Ein sensibles Thema ist zudem die Kommunikation zwischen Töchtern und Vätern. Hierbei ist zu beachten, dass dieser Austausch häufig dadurch erschwert wird, dass sowohl die Jugendlichen als auch die Väter versuchen, ihre Emotionen zu kontrollieren und voreinander zu verbergen (Forrest et al., 2009). In dieser Hinsicht sollte in der Beratung herausgearbeitet werden, wie intensiv die Kommunikation zwischen Vater und Tochter bisher war und inwieweit sie bezüglich der mütterlichen Erkrankung und deren Auswirkungen gestaltet werden kann.

7.4.4 Jugendliche und junge Erwachsene

Spezifische Problemstellung

Jugendliche und junge Erwachsene befinden sich in einer umwälzenden Entwicklungsphase voller Unsicherheit und intensiver Emotionalität. Im Mittelpunkt stehen das allmähliche Sich-Loslösen vom Elternhaus und der Kindheit in Richtung Autonomie, Erwachsensein und die Entwicklung einer stabilen Identität. Freunde werden zu zentralen Vertrauenspersonen. Das Leben findet zunehmend außerhalb der Familie statt. Erkrankt ein Elternteil an Krebs, fühlen sich Jugendliche oft verantwortlich für die Familie. Ihr Wunsch zu unterstützen, steht in Konflikt mit dem Bedürfnis nach Autonomie. Wird diesem Bedürfnis nachgegeben, kann es zu erheblichen Schuldgefühlen kommen (Lewis et al., 1985). Insbesondere bei Erkrankungen mit erblicher Veranlagung besteht zudem die Sorge um die eigene Gesundheit.

Einführung in den Ansatz/theoretischer Hintergrund

Die zunehmende Entwicklung von Autonomie und einer eigenen Identität verbunden mit der Ablösung vom Elternhaus, fallen bei einer elterlichen Krebserkrankung in eine Periode, in der die Jugendlichen sowohl als emotionale als auch praktische Unterstützung zu Hause gebraucht werden. Dieser Zwiespalt führt möglicherweise zu einer besonderen Vulnerabilität für Stress und der Entwicklung psychischer Symptome, was jedoch umstritten ist. Im Vergleich zu betroffenen Kindern anderer Altersgruppen konnten bei Adoleszenten höhere Depressions-, Angst- und Stresswerte festgestellt werden (Compas et al., 1994; Compas et al., 1996; Edwards et al., 2008; Harris & Zakowski, 2003; Siegel et al., 1996). Vor allem bei jungen Frauen scheint ein erhöhtes Risiko für die Entwicklung psychosozialer Probleme insbesondere mit internalisierenden Symptomen vorzuliegen (Brown et al., 2007; Thastum et al., 2009; Visser et al., 2007). Besonders problematisch gestaltet sich die Situation, wenn ein Elternteil zusätzlich von einer Depression betroffen ist. Das Risiko, internalisierende Symptome zu entwickeln nimmt in diesem Fall noch zu. Dysfunktionale Familiensysteme erhöhen das Risiko für externalisierende Symptomatiken bei Jugendlichen (Thastum et al., 2009). Andere Studien sehen hingegen im Vergleich zu einer Kontrollgruppe keine höhere Belastung von Jugendlichen (Hoke, 2001; Lindqvist et al., 2007). Verschiedene Interviewstudien zeigen, dass von Jugendlichen beim Auftreten einer somatischen oder Tumorerkrankung der Eltern oft eine entscheidende Veränderung der Familienfunktionen wahrgenommen wird. Die Jugendlichen versuchen, viel Zeit mit ihrem erkrankten Elternteil zu verbringen. Zu den häufigsten Bewältigungsstrategien zählen die aktive Suche nach medizinischer Information, Kontaktaufnahme zu Freunden, sich aktiv Auszeiten nehmen und ablenken, das Aufrechterhalten von Normalität, Nachdenken über einen tieferen Sinn und das Sprechen über die Erkrankung (Christ et al., 1994; Clemmens, 2009; Davey et al., 2010; Kennedy & Lloyd-Williams, 2009).

Institutionelle Aspekte

Die Beratung von Familien mit Jugendlichen und jungen Erwachsenen bzw. die Einzelberatung von Jugendlichen und jungen Erwachsenen setzt voraus, dass die Berater oder Therapeuten Erfahrung mit der Arbeit mit Jugendlichen haben. Außerdem sollten sie mit den Alltagsthemen der Jugendlichen sowie den anstehenden Entwicklungsaufgaben, insbesondere dem Selbständigwerden und der Ablösung von der Ursprungsfamilie, vertraut sein.

Indikationskriterien

Dieses Beratungsmodul richtet sich an Jugendliche und junge Erwachsene im Alter von 12 bis 21 Jahren mit einem Schwerpunkt auf ältere Jugendliche und junge Erwachsene. Insbesonders seien Jugendliche, deren Beratungsbedarf über den Rahmen der Familienberatung hinausgeht oder die sich aus unterschiedlichen Gründen ein familiäres Setting initial nicht vorstellen können, genannt.

Fokussetzung/zentrale Themen

Einen Schwerpunkt der Jugendlichenberatung bilden die Kinderpunkte *K1 bis K5*. Jugendliche und junge Erwachsene fühlen sich meist verantwortlich und sind gerne bereit, Aufgaben im Haushalt oder der Geschwisterbetreuung zu übernehmen. Wesentliches Ziel der Beratung ist es, eine angemessene Balance zwischen Unterstützen und der Möglichkeit, sich eigene Freiräume zu schaffen, zu finden *(Fokus Reduzierung altersunangemessener Parentifizierung (F3))*. Ambivalente Gefühle wie „Helfen wollen" und „Bedürfnis nach Freiräumen" des Jugendlichen sollten berücksichtigt und besprochen werden *(Fokus Integration ambivalenter Gefühle (K4))*. Rückzugsmöglichkeiten sind für Jugendliche und junge Erwachsene sehr wichtig und sollten von den Eltern ausdrücklich befürwortet und bekräftigt werden *(Fokus Legitimierung eigener Gefühle und Bedürfnisse (K2))*. Zur emotionalen Stabilisierung sind für Jugendliche Kontakte und Gesprächspartner außerhalb der Familie vor allem im Freundeskreis besonders wichtig *(Fokus aktiver Bewältigungsmodus (K3))*.

Mit zunehmendem Alter spielt die Kenntnis der elterlichen Erkrankung eine große Rolle, viele Jugendliche suchen selbständig und aktiv nach Informationen *(Fokus bessere kognitive Orientierung (K1))*.

Vor allem in Krisensituationen wird über den möglichen Verlust des Elternteiles nachgedacht *(Fokus Unterstützung antizipierender Trauerarbeit (K5))*.

Setting

Für Familien mit Jugendlichen und jungen erwachsenen Kindern bieten sich folgende Beratungs-Settings an:

Eltern-Jugendlichen-Setting. Jugendliche und junge Erwachsene haben in der Regel einen ausgeprägten Wunsch nach Klarheit und Offenheit in der Kommunikation. Daher ist es bei Familien mit adoleszenten Kindern wichtig, die Jugendlichen und jungen Erwachsenen von Anfang an einzubeziehen. Jedoch muss vorab mit den Eltern abgestimmt werden, welche Informationen über die Krebserkrankung im Rahmen der Beratung erörtert werden dürfen, um die Privatsphäre des Erkrankten zu respektieren.

Jugendlichensetting im Erstgespräch. Insbesondere ältere Jugendliche und junge Erwachsene, die bereits die Ablösung vom Elternhaus vollzogen haben, beispielsweise nicht mehr in der Ursprungsfamilie leben oder sich gerade in diesem mitunter konflikthaften Ablöseprozess befinden, melden sich teilweise selbständig in unserer Ambulanz. Um ihre Bedürfnisse, sowie den Beratungsbedarf zu eruieren, kann ein einzelner Erstkontakt mit den Jugendlichen sinnvoll sein, um spezifische Beratungsfoki herauszuarbeiten. Als therapeutische Basis ist der Respekt vor der Autonomie des Jugendlichen/Jungerwachsenen sehr wichtig. In den meisten Fällen gelingt es, die Familie zumindest zu einem späteren Zeitpunkt mit in die Beratung einzubeziehen.

Beschreibung der Interventionen

Während Kinder oft über Eltern oder Therapeuten der Eltern bei uns vorgestellt werden, suchen viele ältere Jugendliche und junge Erwachsene aktiv und selbständig den Kontakt zur Beratung. Wichtig ist es, in der diagnostischen Phase das Beratungsanliegen sowohl inhaltlich als auch zeitlich zu erfassen. Wie wird in der Familie mit der Erkrankung umgegangen? Welchen Stellenwert nimmt die Erkrankung ein und wie viel Platz existiert noch für andere Themen? Welche Erwartungen hat ein Jugendlicher oder junger Erwachsener an den Therapeuten? Welchen Arbeitsauftrag erteilt er?

Aber auch aus therapeutischer Sicht sollte der Beratungsbedarf eingeschätzt werden. Sofern schon zu Beginn feststeht, dass die Beratung den Bedürfnissen nicht gerecht werden kann, ist es sinnvoll, zügig an entsprechende Stellen weiterzuvermitteln – bis hin zur teil- oder vollstationären Aufnahme in einer kinder- und jugendpsychiatrischen Abteilung. Als konkretes Beispiel war im Rahmen unserer Beratungstätigkeit in einem Fall die stationäre Aufnahme der Tochter einer Patientin wegen akuter Suizidalität notwendig. Hier hatte die mütterliche Erkrankung immer wieder zu starken Konfliktsituationen geführt. Die Art und der Umfang der Intervention sollten gemeinsam mit den Jugendlichen und jungen Erwachsenen geplant werden. Bei Wunsch nach Kontakten mit Gleichaltrigen sind Gruppenangebote sinnvoll.

Am Anfang der Beratung steht analog zu anderen familientherapeutischen Beratungskonzepten die Etablierung eines Arbeitsbündnisses mit dem Jugendlichen oder jungen Erwachsenen. Es ist wichtig, dem Jugendlichen das Gefühl zu geben, gehört und verstanden zu werden, Anerkennung für den meist vorhandenen Wunsch, die Eltern zu unterstützen, auszusprechen, aber auch eigene Wünsche und Bedürfnisse des Jugendlichen zu legitimieren.

Obwohl die meisten Jugendlichen gut über die elterliche Erkrankung und Prognose informiert sind, ist es wichtig, ihr kognitives Verständnis für die Erkrankung richtig einzuschätzen. Was weiß der Jugendliche wirklich und welchen Erkrankungsverlauf erwartet er? Hier ist ein sensibles Vorgehen notwendig, um nicht durch eventuell missverstandene Bemerkungen des Therapeuten beim Jugendlichen zusätzliche Befürchtungen und Belastungen entstehen zu lassen.

Sofern Familiengespräche von Jugendlichen oder jungen Erwachsenen nicht explizit abgelehnt werden, kann es sehr sinnvoll sein, die Eltern in einem zweiten Schritt mit einzubeziehen. Wichtig ist hier eine gute Vorbereitung des Familiengespräches, in dem der Berater mit der ganzen Familie arbeitet, was für den Jugendlichen ungewohnt ist. Es gilt unbedingt zu erfragen, was den Eltern mitgeteilt werden darf und was nicht. Ein großer Teil vor allem der älteren Jugendlichen und jungen Erwachsenen informiert sich selbständig z. B. über das Internet über die Krebserkrankung, Therapiemöglichkeiten und Prognose. Wenngleich viele Jugendliche Kontakte über Internetforen oder Chatgruppen als hilfreich erleben, ist es häufig nicht einfach, inmitten des überwältigenden Angebotes seriöse Informationen zu finden. Seriöse und dennoch verständliche Informationen gibt es z. B. über die Homepage der „Deutschen Krebshilfe" (eine Auswahl verschiedener Internetadressen ist am Ende dieses Abschnitts angegeben). Eine Möglichkeit, konkrete Fragen zu stellen und Missverständnisse auszuräumen, bietet das direkte Gespräch mit behandelnden Ärzten. Hier gilt es allerdings auch, das Bedürfnis des Erkrankten nach Schutz seiner eigenen Privatsphäre zu respektieren. Gespräche mit Ärzten und Patienten bzw. Angehörigen können hierzu thematisch oder zeitlich unterteilt werden. In Einzelgesprächen mit den behandelnden Ärzten können auch Fragen zu möglichen genetischen Veranlagungen besprochen werden.

In terminalen Erkrankungsstadien kann eine Kriseninintervention zur Unterstützung der antizipatorischen Trauer und der Vorbereitung auf den Abschied indiziert sein. Hier stehen oft Ängste vor Verlassenwerden und Einsamkeit im Vordergrund. Einsamkeit kann durch die Angst vor dem befürchteten Tod, aber auch, wenn durch eine gestörte Kommunikation oder eine herabgesetzte elterliche Verfügbarkeit nicht mehr über eigene Sorgen gesprochen werden kann, entstehen. Oft ist es an dieser Stelle einfach wichtig, dem Jugendlichen zu signalisieren, dass ihm jemand zuhört und er sich öffnen kann. Einige haben das Bedürfnis, konkrete Strategien zu entwickeln, wie es nach dem Tod des Elternteils weitergehen kann. Häufig werden aber auch Wünsche nach Autonomie und der Legitimation eigener Bedürfnisse thematisiert. „Ich möchte trotz der Erkrankung meines Vaters dieses Jahr in Urlaub fahren und ich möchte, dass meine Eltern das verstehen." Dieser Satz stammt von einem 12-jährigen Mädchen. In der Regel sind das Vermeidungsverhalten und das Bedürfnis nach Normalität und Ablenkung bei jüngeren stärker ausgeprägt als bei älteren Jugendlichen. Insbesondere bei ihnen können solche Wünsche Schuldgefühle auslösen. „Darf ich überhaupt noch Glück empfinden?" Oft ist es eine Erleichterung zu hören, dass Eltern sich wünschen, dass es den Kindern gut geht. Eine Verbalisierung durch die Eltern ist in diesen Fällen wichtig.

Unabhängig von den gewählten Foki geht es auch im gemeinsamen Gespräch um die Etablierung eines Arbeitsbündnisses, in dem sich insbesondere ältere und erwachsene Kinder und ihre Eltern als gleichberechtigte Gesprächspartner akzeptieren. Durch Perspektivenwechsel gewonnene Erkenntnisse sind in der Regel nachhaltiger als vom außenstehenden Berater gegebene Empfehlungen. Es geht eher darum, funktionierende familiäre Konfliktlösungsstrategien herauszuarbeiten und zu verstärken. Welche Anliegen haben die Familienmitglieder aneinander? Wie können sie sich unterstützen, aber auch benötigte Freiräume jedes Einzelnen respektieren? Wie ist die Familie vor der Erkrankung miteinander umgegangen?

Die Ambivalenz zwischen dem Wunsch nach familiärer Bindung und Nähe auf der einen Seite und Fluchtgefühlen wie Ekel vor einer entstellenden Erkrankung oder Angst vor nicht beherrschbaren Situationen wie dem herannahenden Tod auf der anderen Seite, lassen sich nicht immer für alle Familienmitglieder befriedigend lösen. Hier kann ein Berater versuchen, durch Perspektivenwechsel ein größeres Verständnis der verschiedenen Familienmitglieder füreinander zu erreichen.

Eine gute Integration des möglicherweise vorhandenen Partners des Jugendlichen oder jungen Erwachsenen in das Beratungssetting ist nicht immer einfach. Hier gilt es einen Kompromiss zu finden zwischen der Anerkennung der Autonomie des Jugendlichen und eventuellen Wünschen der Eltern, nur die Kernfamilie zuzulassen. In diesem Fall können unter Umständen mehrere Gespräche in Teilgruppen sinnvoll sein (Jugendlicher und Partner, Jugendlicher allein mit den Eltern oder mit den Geschwistern oder mit den Eltern und Geschwistern).

In gemeinsamen Gesprächen gewonnene Erkenntnisse müssen in den Alltag transferiert und den jeweiligen Alltagsbelastungen angepasst werden. Der Berater behält idealerweise die ganze Zeit über lediglich die Position eines Lotsen, der eine supportive Funktion hat, aber das Familiensystem intakt lässt und eher positiv verstärkend arbeitet.

Fallbeispiele:

Fallbeispiel 1: Die Mutter eines 19-jährigen jungen Mannes wird seit einem halben Jahr wegen eines Rezidivs eines Mammakarzinoms behandelt. Der Sohn befindet sich eigentlich im Ablöseprozess vom Elternhaus und möchte ausziehen. Dieser Schritt fällt ihm insbesondere schwer, da er befürchtet, dann nichts mehr über den Verlauf der Erkrankung mitzubekommen. Diese Erfahrung hat er fünf Jahre zuvor bei der Ersterkrankung gemacht, als ihm die Eltern viele Informationen vorenthielten. Er berichtet, dass er seitdem heimlich alle Arztbriefe der Mutter lese, möchte aber auf keinen Fall, dass sie davon erfahre.

Fallbeispiel 2: Die 17-jährige Tochter eines Patienten mit einem Tumor im HNO-Bereich reagiert zu Hause mit zunehmend aggressiven Impulsdurchbrüchen, eigen- und fremdgefährdendem Verhalten. Sie ekele sich vor den riechenden Wunden des Vaters. Nur langsam zeigt sich die eigentlich sehr intensive Bindung zwischen Vater und Tochter. Ihr wird deutlich, dass sie seinen, ihr ständig vor den Augen stehenden, bevorstehenden Verlust nicht aushalten kann. „Wenn ich ihn sowieso verlieren muss, ist es besser, wenn er gleich nicht mehr da ist." Gemeinsam mit der Familie wird erarbeitet, dass eine vorübergehende räumliche Trennung – mit dem Umzug zu nahen Verwandten des Vaters und gleichzeitig wichtigen Bezugspersonen des Mädchens – die Situation entspannen könnte. Tatsächlich legt das Mädchen Wert auf sehr regelmäßige Besuche im Elternhaus. Sie entscheidet sich, kurz vor dessen Tod wieder nach Hause zurückzukehren.

Besondere Herausforderungen (schwierige klinische Situationen)

Während sich einige Jugendliche und junge Erwachsene selbständig melden und motiviert mitarbeiten, sind diejenigen, die sich nicht melden, häufig nicht mehr direkt über die Eltern anzusprechen und daher schwer erreichbar (z. B. Kinder aus bildungsfernen

Schichten oder Kinder, die nicht in der Lage sind, ihre Ängste zu zeigen). Es könnte sogar sein, dass gerade diejenigen, die einer Beratung am meisten bedürften, nicht selbständig um Hilfe suchen und daher nicht erfasst werden. Um möglichst viele Jugendliche anzusprechen, sollten verfügbare Angebote über verschiedenste Informationskanäle erreichbar sein – sei es über den Eltern mitgegebenes Informationsmaterial oder Informationen in von Jugendlichen genutzten Medien (Internetforen, -suchmaschinen, Zeitschriften, Zeitungen). Jugendliche sollten in allen Fällen offen und altersangemessen angesprochen werden.

Eine weitere Herausforderung ist die zeitliche Belastung der Jugendlichen und jungen Erwachsenen, die sich oft kurz vor dem Schulabschluss oder im Einstieg in das Berufsleben befinden und sich unter Umständen schwer auf feste Termine einlassen können.

Gerade in Zeiten emotionaler Belastung, die die Erkrankung eines Elternteiles mit sich bringt, ist es für Jugendliche und junge Erwachsene wichtig, eigene Aufgaben zu verfolgen und gesteckte Ziele abzuschließen. Es ist mitunter eine Gratwanderung, im Rahmen der Beratung nicht zu aufdeckend zu arbeiten und das ohnehin schon sehr fragile Gleichgewicht nicht durch aufwühlende Gespräche weiter zu destabilisieren.

Jugendliche, deren Eltern erkrankt sind, leiden mitunter darunter, dem „Schicksal ausgeliefert zu sein" (Kontrollverlust), was die Angst vor der Zukunft noch steigert. Auch können Ängste bestehen, im Rahmen der Beratung zusammenzubrechen und die eigenen Gefühle zu sehr zu zeigen. Die dann offenbarte Wirklichkeit steht im Konflikt mit dem Anspruch, zu Hause funktionieren zu müssen. Hier sollte der Berater signalisieren, dass ein „sich öffnen" nicht in jedem Fall ein Muss ist.

Mitunter wird versucht, eine gewisse Autonomie zurückzugewinnen, indem möglichst viel Kontrolle behalten wird. Dies kann sich darin äußern, dass Jugendliche zu spät zu Terminen erscheinen oder sie gar nicht wahrnehmen. Hier sollte der Berater zeigen, dass er die Unpünktlichkeit oder das Nichterscheinen wahrgenommen hat, aber die therapeutische Beziehung nicht darunter leiden lassen.

Das viel diskutierte Thema eines geschlechtsspezifischen Verhaltens mit unterschiedlichen Copingstrategien und einer unterschiedlichen Beratungsmotivation konnten wir in unserem Beratungs-Setting nicht bestätigen. Ob ein männlicher oder ein weiblicher Therapeut (sofern beides verfügbar ist) die bessere Alternative darstellt, hängt unserer Erfahrung nach nicht von dem Geschlecht des jeweiligen Jugendlichen ab, sondern entspringt seiner persönlichen Situation. Dennoch sollte der Berater hierfür sensibel sein und dies bei weitergehendem Behandlungsbedarf gegebenenfalls berücksichtigt werden.

8 Zur Indikation der einzelnen Subsystem-Settings

Der Prozess der Indikationsstellung und Settingwahl ist anspruchsvoll, da die erkrankungsbedingten Belastungen und familiären Krisen sehr komplex sind und hohen Affekt- und Handlungsdruck hervorrufen (Riedesser, 2007). Entscheidungen zum Setting (Familie, Kind, Eltern) werden in dieser Situation oft intuitiv getroffen. Dabei können äußere Bedingungen (z. B. die aktuelle Belastbarkeit und Mobilität des erkrankten Elternteils) aber auch institutionelle Gegebenheiten (z. B. die Möglichkeit Hausbesuche oder Besuche am Krankenbett zu verwirklichen) sowie individuelle Präferenzen und Kompetenzen der Berater (familientherapeutische, kinder- und jugendtherapeutische bzw. psychoonkologische Qualifikation) eine entscheidende Rolle spielen.

Die Wahl des formalen Rahmens der Intervention sollte sich möglichst an nachvollziehbaren Kriterien orientieren können. Der Berater muss sich strukturiert und fokussiert Überblick über die Situation der einzelnen Familienmitglieder verschaffen und diese in Ruhe reflektieren, um die kindzentrierte Familienberatung oder bei Bedarf ein alternatives Unterstützungsangebot einleiten zu können. Die Professionalität des COSIP-Beraters besteht in der Fähigkeit, eine reflektierte Position im Sinne der kindlichen Bedürfnisse zu vertreten und zugleich eine supportive Haltung allen Familienmitgliedern gegenüber einzunehmen. Im Sinne einer gezielten Prävention mit fokussierten Beratungszielen und einem klar definierten Setting ist im Anschluss an die diagnostischen Erstgespräche eine sorgfältige und umfassende Reflexion des Einzelfalles erforderlich. Dafür beschreibt das im Folgenden dargestellte Modell der differenziellen Indikation und Settingwahl Kriterien, die eine Orientierungshilfe im Prozess der klinischen Entscheidungsfindung darstellen.

Selektive Indikation

Auf dem Weg einer betroffenen Familie hin zur Inanspruchnahme einer professionellen psychosozialen Hilfe für Kinder krebskranker Eltern liegen meist bereits vielfältige Entscheidungsprozesse und eigene Versuche zur Problembewältigung vor. Noch bevor es zur eigentlichen Anmeldung für eine kindzentrierte Familienberatung kommt, haben sich viele Patienten und ihre Angehörigen im Laiensystem beraten, möglicherweise erste Hilfsangebote angenommen, Kontakt zu Mitpatienten und Familien mit ähnlichem Schicksal aufgebaut oder bereits Helfer anderer Professionen hinzugezogen.

Auf der Ebene des medizinischen Versorgungssystems werden vom medizinischen Fachpersonal (Pflegepersonal, Ärzte, Konsiliar, Sozialarbeiter, Therapeuten) Fragen der selektiven Indikation geklärt. Wenn im Zuge der onkologischen Behandlung wahrgenommen wird, dass Eltern überfordert sind, ein Kind auffällig wirkt oder familiäre Kommunikationsprobleme oder Konflikte augenscheinlich sind, stellt sich die Frage, ob und welche Hilfe für die Familie angemessen und hilfreich sein kann. Erscheint neben oder anstelle anderer psychosozialer Hilfen (psychoonkologische Begleitung, sozialrechtliche Beratung, supportive Psychotherapie, Selbsthilfegruppe etc.) auch eine spezifisch kindzentrierte Familienberatung indiziert, sollte eine Empfehlung und Weitervermittlung an das COSIP-Team erfolgen. Im Zuge von Anmeldung und Erstgesprächen ist diese selektive Indikationsentscheidung durch den COSIP-Berater zu überprüfen. Auch wenn eine fachliche Empfehlung ausgesprochen wurde und die Eltern einen klaren Bedarf formulieren, kann es sein, dass dieses präventive Angebot ungeeignet oder unzureichend ist.

Es bedarf also einer sorgfältigen initialen Abklärung, ob es sich um einen „COSIP-Fall" handelt oder ob eine andere Form der Unterstützung indiziert ist. Dabei ist zu klären, ob das Beratungsanliegen direkt mit der elterlichen Erkrankungssituation in Zusammenhang steht oder gegebenenfalls Folge eines anderen Lebensereignisses, z. B. einer vorangegangenen Trennung des Elternpaares, oder einer generellen Entwicklungsbeeinträchtigung sein kann. Beschriebene Probleme des Kindes können also eine aktuelle krankheitsbezogene Belastungsreaktionen darstellen oder aber auf eine bestehende klinisch relevante Störung hinweisen, die angesichts der elterlichen Erkrankung akzentuiert hervortritt. Zur Beantwortung der Frage: „Auf welchen Boden fällt die elterliche Erkrankung?" tragen ein ausführliches anamnestisches Erstinterview mit Eltern und Kindern sowie der Einsatz von kind- und altersgerechten diagnostischen Verfahren bei. Dazu bieten sich ein Screeningfragebogen bzw. ein Karten-Sortierverfahren zu Stärken und Schwächen des Kindes (z. B. SDQ, Goodman, 1997), ein Handpuppeninterview (z. B. Berkley Puppet Interview, Measelle et al., 1998) oder projektive Verfahren (z. B. Sceno-Test, von Staabs, 2004; Familie in Tieren, Brem-Gräser, 2006) an. Themen und Erlebnisweisen des Kindes sowie seiner Eltern kommen dadurch aus der jeweils subjektiven Sicht umfassend zum Ausdruck. Für einzelne Kinder wird sich ggf. zeigen, dass eine präventive Kurzzeitintervention wie COSIP keine hinreichende Hilfe darstellen wird. Alternativ wäre zu prüfen, ob eine Indikation für eine psychotherapeutische Behandlung besteht, die ambulant oder stationär erfolgen kann (Horn & Winkelmann, 2007), oder andere Hilfen eingeleitet werden sollten. Eine Fehlindikation birgt die Gefahr, dass die Familienmitglieder aufgrund des begrenzten COSIP-Rahmens nicht ausreichend Entlastung und Unterstützung erfahren. Dadurch könnten Enttäuschung, Frustration und Misstrauen entstehen und den Weg in den geeigneten Behandlungsrahmen erschweren. Im Einzelfall kann COSIP dennoch eine wichtige „Eintrittskarte ins Hilfesystem" darstellen.

Prognostische Indikation

Ist die Frage: „COSIP ja oder nein?" positiv geklärt, stellt sich die Frage, mit welchem vorrangigen Interventionsziel bzw. Fokus (vgl. Kap. 4.2) und mit wem in welchem Beratungssetting schwerpunktmäßig gearbeitet wird. Die Bestimmung eines Beratungssettings erfolgt in einem interpersonellen Indikationsprozess zwischen den Familienmitgliedern und dem COSIP-Berater. Meist haben Eltern klare Vorstellungen, wer in die Gespräche einbezogen sein sollte und welche Themen besprochen werden sollen. Der Wunsch der Eltern bzw. Kinder zum Setting gehört zu den Hauptentscheidungskriterien. Es zeigt sich jedoch, dass fallweise eine Diskrepanz zwischen dem initialen Wunsch der Familie und der Empfehlung des Therapeuten in Anschluss an die Erstgespräche besteht. In diesen Fällen findet – ähnlich wie bei Indikationsentscheidungen in anderen psychosozialen Feldern – ein dialogischer Entscheidungsprozess statt, in welchem die Perspektiven aller Beteiligten einbezogen und miteinander diskutiert werden. So richtet unser Modell der differenziellen Settingwahl den klinischen Blick auf relevante Teilfragen zur gezielten Exploration des Familiensystems unter den besonderen Bedingungen der jeweiligen Krankheitssituation. Unser Indikationsmodell orientiert sich nicht an „richtigen" und „falschen" Indikationsentscheidungen, sondern an der Prämisse „gut" oder „weniger gut" begründeter Wahlen (Kächele & Kordy, 2006).

Erfahrungsgemäß werden Entscheidungen zum Setting im Anschluss an die diagnostische Phase getroffen und im Beratungsverlauf bedarfsorientiert überprüft und flexibel angepasst. In den meisten Fällen lassen sich retrospektiv folgende mögliche Settings identifizieren. Im *Familiensetting* erfolgt die Intervention vorwiegend im Rahmen von Familiengesprächen, Kinder werden in Anwesenheit ihrer Eltern in die Intervention einbezogen, abgesehen vom diagnostischen Erstkontakt, der auch alleine mit einem Kind durchgeführt wird. Im *Kindsetting* erfolgt die Intervention vorwiegend im Rahmen von Einzelkontakten mit dem Kind oder Jugendlichen bzw. in Geschwistergesprächen. Die Arbeit im Subsystem Kinder ist Kernpunkt der Intervention. Begleitend finden in der Regel Elterngespräche statt. Im *Elternsetting* erfolgt die Intervention vorwiegend im Rahmen von Elterngesprächen. Die Kinder werden nicht persönlich vorgestellt bzw. nur in einem diagnostischen Erstkontakt gesehen. In anderen Beratungsverläufen weist die Intervention keinen eindeutigen Schwerpunkt auf einem familiären Subsystem auf. Familien-, Kind- und Elterngespräche werden kombiniert und abwechselnd gewählt, sodass wir von einem *Mischsetting* sprechen.

Welches der möglichen Settings gewählt wird, hängt von einer Reihe von Kriterien ab. Im Leipziger Teilprojekt Indikation der Verbundstudie der Deutschen Krebshilfe wurden 30 klinische Entscheidungsprozesse zu Indikation und Settingwahl in Gruppendiskussionen reflektiert und in einer explorativen Post-hoc-Analyse mittels Q-Sort-Methode analysiert. Als Ergebnis wurden acht entscheidungsrelevante Hauptkriterien identifiziert (vgl. Tab. 11), die sich auf der Ebene der Ausgangsbedingungen der Familienmitglieder, der Gestaltung der helfenden Beziehung zwischen Berater, Eltern und Kind/ern sowie der Interventionsziele beschreiben lassen. Diese bilden die Grundlage des vorliegenden Modells differenzieller Settingwahl. Anhand konkreter Leitfragen werden die acht entscheidungsrelevanten Kriterien im Anschluss an die diagnostischen Erstgesprächen bewertet.

Diese empirisch fundierten Kriterien haben weitgehend Übereinstimmung mit theoretisch formulierten Indikationskriterien in vergleichbaren Anwendungsfeldern (Kächele & Kordy, 2006; Wittchen & Hoyer, 2011; Steck et al., 2005). Da die Settingwahl im Rahmen eines interpersonellen Entscheidungsprozesses getroffen wird, kommt neben den Charakteristika der Familienmitglieder auch der emotionalen Resonanz des Beraters und den Besonderheiten der helfenden Beziehung Bedeutung zu. Die COSIP-Beratungsarbeit kann für den Berater emotional belastend sein und es ist wichtig, dass der Berater nicht nur in Betracht zieht, inwieweit die Familienmitglieder dazu fähig und motiviert sind, sondern auch überprüft und reflektiert, ob und inwieweit die Begleitung des Einzelfalles zu leisten ist. So kann ein Übermaß an palliativen Situationen oder dekompensationsgefährdeten Patienten zu Überforderung führen und die Effektivität der Intervention gefährden. Insofern sind Anzeichen auf Seiten des Beraters, die sich bereits beim telefonischen Erstkontakt oder aber in der diagnostischen Phase zeigen können, im Sinne

Tabelle 11: Hauptkriterien für die Settingwahl

	Kriterien	Leitfragen
1	Belastung	Bei wem liegt die **Hauptbelastung**?
2	Bedarf	Wer **braucht** professionelle Hilfe?
3	Fähigkeit	Wer **kann** an Gesprächen teilnehmen?
4	Motivation	Wer **will** an Gesprächen teilnehmen?
5	Ressourcen	Wer hat **Ressourcen** zur Bewältigung?
6	Helfende Beziehung	Wer profitiert in der helfenden **Beziehung**?
7	Dialogfähigkeit	Mit wem ist ein **relevanter Dialog** möglich?
8	Interventionsziele	Auf wen **fokussieren** die **Interventionsziele**?

der „institutionellen Indikation" (Henning, 1991) zu reflektieren und zu entscheiden, wer im Team bestmöglich in der Lage ist, die erforderliche Unterstützung des Familiensystems zu leisten.

Entscheidungsschritte im Prozess der Settingwahl

Durch eine differenzielle Settingwahl werden Familien(mitglieder) dabei unterstützt, Situationen herzustellen, die eine Bewältigung der interpersonellen und intrapsychischen Belastungen durch die Erkrankungssituation fördern und die sich die Familienmitglieder aus eigener Kraft bzw. eigenem Verständnis heraus nicht alleine zutrauen. Unsere Aufgabe als Berater besteht dabei darin,

1. wahrzunehmen, was Eltern und Kinder brauchen, wünschen und leisten können,
2. einzuschätzen, welche möglichen Wege der Bewältigung der Familie offen stehen,
3. anzuregen, in welchem Rahmen und mit welchen Personen sich die Familienmitglieder ohne die Gefahr der Überforderung mit entscheidenden Themen auseinandersetzen sollten, und
4. zu berücksichtigen, dass immer nur Wege beschritten werden können, die für alle Familienmitglieder gangbar sind.

Der Prozess der Settingwahl basiert auf mehreren Entscheidungsschritten. Meist gibt es vonseiten der Eltern einen klaren *Settingwunsch*. Durch die professionelle Einschätzung im Lichte der verfügbaren Erkenntnisse über das Familiensystem wird der Settingwunsch der Familie bekräftigt oder durch eine gut begründete alternative *Settingempfehlung* erweitert. Eine solche Empfehlung basiert auf einer Einschätzung und Beurteilung der acht entscheidungsrelevanten Kriterien. Der Entscheidungsweg zieht mehrere alternative *Settingoptionen* in Betracht und wägt diese sorgfältig gegeneinander ab. Die letztliche *Settingwahl* versteht sich demzufolge als Prozess, in dem der Settingwunsch der Eltern mit einer fachlich differenzierten, gut begründeten Settingempfehlung abgeglichen wird. Dadurch wird der Prozess der Settingwahl zu einem wesentlichen Bestandteil der Intervention.

Vier Schritte der Settingwahl

Schritt 1: *Kriterien einzeln personenbezogen bewerten:* Anhand der Leitfragen wird einzeln bewertet, auf welche Person im Familiensystem das Kriterium zutrifft.

Schritt 2: *Settingoptionen kriteriumsbezogen klären:* Für jede Leitfrage wird separat entschieden, welches Setting unter dem Gesichtspunkt des jeweiligen Einzelkriteriums geeignet wäre.

Schritt 3: *Settingempfehlung festlegen:* Die identifizierten Settingoptionen werden zu einer Settingempfehlung integriert. Dabei wird eruiert welche der Settingoptionen aus fachlicher Sicht Priorität hat und real umsetzbar ist.

Schritt 4: *Settingwahl abstimmen:* Abgleich zwischen initialem Settingwunsch der Eltern und fachlich begründeter Settingempfehlung. Finden einer gemeinsamen Entscheidung.

Abbildung 4 (S. 208) stellt die oben beschriebenen Schritte schematisch dar. Dabei ist zu berücksichtigen, dass intuitive Entscheidungen, die in jedem psychotherapeutischen Handlungsfeld großen Wert besitzen, durch dieses schematische Vorgehen nicht eingeschränkt werden sollen. Vielmehr versteht sich das Schema als hilfreiches Gerüst, um „aus dem Bauch heraus" getroffene Entscheidungen umfassend zu reflektieren und zu überprüfen.

Zur Dokumentation der einzelnen Entscheidungsschritte im Prozess der Settingwahl findet sich im Anhang eine Vorlage als Arbeitshilfe (vgl. Dokumentationsblatt „Entscheidungsschritte Settingwahl" im Anhang). Dieser Prozess soll nun anhand eines Fallbeispiels exemplarisch dargestellt werden.

Fallbeispiel:

Am Krankenbett berichtet uns Frau O. von ihrem Brustkrebsrezidiv mit ungewisser Prognose. Anlässlich einer Behandlungskomplikation sei nun erneut mit einem längeren Krankenhausaufenthalt zu rechnen. Auf Wunsch der Eltern solle ihre 11-jährige Tochter (Kind 1) jemanden zum Reden haben, dem sie ihre Sorgen anvertrauen könne. Sie leide unter großer Angst („Wird meine Mama sterben?") und Einschlafstörungen, habe schlechte Noten in der Schule und komme mit Mitschülern nicht mehr aus. Ihr 13-jähriger Bruder (Kind 2) sei eher zurückgezogen und wolle wenig von der Krankheit wissen, die 17-jährige Schwester (Kind 3) sei viel mit ihrem Freund unterwegs und schon „so gut wie erwachsen". Der Settingwunsch der Eltern ist klar auf ein Kindsetting ausgerichtet, die Eltern suchen Hilfe für ihre jüngere Tochter. In der diagnostischen Phase wurden neben dem Elternpaar (KM und KV) auch die beiden jüngeren Kinder (Kind 1 und Kind 2) im Einzelgespräch gesehen. Kind 3 hatte kein Interesse an einem Gespräch. Folgende fokussierte Interventionsziele wurden herausgearbeitet: *Flexibilität im Umgang mit divergenten Bedürfnissen* und *Legitimität eigener Bedürfnisse*. Welches Setting in diesem Fall zur Bearbeitung der fokussierten Interventionsziele gewählt wurde, wird nun Schritt für Schritt erläutert.

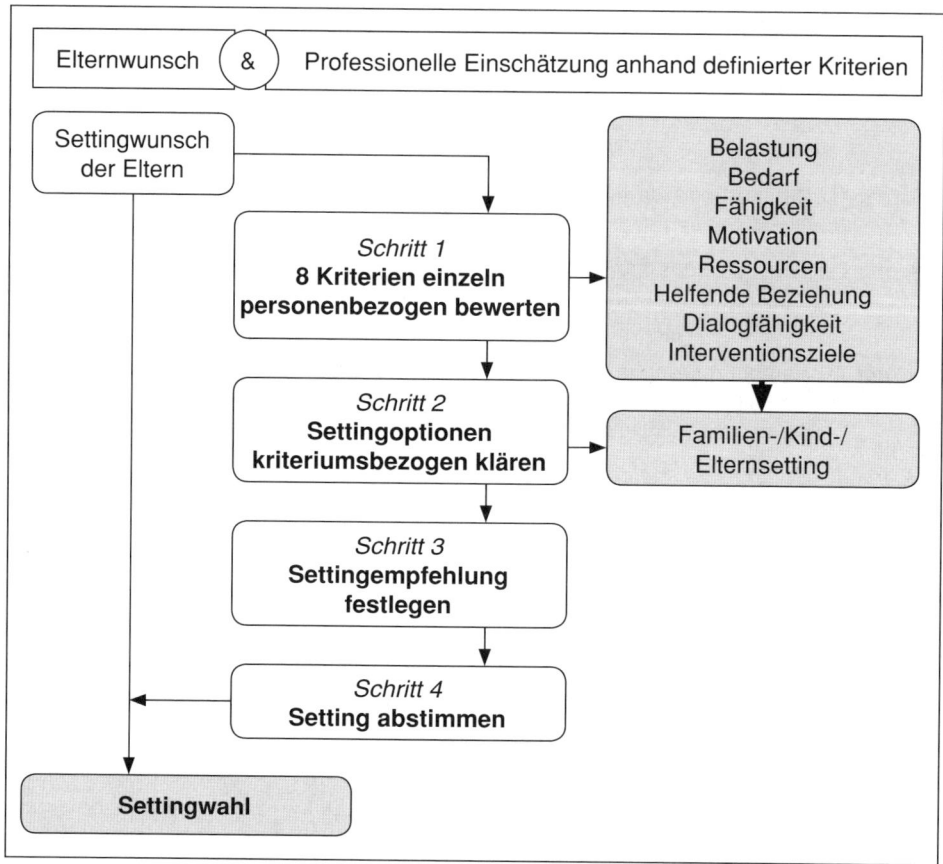

Abbildung 4: Entscheidungsschritte im Prozess der Settingwahl

Schritt 1 – Kriterien einzeln personenbezogen bewerten und
Schritt 2 – Settingoptionen kriteriumsbezogen klären

Anhand der acht Leitfragen wird vorerst einzeln bewertet, auf welche Person im Familiensystem jedes Kriterium zutrifft (vgl. auch Tab. 12). Daraufhin wird überprüft, welche Settingoption unter dem Einzelgesichtspunkt zu empfehlen wäre.

1. *Bei wem liegt die Hauptbelastung?* Ähnlich wie die Eltern es aus ihrer Sicht geschildert haben, sehen wir die aktuelle Hauptbelastung bei Kind 1. Die Belastung hat sich folgendermaßen konkretisiert: Kind 1 leide darunter, dass das bislang enge Verhältnis zwischen den beiden jüngeren Kindern zunehmend durch Rivalität gekennzeichnet sei, in der Kind 1 unterliege. Kind 1 erlebe sich als „außen vor" und meint, sie würde als die Jüngste in der Familie keine Beachtung kriegen. Auch die enge Beziehung zu ihrer Mutter sei in den letzten Monaten für sie weggebrochen. Sie habe Angst ausgeschlossen zu werden und generell das Gefühl, an allem schuld zu sein. Unter diesem Gesichtspunkt eröffnet sich die Option, mit Kind 1 im Kindsetting an ihren Sorgen und aktuellen *interpersonellen Problemen* zu arbeiten.

2. *Wer braucht professionelle Hilfe?* Obwohl sich die Belastungssituation bei Kind 1 am deutlichsten zeigt und zuspitzt, besteht Bedarf an professioneller Hilfe auf Ebene des gesamten Familiensystems. Es fällt auf, dass in der Familie jeder ganz individuell mit der aktuellen Belastung umgeht. Kind 3 macht sich vom Familienalltag weitgehend unabhängig, Kind 2 zieht sich zurück oder lenkt sich ab, der KV stürzt sich in Aktivität, die KM kämpft und ist zwangsläufig durch die Behandlung absorbiert. Kind 1 scheint in ihrer sensiblen Art stellvertretend für die andern Familienmitglieder die emotionale Hauptlast zu tragen und diese durch ihre Symptome am deutlichsten zum Ausdruck zu bringen. In der Familie herrscht große Ungewissheit über die bevorstehenden Dinge (Krankheitsverlauf, Behandlungserfolg). Es erscheint sinnvoll, die Familienmitglieder in ihren individuellen Bewältigungsstrategien zu stärken und in einen gemeinsamen Dialog über die aktuellen Themen zu bringen, über die alle nachdenken aber keiner spricht. Für die Umsetzung dieser Beratungsziele eignet sich das Familiensetting in Form eines moderierenden Familiengesprächs.

3. *Wer kann an Gesprächen teilnehmen?* Allen Familienmitgliedern außer der KM ist eine Teilnahme an den Gesprächen generell möglich. Die KM bedauert sehr, aufgrund ihrer Behandlung nicht an den Familiengesprächen teilnehmen zu können. Unter diesem Gesichtspunkt wäre ein Familiensetting ohne Teilnahme der KM denkbar.

4. *Wer will an Gesprächen teilnehmen?* Der Sohn (Kind 2) hat nach dem Erstgespräch mögliche weitere Gespräche abgelehnt, die älteste Tochter (Kind 3) sogar von Anfang an. Kind 1 wünscht Folgkontakte. Der KV möchte in die Gespräche mit einbezogen sein, scheut jedoch aufgrund der aktuellen Mehrfachbelastungen (Arbeit, Familie, Krankenhaus) eine zeitliche Zusatzbelastung durch die Beratungsgespräche. Die KM hat den Wunsch teilzunehmen.

5. *Wer hat Ressourcen zur Bewältigung?* Die beiden älteren Geschwister geben an, Freunde zu haben, mit denen sie reden können. Der KV hat viel instrumentelle Hilfe aus dem sozialen Netzwerk. Die Familie ist sozial gut eingebunden. Sie nutzen soziale Ressourcen von außen zur Bewältigung der Situation. Kind 1 kann als einzige ihrer emotionalen Befindlichkeit und der Angst um die Mutter offen Ausdruck verleihen. Sie lässt Trauer, Besorgnis, Angst, Beunruhigung an sich heran. Innerhalb der Familie ruft dies jedoch Abwehr und Ausgrenzung hervor und wird insbesondere vom Bruder als „Gefühlsduselei" abgetan. Kind 1 leistet die emotionale Arbeit ganz alleine, obwohl die belastenden Themen die ganze Familie betreffen. In einem Einzelsetting könnte Kind 1 zwar emotionale Entlastung durch eine belastbare außenstehende Person erfahren. Da jedoch aufgrund der unterschiedlichen Bewältigungsstrategien der einzelnen Familienmitglieder für Kind 1 insbesondere interpersonelle Probleme durch Unverständnis, Zurückweisung und mangelnden Trost und Mitgefühl entstehen, wäre hier eine Intervention im Familiensetting zu empfehlen.

6. *Wer profitiert in der helfenden Beziehung?* Kind 1 erlebt die Gesprächsatmosphäre als deutliche Entlastung. Der KV ist entlastet zu wissen, dass seine Tochter diesbezüglich versorgt ist. Unter diesem Blickwinkel empfiehlt sich ein Einzelsetting mit dem Kind unter Einbeziehung des KV.

7. *Mit wem ist ein relevanter Dialog möglich?* Kind 1, KM und KV können ihre Bedürfnisse und Sorgen klar ausdrücken und auch miteinander ins Gespräch kommen. Kind 2 verwehrt sich gegen bedrohliche Gedanken und Gesprächsinhalte. Eine res-

sourcenstärkende Intervention im Familiensetting wäre mit ihm jedoch denkbar. Kind 1 zeigt sich insofern sehr kompetent, als sie sich öffnet und die Fähigkeit hat, ihre Innenwelt, auch wenn es noch so schwierig ist, in die Kommunikation einzubringen. Sie ist sowohl im Einzelsetting als auch im Familiensetting gut aufgehoben.

8. *Auf wen fokussieren die Interventionsziele?* Die Interventionsziele betreffen die *Flexibilität im Umgang mit divergenten Bedürfnissen* (F2) und die *Legitimität eigener Bedürfnisse* (Kind 2) und richten sich einerseits an das gesamte Familiensystem sowie schwerpunktmäßig an Kind 1. Für Kind 1 wäre eine Entlastung sowohl im Einzelsetting als auch durch begleitende Familienkonferenzen – mit oder ohne die Mutter, je nachdem, wie sich der Gesundheitszustand entwickelt – zu erwarten.

Tabelle 12: Fallbeispiel zur strukturierten Settingswahl/Schritt 1 und 2

Leitfragen zu den Kriterien	Schritt 1						Schritt 2		
	Fam	Kind 1	Kind 2	Kind 3	KM	KV	Setting-Option		
1. Bei wem liegt die Hauptbelastung?	○	⊗	○	○	○	○	F	Ⓚ	E
2. Wer braucht professionelle Hilfe?	⊗	○	○	○	○	○	Ⓕ	K	E
3. Wer kann an Gesprächen teilnehmen?	○	⊗	⊗	⊗	○	⊗	Ⓕ	K	E
4. Wer will an Gesprächen teilnehmen?	○	⊗	○	○	⊗	⊗	Ⓕ	K	E
5. Wer hat Ressourcen zur Bewältigung?	○	⊗	⊗	⊗	○	⊗	Ⓕ	K	E
6. Wer profitiert in der helfenden Beziehung?	○	⊗	○	○	○	⊗	F	Ⓚ	E
7. Mit wem ist ein relevanter Dialog möglich?	○	⊗	○	○	⊗	⊗	Ⓕ	Ⓚ	E
8. Auf wen fokussieren die Interventionsziele?	⊗	⊗	○	○	○	○	Ⓕ	Ⓚ	E

Schritt 3 – Settingempfehlung festlegen

Nachdem für alle acht Kriterien Settingoptionen erarbeitet wurden, wird überprüft, auf welchen Settingoptionen der Schwerpunkt der Bewertungen liegt.

Auf der Grundlage der obigen Bewertung der Kriterien und der Klärung der Settingoptionen lässt sich ein Elternsetting eindeutig ausschließen. Priorität hat rein häufigkeitsbezogen das Familiensetting, jedoch gibt es hinsichtlich Fähigkeit und Motivation zur Teilnahme reale Einschränkungen. Die Settingempfehlung konzentriert sich daher auf Einzelkontakte mit Kind 1 mit flankierenden Familiengesprächen unter Einbeziehung des KV und Rückkoppelung der Gesprächsinhalte an die KM, solange sie krankheits- und behandlungsbedingt nicht an den Gesprächen teilnehmen kann.

Schritt 4 – Settingwahl abstimmen

Im Rückmeldegespräch wird die Settingempfehlung vermittelt und mit den Familienmitgliedern abgestimmt. Mit dem Einverständnis des KV und der KM wurde die Setting-Wahl: „Einzelgespräche mit Kind 1 plus flankierenden Familiengesprächen" gewählt.

Vertiefende Fragestellungen zu den Leitfragen und entscheidungsrelevanten Kriterien

Bei der Bewertung der Kriterien stellt sich der COSIP-Berater die jeweilige Leitfrage und begründet seine Entscheidung anhand von vertiefenden, differenzierteren Fragestellungen. Kriterien, Leitfragen und Fragestellungen sind Ergebnis einer qualitativen Analyse klinischer Entscheidungsprozesse bei der COSIP-Settingwahl mittels Q-Sort-Methode. Dabei wurde eine Reihe von beispielhaften Narrativen identifiziert, die die Situation der Familienmitglieder aus Beratersicht beschreibt. Daraus wurden differenzierte diagnostische Fragen zu den bereits beschriebenen Kriterien und Leitfragen abgeleitet (vgl. Tab. 13).

Tabelle 13: Diagnostische Fragen zu den einzelnen Kriterien

	Kriterien + *Leitfragen*	Diagnostische Fragen
1	**Belastung** *Bei wem liegt die Haupt-belastung?*	– Wer ist aktuell psychisch am meisten belastet und wo-durch? – Handelt es sich um eine *interpersonelle* oder *intrapsychi-sche* Belastungssituation? (Verursacht die Erkrankung Be-lastungen, die von der Familie als System oder von einer Person individuell nicht allein bewältigt werden können?) – Liegen Belastungen vor, die aus einer Traumatisierung re-sultieren? – Ist die Belastung in eine Mehrgenerationenfolge eingebun-den? – Welche Belastung hat Priorität? Mit wem und an welcher Belastung sollte primär gearbeitet werden?
2	**Bedarf** *Wer braucht pro-fessionelle Hilfe?*	– Was ist wünschenswert und was ist möglich in der Fami-lie? – Kann die Familie die Situation aus eigener Kraft bewälti-gen oder ist Hilfe von außen erforderlich?

Tabelle 13: (Fortsetzung)

Kriterien + *Leitfragen*		Diagnostische Fragen
3	**Fähigkeit** *Wer kann an Gesprächen teilnehmen?*	– Wer ist überhaupt in der Lage, an den Gesprächen teilzunehmen? – Erlaubt der körperliche Zustand des kranken Elternteils die Teilnahme an den Gesprächen? – Wer wird gebracht/vorgestellt? – Ist die Familie aus inneren und äußeren Gründen in der Lage, den Rahmen/die Terminstruktur zu halten?
4	**Motivation** *Wer will an Gesprächen teilnehmen?*	– Wer hat ein Anliegen für Beratungsgespräche? – Wer möchte zu den Gesprächen mitkommen? – Hat das Kind ein eigenes Anliegen oder wird es von den Eltern gebracht? – Wurde das Kind von den Eltern vorbereitet, eingeladen? – Welcher Auftrag wird an uns formuliert? – Gibt es evtl. „verdeckte" Aufträge? – Möchten die Eltern das Kind „abgeben"? – Ist die Motivation/das Anliegen ein eigenes oder wurde die Familie von Dritten „geschickt"?
5	**Ressourcen** *Wer hat Ressourcen zur Bewältigung?*	– Wer verfügt über gute Copingstrategien? – Wer kann auf Vorerfahrungen in hilfreichen Beziehungen zurückgreifen und diese für sich nutzbar machen? – Wer verfügt über sinnvolle Mechanismen zur Stabilisierung und zum Selbstschutz?
6	**Helfende Beziehung** *Wer profitiert in der helfenden Beziehung?*	– Wie gestaltet sich die Beziehung zwischen Berater und Familienmitgliedern? – Welche Rolle wird dem Berater von der Familie zugewiesen? – Mit wem ist eine supportive, ich-stützende Beziehung möglich?
7	**Dialogfähigkeit** *Mit wem ist ein relevanter Dialog möglich?*	– Wie können die Familienmitglieder in Austausch über relevante Themen kommen? – Kann mein Gegenüber aufnehmen, was ich als Berater in das Gespräch einbringe? – Gibt es eine Tabuisierung oder Abwehrhaltung gegen bedrohliche Themen?
8	**Interventionsziele** *Auf wen fokussieren die Interventionsziele?*	– Können im Therapeutenbogen 1–2 Interventionsziele identifiziert werden? – Auf welches familiäre Subsystem wird schwerpunktmäßig fokussiert?

Adaptive Indikation

Neben der Frage, ob das COSIP-Konzept in einer Familie mit einem krebskranken Elternteil das geeignete Verfahren darstellt (selektive Indikation) und der Frage, in welchem Setting die Bewältigung der krankheitsbedingten Belastungen effektiv unterstützt werden kann (prognostische Indikation) wird im Verlauf der Beratung überprüft, ob das Vorgehen in dem jeweils gewählten Setting (Familie, Kind, Eltern) für die Familie angemessen ist (adaptive Indikation). Dieser Schritt der Adjustierung im Prozess der Beratung orientiert sich an den o. g. Entscheidungskriterien unter Einbezug der Entwicklungen, die sich innerhalb des Beratungsprozesses oder ggf. durch neue Krankheitsereignisse ergeben. Das Ergebnis kann eine Veränderung hinsichtlich Setting oder Frequenz der Intervention bedeuten.

Zusammenfassung

Zu Beginn und im Verlauf der Beratung von Familien mit einem krebskranken Elternteil sind vom COSIP-Berater drei Kernfragen zu überprüfen:
1. Ist kindzentrierte Familienberatung nach dem COSIP-Konzept für diese Familie das geeignete Verfahren oder ist die Wahl eines alternativen Unterstützungsangebotes angemessen (selektive Indikation)?
2. In welchem Setting (Familie, Kind, Eltern) wird die Bewältigung interpersoneller und intrapsychischer Belastungen durch die elterliche Krebserkrankung am effektivsten unterstützt (prognostische Indikation)?
3. Hat sich die Intervention im gewählten Setting im Verlauf der COSIP-Beratung bewährt oder muss Setting bzw. Frequenz der Intervention adjustiert werden (adaptive Indikation)?

Das Modell differenzieller Indikation und Settingwahl in der kindzentrierten Familienberatung hat das Ziel, aus einem umfassenden Verständnis der Ausgangsbedingungen der Familie (Belastung, Bedarf, Fähigkeit, Motivation, Ressourcen), der Gestaltung der helfenden Beziehung (Beziehung zwischen Berater, Eltern und Kind, Dialogfähigkeit) und der fokussierten Interventionsziele zu einer gut begründeten Settingwahl zu gelangen (vgl. Abb. 5). Schritt für Schritt werden die entscheidungsrelevanten Kriterien bewertet, über eine Synthese möglicher Settingoptionen wird eine Settingempfehlung abgeleitet, die inhaltlich differenziert mit den Familienmitgliedern und deren Settingwunsch abgestimmt wird. Dieser interpersonelle Prozess der Settingwahl ist Grundlage und wesentlicher Bestandteil der Intervention.

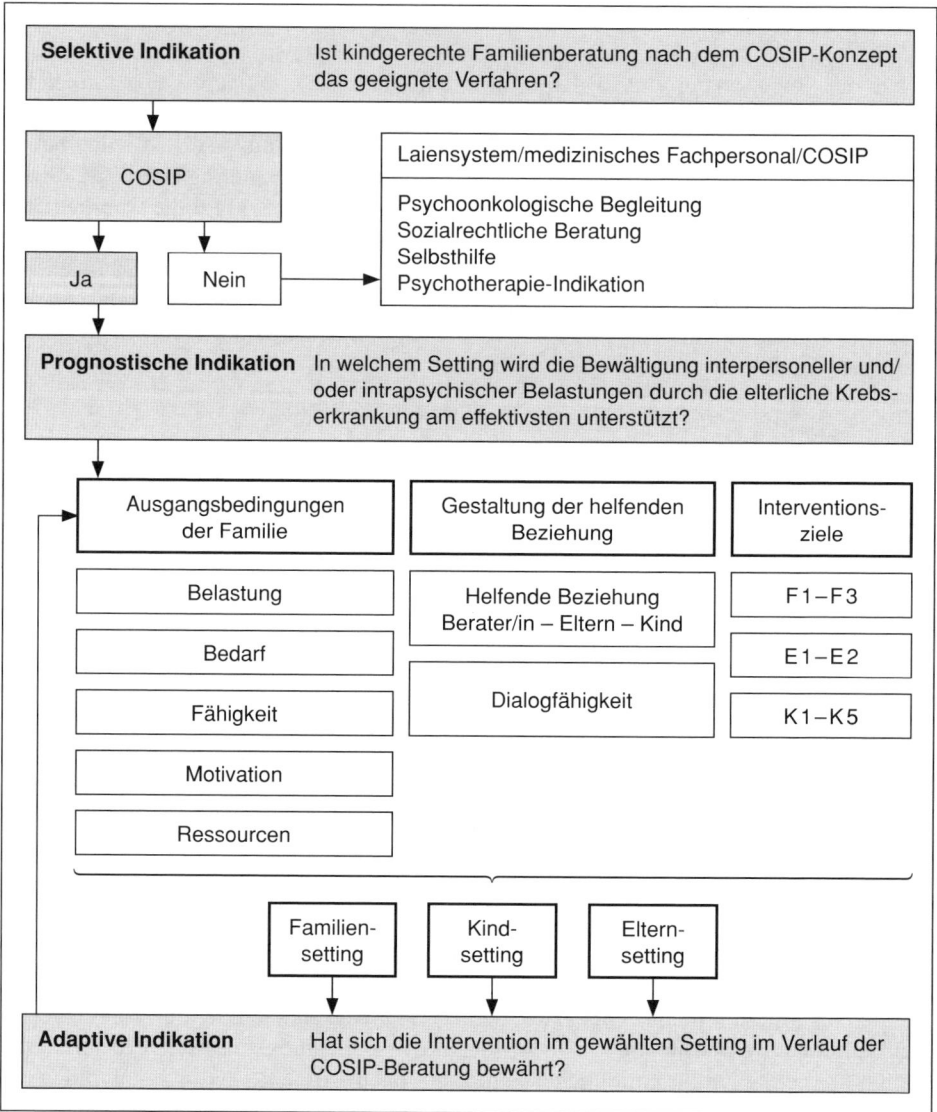

Abbildung 5: Indikationsmodell – Grafische Übersicht

9 Sozialpädagogische Aspekte

In der Beratung von Familien mit einem krebskranken Elternteil tauchen häufig Fragen nach alltagspraktischen Hilfe- und Unterstützungsmöglichkeiten für Familien und Fragen sozialrechtliche Themen betreffend auf.

Da in vielen Fällen kein Sozialarbeiter vor Ort ist, der zu diesen Themen beraten kann, soll an dieser Stelle auf die wichtigsten Fragen und zusätzlichen entlastenden Hilfemöglichkeiten für Familien in dieser Situation eingegangen werden. Neben einer kurzen Darstellung des Inhalts und der gesetzlichen Grundlagen der Hilfen, sind praktische Hinweise zur Beantragung, sowie nützliche Quellen mit weiterführenden Informationen angefügt.

Haushaltshilfe

Nach § 38 SGB V haben Versicherte einen Anspruch auf eine Haushaltshilfe, wenn ihnen die Weiterführung des Haushalts aus gesundheitlichen Gründen nicht möglich ist, beispielsweise wegen einer Krankenhausbehandlung oder einer medizinischen Rehabilitationsmaßnahme. Dies gilt allerdings nur, wenn ein Kind bis zum vollendeten 12. Lebensjahr im Haushalt lebt und es keine weitere im Haushalt lebende Person gibt, die diese Aufgaben übernehmen könnte.

Ein Antrag muss an die zuständige Krankenkasse gestellt werden. Es ist sinnvoll in einem kurzen Telefonat mit dem zuständigen Sachbearbeiter zu klären, welche Formulare und Bescheinigungen benötigt werden. Die Krankenkasse prüft nach Eingang des Antrags, ob, in welchem Umfang und für welche Dauer eine Haushaltshilfe gewährt wird. Die Krankenkasse kann eine Haushaltshilfe stellen, es ist aber auch möglich, dass der Antragsteller jemanden vorschlägt und die Krankenkasse die Kosten übernimmt. Auch dies sollte im ersten Telefonat kurz abgeklärt werden.

Sollte die Krankenkasse die Übernahme der Leistung ablehnen oder der Bewilligungszeitraum ablaufen, obwohl noch Bedarf besteht, gibt es die Möglichkeit die Leistung über andere Kostenträger finanzieren zu lassen. Entweder über das Jugendamt (Gesetzesgrundlage: § 20 SGB VIII Betreuung und Versorgung des Kindes in Notsituationen) oder über das Sozialamt (Gesetzesgrundlage: § 70 SGB XII Hilfe zur Weiterführung des Haushaltes).

Grundsätzlich handelt es sich um eine zuzahlungspflichtige Leistung. Über die genaue Höhe der Kosten informiert der jeweilige Kostenträger.[14]

---

14 Weitere Informationen zur Haushaltshilfe:
http://www.betanet.de/betanet/soziales_recht/Haushaltshilfe-172.htm
http://www.krankenkassen.de/gesetzliche-krankenkassen/leistungen-gesetzlichekrankenkassen/gesetzliche-krankenkassen-besondere-leistungen/haushaltshilfe/

Unterstützungsmöglichkeiten über die öffentliche Jugendhilfe

Die zahlreichen staatlichen Hilfe- und Unterstützungsmöglichkeiten für Familien mit Kindern sind im 8. Sozialgesetzbuch, dem Kinder- und Jugendhilfegesetz (KJHG), festgelegt. Das SGB VIII stellt damit die Grundlage der Angebote der öffentlichen Jugendhilfe dar.

Oftmals gibt es vor Ort diverse niedrigschwellige Angebote, wo eine Versorgung und Betreuung der Kinder stattfinden kann und somit Eltern im Alltag entlastet werden können, beispielsweise Pädagogische Mittagstische, Horte, Gruppenangebote für Kinder und Jugendliche etc. In der Regel kennen die ortsansässigen Einrichtungen die Hilfestrukturen am besten. Es bietet sich also an, zunächst dort nachzufragen, wo die Kinder ohnehin schon angebunden sind, beispielsweise an Schulen oder Kindertagesstätten. Einen guten Überblick über die Hilfeangebote hat auch das örtliche Jugendamt.

Hilfen zur Erziehung

In Fällen, in denen die Versorgung über das private und das öffentliche Hilfenetz vor Ort nicht ausreichend ist, kann es nötig sein, eine höherschwellige fallbezogene Hilfe zu empfehlen, beispielsweise Hilfen zur Erziehung, die im Abschnitt 4 SGB VIII, §§ 27–41 dargelegt werden. Anspruchsvoraussetzungen für diese Form der Hilfe ist zum einen ein so genanntes Erziehungsdefizit und zum zweiten die Notwendigkeit der Hilfe für eine unbeeinträchtigte weitere Entwicklung des Kindes. Erziehungsdefizit meint hier nicht zwangsläufig die mangelnde Erziehungsfähigkeit der Eltern, sondern eine Mangellage in der Erziehung oder einen Ausfall an Erziehungsleistung. Dies kann zum Beispiel durch Berufstätigkeit beider Eltern entstehen oder eben auch, wenn ein Elternteil durch Erkrankung ausfällt und somit eine Krise oder Notsituation eintritt (Kunkel, 2007, S. 40 ff.).

Wer eine Hilfe zur Erziehung in Anspruch nehmen will, muss diese beim zuständigen Allgemeinen Sozialen Dienst (ASD) beim Jugendamt beantragen (Münder et al., 2009, S. 272). Vor Stellung des Antrages werden die Klienten dort beraten, geeignete Hilfeformen werden geklärt und die Notwendigkeit der Hilfe wird geprüft. Nach § 36 SGB VIII wird für die Ausgestaltung der Hilfe unter Beteiligung der Fachkräfte, der Eltern und der Kinder bzw. Jugendlichen ein Hilfeplan erstellt. Die Eltern haben in diesem Verfahren eine Mitwirkungspflicht.

Im Folgenden werden einige Formen der Hilfen zur Erziehung, die für die Unterstützung von Familien mit einem krebskranken Elternteil am ehesten eine Rolle spielen können, genauer erläutert:

- *§ 28 Erziehungsberatung.* Erziehungsberatungsstellen bieten Unterstützung bei der Klärung und Bewältigung familiärer Probleme an. Zu ihren Aufgaben gehören Beratung und Therapie, sowie präventive und Vernetzungsarbeit (Münder et al., 2009, S. 290). Innerhalb der Beratungsstellen gibt es eine Verpflichtung zur Zusammenwirkung von Fachkräften unterschiedlicher Fachrichtungen. Die Erziehungsberatungsstelle kann ein guter erster Anlaufpunkt für Eltern sein. Besonderheit ist hier, dass diese Hilfeform insofern relativ niedrigschwellig angesetzt ist, als dass sie den Hilfe-suchenden unmittelbaren Zugang gewährt. Das heißt, es ist nicht nötig, vorher das Jugendamt aufzusuchen. Ebenso ist in der Regel kein aufwendiges Hilfeplanverfahren nötig (Münder et al., 2009, S. 292). Die Erziehungsberatung ist für Inanspruchnehmer kostenfrei.

- *§ 31 Sozialpädagogische Familienhilfe (SPFH).* Bei der SPFH handelt es sich um eine ambulante Maßnahme durch die eine Familie intensiv betreut und begleitet werden soll. Im Sinne der Hilfe zur Selbsthilfe kann es bei dieser Form der Hilfe um die Bewältigung von Erziehungs- und Alltagsproblemen, von Krisen und Konflikten, aber auch um Unterstützung im Umgang mit Ämtern u. Ä. gehen. Die SPFH ist in der Regel auf längere Dauer angelegt und für Inanspruchnehmer kostenfrei.

- *§ 33 Vollzeitpflege.* In der Vollzeitpflege geht es darum, ein Kind oder einen Jugendlichen kurz- oder längerfristig außerhalb des elterlichen Haushaltes unterzubringen. Dies kann nötig sein, wenn ein alleinerziehender Elternteil wegen längerer stationärer Behandlung ausfällt und somit ein Erziehungsdefizit eintritt. Die Unterbringung kann bei Verwandten, befreundeten Familien oder in Pflegefamilien erfolgen. Nach § 44 SGB VIII benötigt die Pflegeperson eine Pflegeerlaubnis, das bedeutet, dass das Jugendamt prüft, ob in der Pflegefamilie eine entsprechende Erziehung für das Kind gewährleistet ist. Unter bestimmten Umständen ist es allerdings nicht nötig, eine Pflegeerlaubnis einzuholen: Nämlich wenn die Pflegeperson mit dem Kind verwandt oder verschwägert bis zum 3. Grad ist oder wenn es sich um eine kurzzeitige Unterbringung bis zu acht Wochen handelt. Das Sorgerecht bleibt in diesem Fall unberührt, insofern kein Entzug vom Familiengericht angeordnet wurde (Kunkel, 2007, S. 52 ff.).

Klienten sollten sich darauf einstellen, dass der Prozess der Beratung, Beantragung und Bewilligung der Hilfe, sowie die Vermittlung an einen geeigneten Träger einige Zeit in Anspruch nehmen kann. Nach § 5 SGB VIII haben die Eltern dabei ein Wunsch- und Wahlrecht, was die Ausgestaltung der Hilfe betrifft (Münder et al., 2009, S. 281).

Einen guten Überblick über die Aufgaben der Jugendhilfe bietet die Broschüre Kinder- und Jugendhilfe, die vom Bundesministerium für Familie, Senioren, Frauen und Jugend herausgegeben wurde.[15]

Elterliche Sorge

Fragen zur elterlichen Sorge treten gerade bei Alleinerziehenden häufig auf. Die elterliche Sorge ist im BGB, Buch 5, Abschnitt 2, Titel 5 §§ 1626–1698b geregelt.

Grundsätzlich haben verheiratete Paare die gemeinsame elterliche Sorge, dies ändert sich auch bei einer Trennung nicht, es sei denn, es gibt eine andere familiengerichtliche Entscheidung.

Kann ein Elternteil die elterliche Sorge für einen bestimmten Zeitraum nicht ausüben, beispielsweise wegen eines komatösen Zustandes, so kann diese nach § 1674 BGB für

---

15 Siehe Literatur.

diese Zeit ruhen und lebt wieder auf, wenn der Elternteil wieder in der Lage ist diese wahrzunehmen. Bei geteilter elterlicher Sorge würde diese dann nach § 1678 BGB automatisch der andere Elternteil übernehmen.

Entscheidungen bezüglich der elterlichen Sorge obliegen den Familiengerichten. Auch in Fragen die elterliche Sorge betreffend ist es sinnvoll, sich beim Jugendamt beraten zu lassen.

Argumentationshilfen bezüglich der Inanspruchnahme von Hilfen über das Jugendamt

Viele Eltern haben gegenüber der Institution Jugendamt Berührungsängste und verbinden diese nur mit der Vorstellung, diese sei in erster Linie für Eingriffe in elterliche Rechte zuständig („Die nehmen einem die Kinder weg"). Dies beruht oft auf einem Mangel an Information. Deshalb sind an dieser Stelle einige Argumentationshilfen für Beratende aufgeführt.

Wie oben beschrieben, bietet die Jugendhilfe eine breite Palette an Unterstützungsmöglichkeiten, die dem Wohl des Kindes dienen sollen. Das Jugendamt ist hier kompetenter Ansprechpartner und unterstützende und beratende Instanz für Familien. Ein aktives Hilfesuchverhalten, das die Bereitschaft von Eltern beinhaltet, ein bestehendes Problem oder eine Unsicherheit zu benennen und sich professionelle Unterstützung zu holen, wird von Amts wegen grundsätzlich als positiver Beleg für angemessenes Wahrnehmen der elterlichen Sorge gewertet, da es das Reflexionsvermögen der Eltern sowie ein Handeln im Interesse des Kindeswohls unterstreicht. Jugendämter gehen davon aus, dass jede Familie in Situationen geraten kann, in denen sie Unterstützung benötigt.

Entgegen einer oft geäußerten Auffassung kann hingegen ein Entzug der elterlichen Sorge nur durch ein Familiengericht erfolgen. Lediglich die kurzfristige Inobhutnahme (§ 42 SGB VIII) eines Kindes kann tatsächlich über das Jugendamt erfolgen, jedoch nur, wenn eine dringende Gefahr für das Wohl des Kindes besteht.

> **Tipp:**
>
> Ist eine Familie trotz allem nicht bereit, ein empfohlenes Beratungsgespräch im Jugendamt in Anspruch zu nehmen, gibt es für die Berater auch die Möglichkeit in einem ersten Schritt selbst beim Jugendamt erste Informationen einzuholen ohne den Namen der Familie zu nennen, und diese dann mit den Eltern vertraulich durchzusprechen. So können Eltern konkretere Vorstellungen von Hilfsmöglichkeiten über das Jugendamt entwickeln und sich in einem zweiten Schritt an das Jugendamt wenden.

Versorgung des erkrankten Elternteils

Oft tauchen in der Beratung Fragen auf, die die Versorgung des erkrankten Elternteils betreffen, beispielsweise Fragen nach Pflegestufen, ambulanter Palliativversorgung, Hospizversorgung, Rehabilitationsmaßnahmen, Patiententestament, etc. Auf diese Fragen kann an dieser Stelle nicht erschöpfend eingegangen werden. Patienten, die stationär in Behandlung sind, können sich zu diesen Themen vom Krankenhaussozialdienst beraten lassen. Bei ambulanter Versorgung kann eine Beratung vom behandelnden Arzt oder von Krebsberatungsstellen vor Ort geleistet werden.[16]

---

16 Gute Informationen für Patienten und Berater gibt es in der Reihe der blauen Ratgeber der Krebshilfe in der Ausgabe *Wegweiser zu Sozialleistungen*, die ebenfalls über das Internet zugänglich
sind:
http://www.krebshilfe.de/fileadmin/Inhalte/Downloads/PDFs/Blaue_Ratgeber/040_soziallei-
stungen.pdf oder auch in der Broschüre *Soziale Informationen 2011* http://www.frauenselbst-
hilfe.de/ über den Link Publikationen/Broschüren.

10 Hinweise zur Implementierung der COSIP-Beratung

Im Rahmen des durch die Deutsche Krebshilfe e. V. geförderten Verbundprojektes „Psychosoziale Hilfen für Kinder krebskranker Eltern" wurden bundesweit an fünf Universitätskliniken COSIP-Beratungsstellen aufgebaut und begleitend evaluiert. Ziel dieses Kapitels ist es, die Erfahrungen, die während des Implementierungsprozesses gesammelt wurden, kondensiert darzustellen und für den Aufbau zukünftiger Beratungsangebote transparent zu machen. Hierdurch kann die Implementierung eines kindzentrierten Beratungsangebotes effektiver gestaltet werden, wenn schon zu einem frühen Zeitpunkt die oft knapp bemessenen personellen und zeitlichen Ressourcen bestmöglich eingesetzt werden.

Zur Dokumentation des Implementierungsprozesses im Sinne einer formativen qualitativen Evaluation wurden innerhalb des ersten Implementierungsjahres im Abstand von sechs Monaten zwei Workshops durchgeführt, bei denen der Austausch zwischen den COSIP-Beratern der verschiedenen Beratungsstellen über funktionierende Implementierungsstrategien und Fallstricke stattfand. Basierend auf diesen Vorarbeiten und bereits publizierten Vorerfahrungen (Romer et al., 2007) wurde nach Abschluss der Implementierungsphase ein dritter Workshop zur strukturierten Zusammenfassung der Implementierungserfahrungen durchgeführt. In einem strukturierten Dokumentationsprozess fasste jede COSIP-Beratungsstelle hierfür Implemetierungsmaßnahmen, aufkommende Probleme während des Prozesses und angewandte Lösungswege zusammen, ohne diese zunächst zu bewerten. Die so zusammengetragenen Daten wurden inhaltsanalytisch aggregiert und dienten als Basis für eine Diskussion der Ergebnisse in Fokusgruppen. Auf der Basis der Ergebnisse der Fokusgruppen wurden im Plenum konsensuell abgestimmte Leitsätze und Erfahrungen formuliert, die im Folgenden dargestellt sind:

1. Klare und verbindliche organisatorische Strukturen schaffen einen sicheren Rahmen und werden als entlastend erlebt.

Wie bei jedem anderen psychosozialen Beratungskonzept gilt es zunächst für eine organisatorische Basis zu sorgen wie regelmäßige Team- und Fallbesprechungen und ein festgelegtes Dokumentationssystem, welches klare Abläufe innerhalb der Einrichtung ermöglicht. Das Festlegen von Zuständigkeiten innerhalb des Teams und standardisierte Ablaufstrukturen, wie z. B. Ausfüllen eines Anmeldebogens und wöchentliche Fallvergaben, schaffen darüber hinaus einen feste Rahmen, der von Beratern als entlastend erlebt wird, da sie neben der in der Arbeit geforderten Flexibilität und Spontaneität Sicherheit geben.

Das COSIP-Beratungsangebot, das für Familien in einer oft hoch belastenden Situation zur Verfügung stehen soll, verlangt von den Beratern über die üblichen organisatorischen Strukturen hinaus ein hohes Maß an Verbindlichkeit. Häufig melden sich Familien erst, wenn sich die medizinische oder familiäre Situation zugespitzt hat und es zur akuten

Krise kommt. Eine kurzfristige Erreichbarkeit der Mitarbeiter, über Präsenz- und auch Telefonsprechzeiten, bietet betroffenen Familien ein sicheres Netz. Wenn kein Mitarbeiter persönlich erreichbar ist, haben sich klare Aussagen zur Erreichbarkeit und verlässliche Angaben, wann ein Rückruf erfolgt, bewährt. Dies vermittelt Familien in einer Zeit von oft größter Unsicherheit einen zuverlässigen Rahmen.

Empfehlung:

Kommunizieren Sie (über Flyer, Website, Anrufbeantworter) klare Angaben, wann die Sprechzeiten sind und in welchem Zeitraum ggf. ein Rückruf erfolgen wird (z. B. innerhalb eines Tages).

2. Die Implementierung des Beratungsangebotes erfordert eine interdisziplinäre Zusammenarbeit mit internen und externen Kooperationspartnern.

Um die betroffenen Familien und Kinder zu erreichen, sind tragfähige Kooperationsbeziehungen zu Versorgungsinstitutionen, die mit Krebspatienten oder Kindern arbeiten, essentiell. Es hat sich gezeigt, dass sich Kooperationen sowohl auf medizinischer Ebene (Akutstationen, Rehabilitationskliniken, onkologische Schwerpunktpraxen etc.) als auch im psychosozialen Bereich (Psychoonkologischer Dienst, Sozialarbeiter etc.) positiv gestalten lassen. Unabhängig vom Versorgungskontext des Kooperationspartners hängt es vor allem von den persönlichen Kontakten ab, inwiefern eine gelungene Zusammenarbeit entstehen kann. Eine beständige Arbeitsbeziehung zweier Personen aus dem jeweiligen Team und kontinuierliche Teilnahme der gleichen Person des COSIP-Teams an Besprechungen und Visiten der Kooperationspartner haben sich als gewinnbringende Strategien erwiesen, gelungene Kooperationen und stabile Zuweisungsstrukturen entstehen zu lassen.

Empfehlung:

Gestalten Sie den Kontakt zu Kooperationspartnern konkret und persönlich und sorgen Sie, wenn möglich, für personelle Konstanz in der Ausgestaltung der Kooperationskontakte.

Um das COSIP-Angebot bei Kooperationspartnern vorzustellen, hat es sich bewährt, ganz konkret über einzelne Fallvignetten zu berichten, die die Sorgen und Nöte der Kinder veranschaulichen, und damit zu verdeutlichen, an welcher Stelle die COSIP-Beratung ansetzt. Die Erfahrung zeigt, dass auch im medizinischen Kontext eine kurze Fallvorstellung oder eine Kinderzeichnung aus einer Beratung das COSIP-Konzept bei Zuweisern/Kooperationspartnern fester im Gedächtnis verankert, als die reine Darstellung empirischer Fakten und der epidemiologischen Relevanz des Themas (Romer et al., 2007). Auch im Aufbau von externen Kooperationen ist eine anschauliche und greifbare Vorstellung des COSIP-Konzeptes erfolgversprechend. So können z. B. potenzielle Ressentiments entkräftet werden, indem Kooperationspartner in die eigenen Räumlichkeiten, in denen die Beratung stattfindet, eingeladen werden. Die Zuweiser können sich selbst ein Bild davon machen, wohin sie ihre Patienten verweisen und wie diese dort aufgehoben sind.

Eine umfassende regionale Informierung über die Existenz des COSIP-Beratungsange-
botes bzw. Öffentlichkeitsarbeit sind der erste Schritt beim Kooperationsaufbau. Hier
hat es sich nach unserer Erfahrung als zweckmäßig erwiesen, alle potenziellen medizinischen und psychosozialen Versorgungsanbieter, von onkologischen Schwerpunktpraxen über Familienberatungsstellen bis hin zu psychologischen Psychotherapeuten nach
dem „Gießkannenprinzip" anzuschreiben und diesen z. B. Flyer des eigenen Angebotes
zur Verfügung zu stellen. Ein zusätzliches Formular zur Anforderung weiterer Exemp-
lare kann einen ersten Anhaltspunkt bieten, an Kooperation interessierte Einrichtungen
mit entsprechender Klientel zu identifizieren. Nach den ersten Reaktionen und internen
Entscheidungen, welche Vernetzungen als gewinnbringend erachtet werden, ist es sinnvoll die Ressourcen zu bündeln und auf den Aufbau lohnender Kooperationen zu fokussieren. Auch wenn die ersten Reaktionen von potenziellen Kooperationspartnern häufig
positiv sind und eine Zusammenarbeit bzw. eine Zuweisung von betroffenen Familien
und Kindern zugesichert wird, hat die Erfahrung gezeigt, dass ein einmaliges Anschrei-
ben oder Vorstellen des Angebotes meist nicht ausreicht. Es ist sehr viel Kontaktpflege
und Vernetzungsarbeit nötig, da das Angebot im Arbeitsalltag der Kollegen in Verges-
senheit geraten kann und kurzfristige Kooperationen schnell wieder versickern können.
Ein permanentes Vorgehen nach dem „Gießkannenprinzip" und der Versuch „überall ein
bisschen" präsent zu sein, können zur Folge haben, dass viele Anstrengungen verpuffen
und keine langfristige Zusammenarbeit entstehen kann. Auch in anderen Versorgungs-
kontexten außerhalb des universitären Bereichs, in denen psychosoziale Beratung für
Kinder krebskranker Eltern angeboten wird, hat es sich gezeigt, dass es einen langen
Atem braucht, bis nachhaltige Kooperationen etabliert werden können (Ernst et al., 2011).

Insgesamt ist die Kontaktaufnahme und die Pflege von Kooperationsbeziehungen nach
unserer Erfahrung eine zeitintensive und personell aufwendige Tätigkeit. Gerade bei li-
mitierten eigenen Ressourcen kann es frustrierend sein, wenn die entsprechenden Bemühungen nicht fruchten.

Empfehlung:

Da es personell und ressourcenbedingt meist nicht möglich ist, zu vielen Institutionen
(gleichzeitig) eine funktionierende und tragfähige Kooperation aufzubauen, kann es ziel-
führender sein, sich zunächst auf einige wenige lohnende Kooperationen zu fokussieren
und bei diesen bereits bestehenden Kooperationen in die Kontaktpflege zu investieren.

---

*3. Kontinuität in den Kooperationen wird durch Transparenz und eine gemeinsame Aus-
tauschkultur mit angrenzenden Berufsgruppen ermöglicht.*

Über eine stete Präsenz in Teambesprechungen oder Visiten kooperierender Einrichtungen kann ein kollegialer Austausch über gemeinsam behandelte Fälle und Arbeits-
schwerpunkte entstehen. Der Aufbau einer gemeinsamen Austauschkultur hat einige
wichtige Schlüsselfunktionen im Implementierungsprozess: Gerade bei der Gewinnung
potentieller Kooperationspartner aus dem Bereich der (psycho-)sozialen Dienste können
nach unserer Erfahrung Ängste hinsichtlich einer Überlappung von Aufgaben und Ziel-
setzungen oder einer Teilung von Ressourcen entstehen. Um solchen möglichen Kon-
kurrenzängsten bereits im Vorfeld zu begegnen, kann es sehr hilfreich sein, eine früh-

zeitige und offensiv-wertschätzende Kommunikation zu initiieren, die Arbeits- und Aufgabenbereiche des COSIP-Konzeptes mit Transparenz und Klarheit darzustellen und vermeintliche Überlappungen direkt anzusprechen. Oftmals lässt sich so darlegen, dass die Tätigkeitsfelder zwischen den Kooperationspartnern gut getrennt werden können oder dass es gewollte Überlappungen gibt, auf deren Basis eine Kooperation gegründet werden kann. Dies kann beispielsweise stattfinden, indem COSIP-Berater im Rahmen eines psychoonkologischen Angebotes als Co-Berater für einen Termin zum Thema Elternschaft gemeinsam mit dem behandelnden Psychoonkologen auftreten und ggf. anschließend ein – von der psychoonkologischen Betreuung unabhängiges – kindbezogenes Angebot initiieren. Generell ist es hilfreich zu übermitteln, dass die COSIP-Beratung ein zusätzliches Entlastungsmodul für Patienten in ihrer Elternrolle und deren Kinder ist und somit eine Ergänzung zum bereits bestehenden Angebot darstellt.

Neben einer direkten persönlichen Kommunikation mit Zuweisern und Kooperationspartnern hat es sich als nützlich erwiesen, Routineabläufe zu entwickeln, die sicherstellen, dass Kooperationspartner eine schriftliche Rückmeldung zu einem überwiesenen Fall bekommen. In Form eines Befundberichtes sollte eine kurze standardisierte und strukturierte Darstellung des Beratungsfokus und der Arbeitsinhalte gegeben werden. Auch Ergebnisse der durchgeführten Beratung und Empfehlungen für zukünftige Behandlungen können dem Zuweiser/Kooperationspartner übermittelt werden, um einen reibungslosen Arbeitstransfer zwischen den behandelnden Professionen zu ermöglichen. Das selbe Prinzip gilt für die Dokumentation innerhalb der eigenen (übergeordneten) Institution. Das Einpflegen von Informationen über Beratungsinhalte und -ergebnisse in ein bestehendes (digitales) Dokumentationssystem hat die Funktion, dass allen Mitbehandlern wesentliche Informationen über die aktuelle psychosoziale und familiäre Situation des Krebspatienten bzw. der Kinder zugänglich sind. Zudem ist vor allem auch für den medizinisch-somatischen Behandlungsbereich ein Patientenbrief ein greifbarer Baustein einer umfassenden, integrativen Behandlung. Das COSIP-Angebot gewinnt hierdurch implizit an Bedeutung für Kooperationspartner mit einer differenten professionellen Kultur, in der gilt: „Was dokumentiert ist, wird als wichtig erachtet und wertgeschätzt!". Durch diese Art der Kommunikation werden berufskulturelle Unterschiede beachtet, die auch in anderen Kontexten der Zusammenarbeit vorkommen. Die Sozialisationen und Wertvorstellungen zwischen den Berufsgruppen in diesen Bereichen (z. B. Ärzte vs. Psychologen) können deutlich divergieren und mögliche Vorbehalte, die zwischen den Professionen bestehen, können eine Kooperation erschweren. Es ist bei der Gewinnung und Aufrechterhaltung von Kooperationsstrukturen hilfreich, wenn der „anderen" Profession/ Berufskultur wertschätzend mit Offenheit für den jeweiligen Kontext begegnet wird.

Daneben haben wir die Beobachtung gemacht, dass die Überweiser erste konkrete positive Erfahrungen mit Beratungsverläufen machen müssen, um den Mehrwert des neuen Angebotes zu erfahren. Nur auf diesem Wege können kontinuierliche Kooperationen entstehen. So kam es zu einer vermehrten Vermittlung von Familien durch angrenzende Berufsgruppen häufig erst, wenn z. B. in einer akuten Krise die COSIP-Beratung kurzfristig zur Verfügung stand und Patienten bzw. Kinder entlastet wurden. Auch die Erkenntnis, dass der COSIP-Berater Aufgaben übernimmt, die für den Kooperationspartner eine konkrete Arbeitsentlastung darstellen, kann dazu beitragen, dass die Beratung vermehrt angefordert wird.

Empfehlung:

Durch konsequente, zeitnahe und strukturierte Rückmeldungen werden Kooperationspartner in die Lage versetzt, Beratungserfolge und den klinischen Nutzen des COSIP-
Angebotes für ihre Patienten wahrzunehmen. Entsprechend steigen Wertschätzung
und Wahrscheinlichkeit einer dauerhaften Implementierung in die Versorgungsroutine.

*4. Öffentlichkeitsarbeit ist nicht nur während der Implementierungsphase sondern wäh-
rend der gesamten Laufzeit des Angebotes hoch relevant, um das Thema langfristig und
nachhaltig in der Versorgung zu verankern.*

Wir haben die Erfahrung gemacht, dass das Thema „Kinder krebskranker Eltern" auf
Seiten der Betroffenen sowie einiger Professioneller häufig noch mit Berührungsängsten oder Vorurteilen besetzt ist. Häufig haben z. B. Ärzte Bedenken, dass ihre Patienten
durch ein Ansprechen des Themas „Elternschaft und Krebs" noch mehr Belastung erfahren und unnötig beunruhigt werden. Hier gehört es zu den Implementierungsaufga-
ben, Öffentlichkeitsarbeit zu leisten und darüber aufzuklären, dass das offene Sprechen
über Ängste und Sorgen der Kinder keine zusätzliche Belastung darstellen muss. Zudem
ist es sinnvoll, den präventiven Charakter des Angebotes zu betonen, sodass Familien
keine Scham empfinden, psychosoziale Beratung aufzusuchen und Hilfe in Anspruch zu
nehmen. Gerade zu Beginn der Implementierung wird Öffentlichkeitsarbeit einen Schwerpunkt der Tätigkeit einnehmen, da klinische Kooperationen und Überweisungsroutinen
aufgebaut und in das bestehende Versorgungssystem eingepflegt werden müssen und das
Angebot bekanntgemacht werden muss. Auch nach der ersten Anlaufphase kann davon
ausgegangen werden, dass ein kleines Zeitbudget der eigenen Tätigkeit kontinuierlich in
Öffentlichkeitsarbeit investiert werden muss und fester Bestandteil der Arbeit bleibt.

Das Internet ist eine Erfolg versprechende Informationsquelle für Patienten und auch Zuweiser. Die Erfahrung zeigt, dass viele Patienten aber auch Jugendliche über das Internet selbstständig den Weg zu dem Beratungsangebot finden. Klare Angaben zum Angebot, Namen von Ansprechpartnern und verschiedene Kontaktmöglichkeiten sind die
wesentlichen Angaben, die über die Website zugänglich gemacht werden sollten. Darüber hinaus sind zielgruppenspezifische Unterseiten für Eltern, Kinder und Jugendliche
hilfreich, um diese adäquat anzusprechen und schon bei der ersten Kontaktlegung auf
die teilweise divergierenden Bedürfnisse einzugehen.

Daneben ist die Entwicklung eines prägnanten Flyers zum Angebot ein zielführendes
Medium in der Öffentlichkeitsarbeit. Dieser hat sich besonders bei der Arbeit mit internen und externen Kooperationspartnern bewährt, die damit ihren Patienten das Angebot
nahelegen und sie mit basalen Informationen versorgen können. Als Service für die Kooperationspartner kann man z. B. ein Bestellformular zur Nachbestellung von Flyern anbieten. Ein möglicher Fallstrick im Zusammenhang mit Flyern ist die Annahme, dass lediglich die Erstellung und das Auslegen eines Flyers ausreichen, um für das Angebot zu
werben und den Zugang zu Patienten zu finden. Vor allem das persönliche Übermitteln
des Flyers durch den COSIP-Berater selbst oder eine andere heilkundliche Berufsgruppe,
die in die Behandlung integriert und von dem Angebot überzeugt ist, führt nach unserer
Erfahrung dazu, dass das Angebot von Betroffenen auch in Anspruch genommen wird.

> **Empfehlung:**
>
> Die hilfreichsten Medien für eine gelungene Öffentlichkeitsarbeit sind nach unserer Erfahrung eine aussagekräftige Website und ein Flyer. Die wichtigsten Elemente, die über diese Medien vermittelt werden sollten, sind Kontaktdaten und (verschiedene) Möglichkeiten der Kontaktaufnahme mit den Beratern und eine zielgruppenspezifische Ansprache von Eltern, Kindern und Jugendlichen.

Vorträge vor Fachpublikum haben sich zusätzlich als erfolgreiche Öffentlichkeitsarbeit erwiesen, da so Multiplikatoren und mögliche weitere Zuweiser/Kooperationspartner für das Thema gewonnen werden können. Besonders wirkungsvoll sind diese, wenn man selbst schon über klinische Erfahrung in der COSIP-Beratung verfügt, so dass der Vortrag auch durch Fallbeispiele aus der Praxis unterfüttert werden kann. Dies impliziert, dass diese Art der Öffentlichkeitsarbeit zu Beginn der Beratungstätigkeit nicht immer das geeignete Mittel ist.

> **Empfehlung:**
>
> Um das Angebot vor Fachpublikum gut vorstellen und so wiederum Kooperationspartner gewinnen zu können, eignen sich klinische Fallbeispiele aus der eigenen COSIP-Beratungserfahrung.

5. Regelmäßige interne Teamintervision und Supervision sind zur Qualitätssicherung und professionellen Psychohygiene der Teammitglieder unabdingbar.

So wie in anderen Bereichen der psychosozialen und psychotherapeutischen Arbeit, gehört externe Supervision und damit die Pflege der eigenen Psychohygiene zu den basalen Standards der Qualitätssicherung. Die eigene Psychohygiene kann im Arbeitsalltag schnell in den Hintergrund treten, daher empfehlen wir wenn möglich bereits bei Beginn der Aufnahme des Beratungsangebotes einen externen Supervisor einzubinden. Gerade für den Teambildungsprozess zu Beginn der Beratungstätigkeit kann eine regelmäßige Supervision hilfreich sein, da hier die Teammitglieder die Möglichkeit haben, sich in einem festen Rahmen gemeinsam über Fälle auszutauschen und sich gegenseitig zu unterstützen. Es ist zudem wichtig, Raum und Zeit zu haben, sich im Team über die mit dieser Arbeit verbundenen Belastungen und schmerzhaften Gefühle der Trauer, z. B. bei Versterben eines Patienten, austauschen zu können und Rituale im Umgang mit Sterben und Tod der Patienten zu entwickeln.

Wenn zu Beginn kein geeigneter Supervisor zur Verfügung steht, kann kurzfristig über vermehrte, regelmäßige Intervisionen dieser Zeitraum überbrückt werden. Auch wenn feste Teamintervisionen immer zur psychosozialen und psychotherapeutischen Tätigkeit gehören, können sie eine externe Supervision in dem belastenden Versorgungskontext von Kindern mit einem an Krebs erkrankten Elternteil nicht dauerhaft ersetzen.

Ein Supervisor für ein COSIP-Beratungsteam sollte über eine systemisch-familientherapeutische Qualifikation verfügen. Zusätzliche Kompetenzen, die sich komplementär zu dem psychotherapeutischen Hintergrund des Teams verhalten, um eine ergänzende Sichtweise einzubeziehen, sind ebenfalls günstig. Unabhängig davon, ob der professionelle Hintergrund des Teams eher psychoonkologisch oder eher kindertherapeutisch orientiert ist, sind nach unserer Erfahrung Supervisoren mit Erfahrungen in Traumatherapie/Trauerarbeit und entwicklungspsychologischen Qualifikationen für eine COSIP-Supervision besonders geeignet.

Empfehlung:

Supervisoren sollten, wenn möglich, über Erfahrungen in Traumatherapie/Trauerarbeit und kinder-/entwicklungspsychologische Qualifikationen verfügen.

---

6. Eine standardisierte Dokumentation der Beratungsfälle ist ein relevanter Schritt zur Qualitätssicherung.

Im Zuge der Implementierungsphase sollte auch eine systematische und standardisierte Dokumentation aller Beratungsfälle implementiert werden. Dies dient nicht nur der Qualitätssicherung des Angebotes, sondern kann auch als Grundlage einer gelungenen Bilanzierung und Außendarstellung des Angebotes z.B. gegenüber potentiellen Geldgebern dienen. Über eine standardisierte Dokumentation stehen essentielle Informationen z.B. zur Beratungsklientel, zur Anzahl der durchgeführten Beratungen, zu den bearbeiteten Themen und zum Erfolg der durchgeführten Beratungen strukturiert zur Verfügung und können für entsprechende Berichte und Präsentationen des Angebots verwendet werden.

Als Basisversion für eine solche standardisierte Dokumentation empfehlen wir den Einsatz der folgenden Instrumente (siehe Anhang):
- *Falldokumentationsbogen:* Hier können die wesentlichen Angaben zur Familie (z.B. wer hat an der Beratung teilgenommen, wie alt waren die Kinder etc.) und Daten über den Beratungsprozess (z.B. wer hat an der jeweiligen Sitzung teilgenommen, was für eine Art von Kontakt hat stattgefunden) erfasst werden.
- *Fokusbogen:* Aufgrund der diagnostischen Gespräche werden hier die Beratungsfoki für Familie, Eltern bzw. Kinder festgelegt, die den Arbeitsrahmen und die folgenden Schritte der Beratung festlegen.
- *Einschätzung der Familie und der Kinder nach Abschluss der Beratung:* Durch diese Beurteilung des Therapeuten nach Beendigung der Beratung können hinreichende Aussagen über den Beratungserfolg getätigt werden.

Die durchgeführte Dokumentation muss in der Versorgungspraxis praktikabel sein und auch während des Beratungsprozesses ein hilfreiches Tool darstellen, das dem COSIP-Berater z.B. auf einen Blick die wesentlichen Inhalte der letzten Sitzung aufzeigt.

Empfehlung:

Eine systematische Falldokumentation sollte als integrierter Bestandteil der eigenen Arbeit verstanden und bereits bei Beginn des Beratungsangebotes implementiert werden, um die Qualität des Beratungsangebotes sicherzustellen und überprüfbar zu machen.

Qualifikation und Qualitätssicherung

Eine manualgerechte Anwendung des in diesem Manual ausgeführten COSIP-Interventionskonzeptes für Kinder krebskranker Eltern setzt eine Schulung voraus, die von einem durch die Herausgeber autorisierten klinischen Dozenten durchgeführt werden muss. Eine solche Schulung in diesem Manual kann und soll eine fundierte psychotherapeutische Fachausbildung nicht ersetzen. Eine entsprechende Qualifikation der Anwender wird vorausgesetzt. Als Basis wird die abgeschlossene Weiterbildung in einem anerkannten Psychotherapieverfahren empfohlen. Für noch in entsprechender Weiterbildung befindliche Anwender sollte die Arbeit im Rahmen einer klinischen Institution unter entsprechend qualifizierter Fachaufsicht erfolgen. Da für die Anwendung spezifische Fertigkeiten sowohl aus der Kinder- und Jugendlichenpsychotherapie mit begleitender Elternarbeit als auch aus der psychoonkologischen Versorgung verlangt werden, sollten Anwender zumindest in einem der beiden genannten Bereiche über einen entsprechenden Qualifikationshintergrund und spezielle Vorerfahrungen verfügen sowie Interesse und Bereitschaft mitbringen, sich im jeweils anderen Bereich ausgewählte Fertigkeiten durch Fortbildungsmaßnahmen gezielt anzueignen. Ferner ist fortlaufende Supervision im Rahmen der Anwendung als klinische Qualitätssicherungsmaßnahme selbstverständlich und unabdingbar.

Literatur

Achtes Buch Sozialgesetzbuch – Kinder und Jugendhilfe – (Artikel 1 des Gesetzes vom 26. Juni 1990, BGBl. I S. 1163) in der Fassung der Bekanntmachung vom 14. Dezember 2006 (BGBl. I S. 3134), das zuletzt durch Artikel 2 des Gesetzes vom 29. Juni 2011 (BGBl. I S. 1306) geändert worden ist.

Bürgerliches Gesetzbuch in der Fassung der Bekanntmachung vom 2. Januar 2002 (BGBl. I S. 42, 2909; 2003 I S. 738), das zuletzt durch Artikel 1 des Gesetzes vom 27. Juli 2011 (BGBl. I S. 1600) geändert worden ist.

Fünftes Buch Sozialgesetzbuch – Gesetzliche Krankenversicherung – (Artikel 1 des Gesetzes vom 20. Dezember 1988, BGBl. I S. 2477), das zuletzt durch Artikel 3 des Gesetzes vom 28. Juli 2011 (BGBl. I S. 1622) geändert worden ist.

Zwölftes Buch Sozialgesetzbuch – Sozialhilfe – (Artikel 1 des Gesetzes vom 27. Dezember 2003, BGBl. I S. 3022), das zuletzt durch Artikel 3b des Gesetzes vom 20. Juni 2011 (BGBl. I S. 1114) geändert worden ist.

Amato, P. R. (2000). The consequences of divorce for adults and children. *Journal of Marriage & the Family, 62* (4), 1269–1287.

American Cancer Society (2010). *Helping children when a family member has cancer: Dealing with a parent's terminal illness.* Zugriff am 07.02.2013. Verfügbar unter http://www.cancer.org/acs/groups/cid/documents/webcontent/002599-pdf.pdf

Andersen, B. L., Shapiro, C. L., Farrar, W. B., Crespin, T. & Wells-Digregorio, S. (2005). Psychological responses to cancer recurrence. *Cancer, 104* (7), 1540–1547.

Armsden, G. C. & Lewis, F. M. (1993). The child's adaptation to parental medical illness: theory and clinical implications. *Patient Education and Counseling, 22* (3), 153–165.

Baik, O. M., Adams, K. B. (2011). Improving the Well-Being of Couples Facing Cancer: A Review of Couples-Based Psychosocial Interventions. *Journal of Marital and Family Therapy, 37,* 250–266.

Balint, M. (1973). *Fokaltherapie. Ein Beispiel angewandter Psychoanalyse.* Frankfurt a. M.: Suhrkamp.

Barkmann, C., Romer, G., Watson, M. & Schulte-Markwort, M. (2007). Parental physical illness as a risk for psychosocial maladjustment in children and adolescents: epidemiological findings from a national survey in Germany. *Psychosomatics, 48* (6), 476–481.

Bengel, J., Strittmatter, R. & Willmann, H. (2001). Was erhält Menschen gesund? Antonovskys Modell der Salutogenese – Diskussionsstand und Stellenwert. In Bundeszentrale für gesundheitliche Aufklärung (Hrsg.), *Forschung und Praxis der Gesundheitsförderung* (Bd. 6., erw. Aufl.). Köln.

Berg, L. (2000). *Brustkrebs. Wissen gegen Angst. Ein Handbuch.* München: Kunstmann.

Beuscher, A. & Haas, C. (2002). *Über den großen Fluss.* Mannheim: Sauerländer.

Bodenmann, G. (2000). *Stress und Coping bei Paaren.* Göttingen: Hogrefe.

Bodenmann, G. (2004). *Verhaltenstherapie mit Paaren. Ein modernes Handbuch für die psychologische Beratung und Behandlung.* Bern: Huber.

Boszormenyi-Nagy, I. & Spark, G. M. (1981). *Unsichtbare Bindungen. Die Dynamik familiärer Systeme.* Stuttgart: Klett-Cotta.

Bowlby, J. (1969). *Bindung.* München: Kindler. Original erschienen 1975: *Attachment and loss* (Vol. 1: Attachment). London: Hogarth Press and Institute of Psycho-Analysis.

Bowlby, J. (1983). *Verlust.* München: Kindler.

Bowlby, J. (1988). *A Secure Base: Clinical Applications of Attachment Theory*. London: Tavistock/ Routledge.

Brech, C. & Richter, R. (1999). Brustkrebserkrankung und weibliche Identitätsentwicklung. Die Bedeutung von Beziehungserfahrungen adoleszenter Töchter von Frauen mit Mammakarzinom. *Zeitschrift für Sexualforschung, 12* (4), 308–329.

Brem-Gräser, L. (2006). *Familie in Tieren. Die Familiensituation im Spiegel der Kinderzeichnung*. München: Reinhardt.

Brothers, B. M. & Andersen, B. L. (2009). Hopelessness as a predictor of depressive symptoms for breast cancer patients coping with recurrence. *Psychooncology, 18* (3), 267–275.

Brown, R. T., Fuemmeler, B., Anderson, D., Jamieson, S., Simonian, S., Hall, R. K. et al. (2007). Adjustment of children and their mothers with breast cancer. *Journal of Pediatric Psychology, 32* (3), 297–308.

Brzoska, P. & Razum, O. (2009). Krankheitsbewältigung bei Menschen mit Migrationshintergrund im Kontext von Kultur und Religion. *Zeitschrift für Medizinische Psychologie, 18*, 151–161.

Bundesministerium für Familie, Senioren, Frauen und Jugend (Hrsg.). Alleinerziehende in Deutschland. Potentiale, Lebenssituationen und Unterstützungsbedarfe. Monitor Familienforschung 15. Zugriff am 07. 02. 2013. Verfügbar unter http://www.bmfsfj.de/RedaktionBMFSFJ/Abteilung2/ Newsletter/Monitor-Familienforschung/2008-04/medien/monitor-2008-04,property=pdf,bere ich=bmfsfj,sprache=de,rwb=true.pdf

Bürgin, D. (1989). Trauer bei Kindern und Erwachsenen. *Zeitschrift für psychoanalytische Theorie und Praxis, 4* (1), 55–78.

Butera-Prinzi, F. & Perlesz, A. (2004). Through children's eyes: Children's experience of living with a parent with an acquired brain injury. *Brain Injury, 18* (1), 83–101.

Christ, G. H. (2000). *Healing children's grief: Surviving a parent's death from cancer*. New York: Oxford University Press.

Christ, G. H. & Christ, A. E. (2006). Current approaches to helping children cope with a parent's terminal illness. *CA – A Cancer Journal for Clinicians, 56* (4), 197–212.

Christ, G. H., Siegel, K. & Christ, A. E. (2002). Adolescent grief: „It never really hit me ... until it actually happened." *JAMA: Journal of the American Medical Association, 288* (21), 2741.

Christ, G. H., Siegel, K. & Sperber, D. (1994). Impact of parental terminal cancer on adolescents. *American Journal of Orthopsychiatry, 64* (4), 604–613.

Cierpka, M. (Hrsg.). (1996). *Handbuch der Familiendiagnostik*. Heidelberg: Springer.

Clemmens, D. A. (2009). The significance of motherhood for adolescents whose mothers have breast cancer. *Oncology Nursing Forum, 36* (5), 571–577.

Cohen, P., Dizenhuz, I. M. & Winget, C. (1977). Family adaption to terminal illness and death of a parent. *Social Casework, 58* (4), 223–228.

Cohen, Y. (2010). Diskussion des Beitrags von Peter Bründl zur Beendigungsphase in der analytischen Therapie. In S. Hauser & F. Schambeck (Hrsg.), *Übergangsraum Adoleszenz. Entwicklung, Dynamik und Behandlungstechnik Jugendlicher und junger Erwachsener* (S. 173–176). Frankfurt: Brandes & Apsel.

Combrinck-Graham, L. (1985). A developmental model for family systems. *Family Process, 24* (2), 139–150.

Compas, B. E., Worsham, N. L., Epping-Jordan, J. E., Grant, K. E., Mireault, G., Howell, D. C. et al. (1994). When Mom or Dad has cancer: Markers of psychological distress in cancer patients, spouses, and children. *Health Psychology, 13* (6), 507–515.

Compas, B. E., Worsham, N. L., Ey, S. & Howell, D. C. (1996). When mom or dad has cancer: II. Coping, cognitive appraisals, and psychological distress in children of cancer patients. *Health Psychology, 15* (3), 167–175.

Conger, R. D. & Conger, K. J. (1996). Sibling relationships. In R. L. Simons (Ed.), *Understanding differences between divorced and intact families: Stress, interaction, and child outcome* (pp. 104–121). Thousand Oaks: Sage.

Crowley, R. J. & Mills, J. C. (1989). *Cartoon magic: How to help children discover their rainbows within*. New York: Magination.

Dale, B. & Altschuler, J. (1999). „In sickness and in health": The development of alternative discourses in work with families with parental illness. *Journal of Family Therapy, 21* (3), 267–283.

Davey, M. P., Tubbs, C. Y., Kissil, K. & Nino, A. (2010). „We are survivors too": African-American youths" experiences of coping with parental breast cancer. *Psycho-Oncology, 20* (1), 77–87.

Davis-Kirsch, S. E., Brandt, P. A. & Lewis, F. M. (2003). Making the most of the moment: when a child's mother has breast cancer. *Cancer Nursing, 26* (1), 47–54.

Deutsche Gesellschaft für Palliativmedizin. (2003). *Definitionen der Deutschen Gesellschaft für Palliativmedizin.*

Deutsche Krebsgesellschaft e. V. Arbeitsgruppe der Deutschen Krebsgesellschaft: Entwicklung von Leitlinien für psychosoziale Krebsberatungsstellen. Leitlinien für ambulante Krebsberatungsstellen. Zugriff am 07.02.2013. Verfügbar unter: http://www.pso-ag.de/leitlinien_beratungsstellen_juni2004.pdf

Di Gallo, A. & Bürgin, D. (2006). Der Umgang mit schwerkranken und sterbenden Kindern. In U. Koch, K. Lang, A. Mehnert & C. Schmeling-Kludas (Hrsg.), *Die Begleitung schwer kranker und sterbender Menschen: Grundlagen und Anwendungshilfen für Berufsgruppen in der Palliativversorgung* (S. 79–89). Stuttgart: Schattauer.

Diareme, S., Tsiantis, J., Romer, G., Tsalamanios, E., Anasontzi, S., Paliokosta, E. et al. (2007). Mental health support for children of parents with somatic illness: A review of the theory and intervention concepts. *Families, Systems & Health, 25* (1), 98–118.

Duroux, A. (2006). Umgang mit belastenden Symptomen in der Palliativmedizin. In M. Führer, A. Duroux & G. Domenicop (Hrsg.), *Können Sie denn gar nichts mehr für mein Kind tun?* (S. 118–120). Münchener Reihe Palliative Care: Kohlhammer.

Edwards, L., Watson, M., James-Roberts, I., Ashley, S., Tilney, C., Brougham, B. et al. (2008). Adolescent's stress responses and psychological functioning when a parent has early breast cancer. *Psycho-Oncology, 17* (10), 1039–1047.

Egle, U., Hoffmann, S. & Steffens, M. (1997). Psychosoziale Risiko- und Schutzfaktoren in Kindheit und Jugend als Praedisposition für psychische Stoerungen im Erwachsenenalter. Gegenwärtiger Stand der Forschung. *Der Nervenarzt, 68* (9), 683–695.

Emde, R. N. (1980). Next steps in emotional availability research. *Attachment & Human Development, 2* (2), 242–248.

Erikson, E. H. (1966). *Identität und Lebenszyklus: drei Aufsätze*. Frankfurt am Main: Suhrkamp.

Erim, V. & Senf, W. (2002). Psychotherapie mit Migranten: Interkulturelle Aspekte in der Psychotherapie. *Psychotherapeut, 47* (6), 336–346.

Ernst, J., Götze, H., Weissflog, G., Schroeder, C. & Schwarz, R. (2006). Angehörige von Krebspatienten: Die dritte Kraft im medizinischen Entscheidungsprozess? Explorative Befunde zum Shared Decision-Making. *Familiendynamik, 31* (1), 47–69.

Ernst, J. C., Beierlein, V., Romer, G., Möller, B., Koch, U. & Bergelt, C. (2011). Psychosoziale Versorgung von Kindern mit einem an Krebs erkrankten Elternteil – Eine Bestandsaufnahme spezifischer Versorgungsangebote in Deutschland. *Psychotherapie, Psychosomatik, Medizinische Psychologie, 61* (9–10), 426–434.

Faulkner, R. A. & Davey, M. (2002). Children and adolescents of cancer patients: The impact of cancer on the family. *American Journal of Family Therapy, 30* (1), 63–72.

Feldman, R. (2003). Infant-mother and infant-father synchrony: The coregulation of positive arousal. *Infant Mental Health Journal, 24* (1), 1–23.

Feldman, R. & Eidelman, A. I. (2007). Maternal postpartum behavior and the emergence of infant-mother and infant-father synchrony in preterm and full-term infants: The role of neonatal vagal tone. *Developmental Psychobiology, 49* (3), 290–302.

Fischer, G. & Riedesser, P. (1999). *Lehrbuch der Psychotraumatologie.* München: Reinhardt.

Fischer, M. & Gerster, S. (2005). Vergessen und überfordert: Kinder von psychisch Erkrankten. *Neuropsychiatry, 19* (4), 162–167.

Fischinger, E. (2010). Das Undenkbare denken lernen – Kinderwissen und Kinderweisheit im Umgang mit dem Tod. In S. Kränzle, U. Schmid & C. Seeger (Hrsg.), *Palliative Care* (S. 377–386). Heidelberg: Springer.

Fivaz-Depeursinge, E., Frascarolo, F. & Corboz-Warnery, A. (1996). Assessing the triadic alliance between fathers, mothers, and infants at play. *New directions for child development, 74,* 27–44.

Forrest, G., Plumb, C., Ziebland, S. & Stein, A. (2009). Breast cancer in young families: A qualitative interview study of fathers and their role and communication with their children following the diagnosis of maternal breast cancer. *Psycho-Oncology, 18* (1), 96–103.

Franz, M. (2008). *PALME – ein bindungsorientiertes präventives Elterntraining für allein erziehende Mütter.* Paper presented at the 14. Bundesweiter Kongress Armut und Gesundheit. Zugriff am 20. 10. 2011. Verfügbar unter http://www.gesundheitberlin.de/download/Franz,_Mathias.pdf

Freilinger, M., Neussl, D., Hansbauer, T., Reiter, E., Seidl, R. & Schubert, M. T. (2006). Geschwister epilepsiekranker Kinder: Welche Auswirkungen haben idiopathische Epilepsien im Kindesalter auf die psychosoziale Anpassung, die Geschwisterbeziehung und das Selbstkonzept der Geschwister. *Klinische Pädiatrie, 218,* 1–6.

Freud, S. (1917). *Vorlesungen zur Einführung in die Psychoanalyse.* Leipzig: Heller.

Frevert, G., Cierpka, M. & Joraschky, P. (1996). Familiäre Lebenszyklen. In M. Cierpka (Hrsg.), *Handbuch der Familiendiagnostik* (S. 163–194). Heidelberg: Springer.

Frick, J. (2009). *Ich mag dich – du nervst mich! Geschwister und ihre Bedeutung für das Leben* (3. Aufl.). Bern: Huber.

Friðriksdóttir, N., Sævarsdóttir, ó., Halfdánardóttir, S. Í., Jónsdóttir, A., Magnúsdóttir, H., Ólafsdóttir, K. L. et al. (2011). Family members of cancer patients: Needs, quality of life and symptoms of anxiety and depression. *Acta Oncologica, 50,* 252–258.

Furman, W. & Buhrmester, D. (1985). Children's perceptions of the qualities of sibling relationships. *Child Development, 56* (2), 448–461.

Furman, E. (1974). A Child's Parent Dies. Studies in childhood Bereavement. London: Yale University Press [Dt. Ausgabe: Ein Kind verwaist. Untersuchungen über Elternverlust in der Kindheit]. Stuttgart: Klett-Cotta, 1977.

Furman, E. (1977). Ein Kind verwaist. Untersuchungen über Elternverlust in der Kindheit, Stuttgart: Klett-Cotta. Original erschienen 1974: *A Child's Parent Dies. Studys in Childhood Bereavement.* London: Yale University Press.

Gass, K., Jenkins, J. & Dunn, J. (2007). Are sibling relationships protective? A longitudinal study. *Journal of Child Psychology and Psychiatry, 48* (2), 167–175.

Geigges, W. (1996). Familienprozesse bei Krebspatienten. In R. H. Adler, J. M. Herrmann, K. Köhle, O. W. Schonecke, T. v. Uexküll & W. Wesiack (Hrsg.), *Uexküll – Psychosomatische Medizin* (S. 970–978). München: Urban & Schwarzenberg.

Geigges, W. (2004). Krebs und Familie. *Psychoneuro, 30* (4), 213–215.

Goodman, R. (1997). The strengths and difficulties questionnaire: A research note. *Journal of Child Psychology and Psychiatry, 38* (5), 581–586.

Götze, H., Ernst, J., Krauss, O., Weissflog, G. & Schwarz, R. (2007). Risiko oder Schutz? – Der Einfluss der Elternschaft auf die Lebensqualität von Krebspatienten. *Zeitschrift für Psychosomatische Medizin und Psychotherapie, 53* (4), 355–372.

Gün, A. K. (2003). Therapie und Rehabilitation. In *Gesunde Integration*. Dokumentation der Fachtagung am 20. und 21. Februar 2003 in Berlin.

Gunther, M., Crandles, S., Williams, G. & Swain, M. (1998). A place called HOPE: Group psychotherapy for adolescents of parents with HIV/AIDS. *Child Welfare: Journal of Policy, Practice and Program, 77* (2), 251–271.

Haagen, M. & Möller, B. (2011). Möglichkeiten der medizinischen Familientherapie – Entlastung durch gemeinsame Gespräche. In C. Heinemann, E. Reinert (Hrsg.): Kinder krebskranker Eltern. Stuttgart: Kohlhammer.

Haagen, M. & Romer, G. (2006). „Kann Papa jetzt aufhören tot zu sein?" – Begleitung von Kindern sterbender Eltern. In U. Koch, K. Lang, A. Mehnert & C. Schmeling-Kludas (Hrsg.), *Die Begleitung schwer kranker und sterbender Menschen. Grundlagen und Anwendungshilfen für Berufsgruppen in der Palliativversorgung* (S. 202–212). Stuttgart: Schattauer.

Haagen, M. (2006). Familiengespräche mit Angehörigen von neurochirurgischen Patienten. *Palliativmedizin, 3.*

Harris, C. A. & Zakowski, S. G. (2003). Comparisons of distress in adolescents of cancer patients and controls. *Psycho-Oncology, 12* (2), 173–182.

Hauser, S. & Schambeck, F. (2010). *Übergangsraum Adoleszenz. Entwicklung, Dynamik und Behandlungstechnik Jugendlicher und junger Erwachsener*. Frankfurt: Brandes & Apsel.

Helfferich, C., Hendel-Kramer, A. & Klindworth, H. (2003). *Gesundheit alleinerziehender Mütter und Väter. Gesundheitsberichterstattung des Bundes*. Heft 14. Berlin: Robert-Koch-Institut.

Henning, T. (Hrsg.). (1991). *Indikationskriterien zur Familientherapie. Empirische Analyse therapeutischer Entscheidungen in der Praxis*. Göttingen: Hogrefe.

Herth, K. (2000). Enhancing hope in people with a first recurrence of cancer. *Journal of Advanced Nursing, 32* (6), 1431–1441.

Hetherington, E. M. & Kelly, J. (Hrsg.). (2003). *Scheidung. Die Perspektiven der Kinder*. Berlin: Beltz.

Hilton, B. A. & Elfert, H. (1996). Children's experiences with mothers" early breast cancer. *Cancer Practice, 4* (2), 96–104.

Hofer, M., Wild, E., Noack, P., Berglez, A., Buhl, H., Fries, S. et al. (2002). *Lehrbuch Familienbeziehungen. Eltern und Kinder in der Entwicklung* (2. vollst. überarb. und erw. Aufl.). Göttingen: Hogrefe.

Hogger, B. (2000). *Tina und der Teddybär*: Books on demand.

Hoke, L. A. (1997). A short-term psychoeducational intervention for families with parental cancer. *Harvard Review of Psychiatry, 5* (2), 99–103.

Hoke, L. A. (2001). Psychosocial adjustment in children of mothers with breast cancer. *Psycho-Oncology, 10* (5), 361–369.

Hoover, P. M., MacElveen, P. M. & Alexander, R. A. (1975). Adjustment of children with parents on haemodialysis. *Nursing Times, 71* (35), 1374–1376.

Horn, A. (2005). Interkulturelle Aspekte in der Begleitung von Kindern und Jugendlichen mit lebensbedrohlichen Erkrankungen. *Systhema, 19* (2), 172–183.

Horn, H. & Winkelmann, K. (2007). Theorie und Praxis der psychodynamischen Diagnostik, Indikationsstellung und Therapieplanung bei Kindern und Jugendlichen. In H. Hopf & E. Windaus (Hrsg.), *Lehrbuch der Psychotherapie (Bd. 5: Psychoanalytische und tiefenpsychologisch fundierte Kinder- und Jugendlichenpsychotherapie)*. München: CIP-Medien.

Horowitz, M. J., Wilner, N., Marmar, C. & Krupnick, J. (1980). Pathological grief and the activation of latent self-images. *American Journal of Psychiatry, 137* (10), 1157–1162.

Huizinga, G. A., van der Graaf, W. T., Visser, A., Dijkstra, J. S. & Hoekstra-Weebers, J. E. (2003). Psychosocial consequences for children of a parent with cancer: a pilot study. *Cancer Nursing, 26* (3), 195–202.

Huizinga, G. A., Visser, A., van der Graaf, W. T., Hoekstra, H. J. & Hoekstra-Weebers, J. E. (2005a). The quality of communication between parents and adolescent children in the case of parental cancer. *Annals of Oncology, 16* (12), 1956–1961.

Huizinga, G. A., Visser, A., van der Graaf, W. T., Hoekstra, H. J., Klip, E. C., Pras, E. et al. (2005b). Stress response symptoms in adolescent and young adult children of parents diagnosed with cancer. *European Journal of Cancer, 41* (2), 288–295.

Husebø, S. (2006). Die Rolle der Kinder. In S. Husebø & E. Klaschik (Hrsg.), *Palliativmedizin – Grundlagen und Praxis* (S. 340–351). Heidelberg: Springer.

Jäger, R. S. & Petermann, F. (Hrsg.). (1999). *Psychologische Diagnostik – ein Lehrbuch* (4. Aufl.). Weinheim: Beltz PVU.

Jung, M. (Hrsg.). (2001). *Geschwister. Liebe, Hass, Annäherung*. Lahnstein: Emu.

Kabacoff, R. I., Miller, I. W., Bishop, D. S., Epstein, N. B. & Keitner, G. I. (1990). A psychometric study of the McMaster Family Assessment Device in psychiatric, medical, and nonclinical samples. *Journal of Family Psychology, 3* (4), 431–439.

Kächele, H. & Kordy, H. (2006). Indikation als Entscheidungsprozeß. In T. v. Uexküll (Hrsg.), *Psychosomatische Medizin* (S. 425–436). Wien: Urban & Schwarzenberg.

Kasten, H. (2004). Geschwister – der aktuelle Stand der Forschung. Zugriff am 15. 11. 2011. Verfügbar unter http://www.familienhandbuch.de

Kennedy, V. L. & Lloyd-Williams, M. (2009). How children cope when a parent has advanced cancer. *Psycho-Oncology, 18* (8), 886–892.

Kersting, A., Fisch, S., Suslow, T., Ohrmann, P. & Arolt, V. (2003). Messinstrumente zur Erfassung von Trauer – Ein kritischer Überblick. *Psychotherapie, Psychosomatik, Medizinische Psychologie, 53* (12), 475–484.

Kläui, C. (2008). *Psychoanalytisches Arbeiten. Für eine Theorie der Praxis*. Bern: Huber.

Knipper, M. & Bilgin, Y. (2009). *Migration und Gesundheit*: Sankt Augustin: Konrad Adenauer Stiftung/Berlin: Türkisch-Deutsche Gesundheitsstiftung.

Knölker, U., Mattejat, F. & Schulte-Markwort, M. (2007). *Kinder- und Jugendpsychiatrie und -psychotherapie systematisch* (4. Aufl.). Bremen: Uni-Med-Verlag.

Kränzle, S., Schmid, U. & Seeger, C. (2010). *Palliative Care*. Heidelberg: Springer.

Kraul, A., Ratzke, G., Reich, G. & Cierpka, M. (1996). Familiäre Lebenswelten. In M. Cierpka (Hrsg.), *Handbuch der Familiendiagnostik*. Heidelberg: Springer.

Krauß, O., Ernst, J., Kuchenbecker, D., Hinz, A. & Schwarz, R. (2007). Prädiktoren psychischer Störungen bei Tumorpatienten: Empirische Befunde. *Psychotherapie, Psychosomatik, Medizinische Psychologie, 57* (7), 273–280.

Kreienberg, R. (Hrsg). (2008). *Interdisziplinäre S3-Leitlinie für die Diagnostik, Therapie und Nachsorge des Mammakarzinoms*. Wien: Zuckschwerdt.

Küchenhoff, J. (1996). Trauer, Melancholie und das Schicksal der Objektbeziehungen. Eine Relektüre von S. Freuds ›Trauer und Melancholie‹. *Jahrbuch der Psychoanalyse, 36*, 90–117.

Küchenhoff, J. (2005). *Psychodynamische Kurz- und Fokaltherapie. Theorie und Praxis*. Stuttgart: Schattauer.

Kunkel, P.-C. (Hrsg.). (2007). *Kinder- und Jugendhilfe. Leistungen richtig beantragen*. Baden-Baden: Nomos.

Largo, R. & Czernin, M. (2010). *Glückliche Scheidungskinder: Trennungen und wie Kinder damit fertig werden*. München: Piper.

Laucht, M., Esser, G. & Schmidt, M. H. (2000). Längsschnittforschung zur Entwicklungsepidemiologie psychischer Störungen: Zielsetzung, Konzeption und zentrale Befunde der Mannheimer Risikokinderstudie. *Zeitschrift für Klinische Psychologie und Psychotherapie, 29* (4), 246–262.

Lewandowski, L. A. (1996). A parent has cancer: needs and responses of children. *Pediatric nursing, 22* (6), 518–521.

Lewandowski, L. A. (1992). Needs of children during the critical illness of a parent or sibling. *Critical Care Nursing Clinics of North America, 4* (4), 573–585.

Lewis, F. M. & Darby, E. L. (2003). Adolescent adjustment and maternal breast cancer: A test of the „faucet hypothesis". *Journal of Psychosocial Oncology, 21* (4), 81–104.

Lewis, F. M., Ellison, E. S. & Woods, N. F. (1985). The impact of breast cancer on the family. *Seminars in Oncology Nursing, 1* (3), 206–213.

Limmer, R. (2004). *Beratung von Alleinerziehenden. Grundlagen, Interventionen und Beratungspraxis.* Weinheim: Juventa.

Lindemann, E. (1944). Symptomatology and management of acute grief. *The American Journal of Psychiatry, 101,* 141–148.

Lindert, J., Priebe, S., Penka, S., Napo, F., Schouler-Ocak, M. & Heinz, A. (2008). Versorgung psychisch kranker Patienten mit Migrationshintergrund. *Psychotherapie, Psychosomatik, Medizinische Psychologie, 58,* 123–129.

Lindqvist, B., Schmitt, F., Santalahti, P., Romer, G. & Piha, J. (2007). Factors associated with the mental health of adolescents when a parent has cancer. *Scandinavian Journal of Psychology, 48* (4), 345–351.

Litman, T. J. (1974). The family as a basic unit in health and medical care: A social-behavioral overview. *Social Science & Medicine, 8* (9–10), 495–519.

Loscalzo, M. & Brintzenhofeszoc, K. (1998). Brief crisis counseling. In J. Holland (Ed.), *Psychooncology* (pp. 662–675). New York: Oxford University Press.

Luborsky, L. (1988). *Einführung in die analytische Psychotherapie. Ein Lehrbuch.* Berlin: Springer.

Measelle, J., Ablow, J. C., Cowan, P. A. & Cowan, C. P. (1998). Assessing young children's views of their academic, social and emotional lives: An evaluation of the self-perception scales of the Berkeley Puppet Interview. *Child Development, 69* (6), 1556–1576.

Meerwein, F. (2000). Die Arzt-Patienten-Beziehung des Krebskranken. In F. Meerwein & W. Bräutigam (Hrsg.), *Einführung in die Psychoonkologie* (S. 63–131). Bern: Huber.

Mellon, S., Kershaw, T. S., Northouse, L. L. & Freeman-Gibb, L. (2007). A family-based model to predict fear of recurrence for cancer survivors and their caregivers. *Psycho-Oncology, 16* (3), 214–223.

Meyers, C. A. (2000). Quality of life of brain tumor patients. In M. Bernstein & M. S. Berger (Eds.), *Neuro-Oncology. The essentials* (pp. 466–472). New York: Thieme.

Milhoffer, P. (2000). *Wie sie sich fühlen, was sie sich wünschen. Eine empirische Studie über Mädchen und Jungen auf dem Weg in die Pubertät.* Weinheim: Juventa.

Minuchin, S., Rosman, B. L. & Baker, L. (1978). *Psychosomatic families: Anorexia nervosa in context.* Oxford, England: Harvard University Press.

Möller, B. (2006). *Wir möchten alles vergessen – Schwierigkeiten und Perspektiven kinder- und jugendpsychiatrischer Behandlungen von traumatisierten Flüchtlingskindern und ihren Familien aus dem Kosovo.* Dissertation. Universität Kassel.

Möller, B. (2008). Interkulturelle Aspekte der Kinder- und Jugendpsychiatrie anhand von psychodynamischen Fallbeispielen. In F. A. Muthny & I. Bermejo (Hrsg.), *Interkulturelle Medizin, Laientheorien, Psychosomatik und Migrationsfolgen* (S. 39–56). Köln: Deutscher Ärzte-Verlag.

Möller, B., Paulus, S., Adam, H. & Lucas, T. (2005). Möglichkeiten und Grenzen der Behandlung von traumatisierten Flüchtlingskindern und ihren Familien im Spannungsfeld von Kulturwechsel, Psychotherapie und Ausländerrecht. *Psychosozial, 102,* 19–40.

Moore, C. W. & Rauch, P. K. (2006). Addressing parenting concerns of bone marrow transplant patients: opening (and closing) Pandora's box. *Bone Marrow Transplantation, 38* (12), 775–782.

Münder, J., Meysen, T. & Trenczek, T. (Hrsg.). (2009). *Frankfurter Kommentar zum SGB VIII. Kinder- und Jugendhilfe.* Baden-Baden: Nomos.

Muriel, A. C. & Rauch, P. K. (2003). Suggestions for patients on how to talk with children about a parent's cancer. *Journal of Supportive Oncology, 1* (2), 143–145.

Muthny, F. A. & Bermejo, I. (Hrsg.). (2008). *Interkulturelle Aspekte der Medizin – Laientheorien, Psychosomatik und Migrationsfolgen.* Köln: Deutscher Ärzte-Verlag.

National Cancer Institute. (1992). *National Health Interview Survey.* Division of Cancer Control and Population Sciences. Office of Cancer Survivorship: Washington, DC.

Neitzert, C. S., Ritvo, P., Dancey, J., Weiser, K., Murray, C. & Avery, J. (1998). The psychosocial impact of bone marrow transplantation: a review of the literature. *Bone Marrow Transplantation, 22* (5), 409–422.

Nilsson, U. & Tidholm, A.-C. (2010). *Adieu, Herr Muffin:* Weinheim: Beltz.

Northouse, L., Kershaw, T., Mood, D. & Schafenacker, A. (2005). Effects of a family intervention on the quality of life of women with recurrent breast cancer and their family caregivers. *Psycho-Oncology, 14* (6), 478–491.

Northouse, L. L., Mood, D., Kershaw, T., Schafenacker, A., Mellon, S., Walker, J. et al. (2002). Quality of life of women with recurrent breast cancer and their family members. *Journal of Clinical Oncology, 20* (19), 4050–4064.

Oh, S., Heflin, L., Meyerowitz, B. E., Desmond, K. A., Rowland, J. H. & Ganz, P. A. (2004). Quality of life of breast cancer survivors after a recurrence: a follow-up study. *Breast Cancer Research and Treatment, 87* (1), 45–57.

Okamura, H., Watanabe, T., Narabayashi, M., Katsumata, N., Ando, M., Adachi, I. et al. (2000). Psychological distress following first recurrence of disease in patients with breast cancer: prevalence and risk factors. *Breast Cancer Research and Treatment, 61* (2), 131–137.

Papousek, M. & Wollwerth de Chuquisengo, R. (2006). Integrative kommunikationszentrierte Eltern-Kleinkind-Psychotherapie bei frühkindlichen Regulationsstörungen. *Praxis der Kinderpsychologie und Kinderpsychiatrie, 55* (4), 235–254.

Paschen, B., Saha, R., Baldus, C., Haagen, M., Pott, M., Probst, P. et al. (2007). Evaluation eines präventiven Beratungskonzeptes für Kinder körperlich kranker Eltern. *Psychotherapeut, 52* (4), 265–272.

Pelletier, G., Verhoef, M. J., Khatri, N. & Hagen, N. (2002). Quality of life in brain tumor patients: the relative contributions of depression, fatigue, emotional distress, and existential issues. *Journal of Neuro-Oncology, 57* (1), 41–49.

Piaget, J. (1983). *Meine Theorie der geistigen Entwicklung.* Frankfurt a. M.: Fischer.

Piaget, J. (Hrsg.). (1992). *Das Weltbild des Kindes.* München: DTV.

Ponto, J. A., Ellington, L., Mellon, S. & Beck, S. L. (2010). Predictors of adjustment and growth in women with recurrent ovarian cancer. *Oncology Nursing Forum, 37* (3), 357–364.

Rando, T. A. (2000). *Clinical dimensions of anticipatory mourning. Theory and practice in working with the dying, their loved ones and their caregivers.* Illinois: Research Press.

Rauch, P. & Arnold, R. (2002). What do I tell the children? *Journal of Palliative Medicine, 5* (5), 740–741.

Rauch, P. K. & Muriel, A. C. (2006). *Raising an emotionally healthy child when a parent is sick.* New York: McGraw-Hill.

Razum, O., Zeeb, H., Meesmann, U., Schenk, L., Bredehorst, M., Brzoska, P. et al. (2008). *Migration und Gesundheit. Schwerpunktbericht der Gesundheitsberichterstattung des Bundes.* Berlin: Robert Koch-Institut.

Reich, G. (2002). Mehrgenerationen Familientherapie. In M. Wirsching & P. Scheib (Hrsg.), *Paar- und Familientherapie* (S. 247–262). Berlin: Springer.

Reich, G., Massing, A. & Cierpka, M. (2007). *Praxis der psychoanalytischen Paar- und Familientherapie.* Stuttgart: Kohlhammer.

Reuter, K. (2010). Psychoonkologie: Stellenwert, Prinzipien und Behandlungsansätze. *Psychotherapie – Psychosomatik – Medizinische Psychologie, 60*, 486–497.

Reuter, K. & Weis, J. (2007). Behandlung psychischer Belastungen und Störungen bei Tumorerkrankungen. In M. Härter, H. Baumeister & J. Bengel (Hrsg), *Psychische Störungen bei körperlichen Erkrankungen* (S. 125–137). Berlin: Springer.

Riedesser, P. (2007). Psychodynamisch orientierte Krisenintervention bei Kindern und Jugendlichen. In H. Hopf & E. Windaus (Hrsg.), *Lehrbuch der Psychotherapie. (Bd 5: Psychoanalytische und tiefenpsychologisch fundierte Kinder- und Jugendlichenpsychotherapie*, S. 527–532). München: CIP.

Riedesser, P. & Schulte-Markwort, M. (1999). Kinder körperlich kranker Eltern: Psychische Folgen und Möglichkeiten der Prävention. *Deutsches Ärzteblatt, 96*, 2353–2357.

Robert Koch-Institut (Hrsg.) und die Gesellschaft der epidemiologischen Krebsregister in Deutschland e. V. (2010). *Krebs in Deutschland 2005/2006. Häufigkeiten und Trends*. (7. Ausg.). Berlin.

Rolland, J. S. (1999). Parental illness and disability: A family systems framework. *Journal of Family Therapy, 21* (3), 242–266.

Romer, G. (2003). Anwendungen der Bindungstheorie bei präventiven psychotherapeutischen Interventionen im Kindes- und Jugendalter. In U. Finger-Trescher & H. Krebs (Hrsg.), *Bindungsstörungen und Entwicklungschancen* (S. 211–227). Gießen: Psychosozial-Verlag.

Romer, G. (2007). Kinder körperlich kranker Eltern: Psychische Belastungen, Wege der Bewältigung und Perspektiven der seelischen Gesundheitsvorsorge. *Praxis der Kinderpsychologie und Kinderpsychiatrie, 56* (10), 870–890.

Romer, G., Barkmann, C., Schulte-Markwort, M., Thomalla, G. & Riedesser, P. (2002a). Children of somatically ill parents: A methodological review. *Clinical Child Psychology and Psychiatry, 7* (1), 17–38.

Romer, G. & Haagen, M. (2007). *Kinder körperlich kranker Eltern*. Göttingen: Hogrefe.

Romer, G. & Riedesser, P. (2004). Beziehungstrauma und Bewältigung bei sexuellem Kindesmissbrauch. *Zeitschrift für Psychotraumatologie und Psychologische Medizin, 2* (4), 47–61.

Romer, G. & Riedesser, P. (1999). *Prävention psychischer Störungen bei Kindern und Jugendlichen: Perspektiven für die Beziehungsberatung*. In G. Suess & W.-K.P. Pfeifer (Hrsg.). Frühe Hilfen – Die Anwendung der Bindungs- und Kleinkindforschung in Erziehung, Beratung und Therapie (S. 65–85). Gießen: Psychosozial-Verlag.

Romer, G., Saha, R., Haagen, M., Pott, M., Baldus, C. & Bergelt, C. (2007). Lessons learned in the implementation of an innovative consultation and liaison service for children of cancer patients in various hospital settings. *Psycho-Oncology, 16* (2), 138–148.

Romer, G., Schulte-Markwort, M. & Riedesser, P. (2002b). Kinder körperlich kranker Eltern am Beispiel Kinder krebskranker Mütter. *Geburtshilfe und Frauenheilkunde, 62* (6), 537–542.

Romer, G., Stavenow, K., Brüggemann, A., Baldus, C., Barkmann, C. & Riedesser, P. (2006). Kindliches Erleben der chronischen körperlichen Erkrankung eines Elternteils – eine qualitative Analyse von Interviews mit Kindern dialysepflichtiger Eltern. *Praxis der Kinderpsychologie und Kinderpsychiatrie, 55* (1), 53–72.

Rost, D. H. & Hartmann, A. (1992). Lesen, Hören, Verstehen. *Zeitschrift für Psychologie, 200* (4), 345–361.

Rotheram-Borus, M. J., Draimin, B. H., Reid, H. M. & Murphy, D. A. (1997). The impact of illness disclosure and custody plans on adolescents whose parents live with AIDS. *AIDS, 11* (9), 1159–1164.

Rutter, M. (1966). *Children of sick parents: An environmental and psychiatric study*. (Institute of Psychiatry Maudsley Monographs, 16). London: Oxford University Press.

Saldinger, A., Cain, A., Kalter, N. & Lohnes, K. (1999). Anticipating parental death in families with young children. *American Journal of Orthopsychiatry, 69* (1), 39–49.

Saldinger, A., Cain, A. & Porterfield, K. (2003). Managing traumatic stress in children anticipating parental death. *Psychiatry: Interpersonal and Biological Processes, 66* (2), 168–181.

Saldinger, A., Porterfield, K. & Cain, A. C. (2004). Meeting the needs of parentally bereaved children: a framework for child-centered parenting. *Psychiatry: Interpersonal and Biological Processes, 67* (4), 331–352.

Schlegel, J. & Herms, J. (2007). WHO-Klassifikation der Tumoren des Nervensystems. In J. C. Tonn, F. W. Kreth, R. Goldbrunner & B. Meyer (Hrsg.), *Manual Hirntumoren und spinale Tumoren* (S. 2–16). München: Zuckerschwerdt.

Schmer, C., Ward-Smith, P., Latham, S. & Salacz, M. (2008). When a family member has a malignant brain tumor: the caregiver perspective. *Journal of Neuroscience Nursing, 40* (2), 78–84.

Schmidt-Denter, U. (2005). *Soziale Beziehungen im Lebenslauf. Lehrbuch der sozialen Entwicklung*. (4. vollst. überarb. Aufl.). Weinheim: Beltz PVU.

Schmiegel, W. et al. (2008). S3-Leitlinie „Kolorektales Karzinom". *Zeitschrift für Gastroenterologie, 46,* 1–73.

Schneewind, K. (2004). Familienpsychologie. In M. Wirsching & P. Scheib (Hrsg.), *Paar- und Familientherapie* (S. 45–58). Berlin: Springer.

Schneider, N. F., Krüger, D., Lasch, V., Limmer, R. & Matthias-Bleck, H. (2001). *Alleinerziehen. Vielfalt und Dynamik einer Lebensform*. Weinheim: Juventa.

Schneider, S. (2009). Kinder psychisch kranker Eltern. In S. Schneider & J. Margraf (Hrsg.), *Lehrbuch der Verhaltenstherapie (Bd 3: Störungen im Kindes- und Jugendalter,* S. 843–853). Heidelberg: Springer.

Schubart, J. R., Kinzie, M. B. & Farace, E. (2008). Caring for the brain tumor patient: family caregiver burden and unmet needs. *Neuro Oncology, 10* (1), 61–72.

Schulz von Thun, F. (1981). *Miteinander reden 1: Störungen und Klärungen. Allgemeine Psychologie der zwischenmenschlichen Kommunikation*. Reinbek: Rowohlt.

Schwarz, R. & Götze, H. (2008). Psychoonkologie. *Psychotherapeut, 53* (3), 221–235.

Seiffge-Krenke, I. (2007). *Psychoanalytische und tiefenpsychologisch fundierte Therapie mit Jugendlichen*. Stuttgart: Klett-Cotta.

Shelton, K. H. & Harold, G. T. (2007). Marital conflict and children's adjustment: The mediating and moderating role of children's coping strategies. *Social Development, 16* (3), 497–512.

Shelton, K. H. & Harold, G. T. (2008). Interparental conflict, negative parenting, and children's adjustment: Bridging links between parents" depression and children's psychological distress. *Journal of Family Psychology, 22* (5), 712–724.

Sholevar, G. & Perkel, R. (1990). Family systems intervention and physical illness. *General Hospital Psychiatry, 12* (6), 363–372.

Siegel, K., Karus, D. & Raveis, V. H. (1996). Adjustment of children facing the death of a parent due to cancer. *Journal of the American Academy of Child & Adolescent Psychiatry, 35* (4), 442–450.

Siegel, K., Mesagno, F. P., Karus, D., Christ, G., Banks, K. & Moynihan, R. (1992). Psychosocial adjustment of children with a terminally ill parent. *Journal of the American Academy of Child & Adolescent Psychiatry, 31* (2), 327–333.

Siegel, K., Raveis, V. H., Bettes, B., Mesagno, F. P., Christ, G. & Weinstein, L. (1990). Perceptions of parental competence while facing the death of a spouse. *American Journal of Orthopsychiatry, 60* (4), 567–576.

Sieh, D. S., Meijer, A. M., Oort, F. J., Visser-Meily, J. M. & Van der Leij, D. A. (2010). Problem behaviour in children of chronically ill parents: A meta-analysis. *Clinical Child and Family Psychology Review, 13* (4), 384–397.

Sigal, J. J., Perry, J. C., Robbins, J. M., Gagne, M. A. & Nassif, E. (2003). Maternal preoccupation and parenting as predictors of emotional and behavioral problems in children of women with breast cancer. *Journal of Clinical Oncology, 21* (6), 1155–1160.

Silverman, P. R. (2000). *Never too young to know: Death in children's lives*. USA: Oxford University Press.

Skinner, E. A., Edge, K., Altman, J. & Sherwood, H. (2003). Searching for the structure of coping: a review and critique of category systems for classifying ways of coping. *Psychological Bulletin, 129* (2), 216–269.

Smilansky, S. (1987). *On death: Helping children understand and cope*. New York: Lang.

Smith, S. H. (2005). Anticipatory grief and psychological adjustment to grieving in middle-aged children. *American Journal of Hospice & Palliative Medicine, 22* (4), 283–286.

Socié, G., Mary, J. Y., Esperou, H., Robert, D. V., Aractingi, S., Ribaud, P. et al. (2001). Health and functional status of adult recipients 1 year after allogeneic haematopoietic stem cell transplantation. *British Journal of Haematology, 113* (1), 194–201.

Spira, M. & Kenemore, E. (2000). Adolescent daughters of mothers with breast cancer: Impact and implications. *Clinical Social Work Journal, 28* (2), 183–195.

Staabs, G. von (Hrsg.). (2004). *Der Sceno-Test. (9. Aufl.)*. Bern: Huber.

Statistisches Bundesamt (2007). *Bevölkerung und Erwerbstätigkeit. Bevölkerung mit Migrationshintergrund – Ergebnisse des Mikrozensus 2005*. Wiesbaden.

Steck, B., Amsler, F., Schwald Dillier, A., Grether, A., Kappos, L. & Bürgin, D. (2005). Indication for psychotherapy in offspring of a parent affected by a chronic somatic disease (e. g. multiple sclerosis). *Psychopathology, 38* (1), 38–48.

Steck, B., Kappos, L. & Bürgin, D. (1999). Psychosocial impact of multiple sclerosis on family and children. *Schweizer Archiv für Neurologie und Psychiatrie, 150* (4), 161–168.

Steinglass, P. (1998). Multiple family discussion groups for patients with chronic medical illness. *Families, Systems & Health, 16* (1–2), 55–70.

Steinglass, P. & Horan, M. E. (1987). Families and chronic medical illness. *Journal of Psychotherapy & the Family, 3* (3), 127–142.

Taphoorn, M. J. & Klein, M. (2004). Cognitive deficits in adult patients with brain tumours. *The Lancet Neurology, 3* (3), 159–168.

Teal, C. R. & Street, R. L. (2009). Critical elements of culturally competent communication in the medical encounter: A review and model. *Social Science & Medicine, 68* (3), 533–543.

Thastum, M., Johansen, M. B., Gubba, L., Olesen, L. B. & Romer, G. (2008). Coping, social relations, and communication: A qualitative exploratory study of children of parents with cancer. *Clinical Child Psychology and Psychiatry, 13* (1), 123–138.

Thastum, M., Watson, M., Kienbacher, C., Piha, J., Steck, B., Zachariae, R. et al. (2009). Prevalence and predictors of emotional and behavioural functioning of children where a parent has cancer: a multinational study. *Cancer, 115* (17), 4030–4039.

Trabert, G., Axmann, J. & Rösch, M. (2007). Kinder Krebskranker Eltern: Zu wenig Unterstützung. *Deutsches Ärzteblatt, 104* (24), 1728–1730.

Trautner, H. M. (1997). *Lehrbuch der Entwicklungspsychologie*. Göttingen: Hogrefe.

Trenschel, R., Ottinger, H. D., Elmaagacli, A., Peceny, R. & Schaefer, U. W. (2001). Blutstammzelltransplantation. Stand und neue Trends. *Der Onkologe, 7*, 1283–1295.

Tronick, E., Als, H., Adamson, L., Wise, S. & Brazelton, T. B. (1978). The infant's response to entrapment between contradictory messages in face-to-face interaction. *Journal of the American Academy of Child Psychiatry, 17* (1), 1–13.

Tyerman, A. & Booth, J. (2001). Family interventions after traumatic brain injury: a service example. *NeuroRehabilitation, 16* (1), 59–66.

Urbach, J. R. & Culbert, J. P. (1991). Head-injured parents and their children: Psychosocial consequences of a traumatic syndrome. *Psychosomatics: Journal of Consultation Liaison Psychiatry, 32* (1), 24–33.

Verhaeghe, S., Defloor, T. & Grypdonck, M. (2005). Stress and coping among families of patients with traumatic brain injury: a review of the literature. *Journal of Clinical Nursing, 14* (8), 1004–1012.

Visser, A., Huizinga, G., van der Graaf, W., Hoekstra, H. & Hoekstra-Weebers, J. (2004). The impact of parental cancer on children and the family: A review of the literature. *Cancer Treatment Reviews, 30* (8), 683–694.

Visser, A., Huizinga, G. A., Hoekstra, H. J., van der Graaf, W. T., Gazendam-Donofrio, S. M. & Hoekstra-Weebers, J. E. (2007). Emotional and behavioral problems in children of parents recently diagnosed with cancer: a longitudinal study. *Acta Oncology, 46* (1), 67–76.

Visser, A., Huizinga, G. A., Hoekstra, H. J., van der Graaf, W. T., Klip, E. C., Pras, E. et al. (2005). Emotional and behavioural functioning of children of a parent diagnosed with cancer: a cross-informant perspective. *Psychooncology, 14* (9), 746–758.

Vivar, C. G., Canga, N., Canga, A. D. & Arantzamendi, M. (2009). The psychosocial impact of recurrence on cancer survivors and family members: a narrative review. *Journal of Advanced Nursing, 65* (4), 724–736.

Watson, M., St. James-Roberts, I., Ashley, S., Tilney, C., Brougham, B., Edwards, L., Baldus, C. & Romer, G. (2006). Factors associated with emotional and behavioural problems among school age children of breast cancer patients. *British Journal of Cancer, 94* (1), 43–50.

Weaver, K. E., Rowland, J. H., Alfano, C. M. & McNeel, T. S. (2010). Parental cancer and the family. *Cancer, 116,* 4395–4401.

Weis, J., Blettner, G. & Schwarz, R. (2000). Psychoonkologische Versorgung in Deutschland: Qualität und Quantität. *Zeitschrift für Psychosomatische Medizin und Psychotherapie, 46* (1), 4–17.

Weitoft, G. R., Hjern, A., Haglund, B. & Rosen, M. (2003). Mortality, severe morbidity, and injury in children living with single parents in Sweden: A population-based study. *The Lancet, 361* (9354), 289–295.

Welch, A., Wadsworth, M. & Compas, B. (1996). Adjustment of children and adolescents to parental cancer: Parents‟ and children's perspectives. *Cancer, 77* (7), 1409–1418.

Weller, M., Krauseneck, P., Kath, R., Kortmann, R.-D. & Schmoll, H.- J. (2006). Primäre Tumoren bei Erwachsenen. In H.-J. Schmoll, K. Höffken & K. Possinger (Hrsg.), Kompendium Internistische Onkologie. Standards in Diagnostik und Therapie (S. 3219–3260). Heidelberg: Springer.

Wellisch, D. K., Gritz, E. R., Schain, W., Wang, H. J. & Siau, J. (1991). Psychological functioning of daughters of breast cancer patients. Part I: Daughters and comparison subjects. *Psychosomatics, 32* (3), 324–336.

Wellisch, D. K., Gritz, E. R., Schain, W., Wang, H. J. & Siau, J. (1992). Psychological functioning of daughters of breast cancer patients. Part II: Characterizing the distressed daughter of the breast cancer patient. *Psychosomatics, 33* (2), 171–179.

Werner, E. E. & Smith, R. S. (1992). *Overcoming the odds: High risk children from birth to adulthood.* Ithaca: Cornell University Press.

Wesselman, E. (2005). Krank sein in der Fremde. MigrantInnen in der Gesundheitsversorgung. In A. Sellschopp, M. Fegg, E. Frick, U. Gruber, D. Pouget-Schors, H. Theml, A. Vodermaier & T. Vollmer (Hrsg.), *Manual Psychoonkologie* (S. 40–44). München: Zuckerschwerdt.

Wesselman, E. (2009). Psychoonkologische Betreuung von Migranten und deren Angehörigen. In M. Dorfmüller & H. Dietzelfelbinger (Hrsg.), *Psychoonkologie* (S. 237–241). München: Elsevier.

Wiefel, A., Führer, D., Winter, M., Weschenfelder-Stachwitz, H., Dörr, P. & Lehmkuhl, U. (2010). *Handbuch der videogestützten Interaktionsbeobachtung und standardisierten Diagnostik bei Kindern von 0–5 Jahren.* Unpublished manuscript.

Wilkinson, S. (1991). Factors which influence how nurses communicate with cancer patients. *Journal of Advanced Nursing, 16* (6), 677–688.

Wingard, J. R., Hsu, J. & Hiemenz, J. W. (2010). Hematopoietic stem cell transplantation: an overview of infection risks and epidemiology. *Infectious Disease Clinics of North America, 24* (2), 257–272.

Wirsching, M. (1988). *Krebs im Kontext*. Stuttgart: Klett-Cotta.

Wittchen, H.-U. & Hoyer, J. C. (2011). Diagnostische Prozesse in der Klinischen Psychologie und Psychotherapie. In H.-U. Wittchen & J. C. Hoyer (Hrsg.), *Klinische Psychologie und Psychotherapie* (S. 383–418). Berlin, Heidelberg: Springer.

Wittkowski, J. (2002). Psychologie des Todes: Konzepte, Methoden, Ergebnisse. *Verhaltenstherapie und Verhaltensmedizin, 23* (1), 5–29.

Worden, J. W. (1992). *Grief counseling and grief therapy: A handbook for the mental health practitioner*. New York: Springer.

Worden, J. W. (1996). *Children and grief: When a parent dies*. New York: Guilford.

World Health Organization. (2002). Definition of palliative care. Zugriff am 07. 02. 2013. Verfügbar unter http://www.who.int/cancer/palliative/definition

Worsham, N. L., Compas, B. E. & Ey, S. (1997). Children's coping with parental illness. In *Handbook of children's coping: Linking theory and intervention* (pp. 195–213). New York: Plenum.

Yang, H. C., Thornton, L. M., Shapiro, C. L. & Andersen, B. L. (2008). Surviving recurrence: psychological and quality-of-life recovery. *Cancer, 112* (5), 1178–1187.

Yilmaz, A. T. (2006). Grundlagen der kultursensitiven Krisenintervention. In E. Wohlfahrt & M. Zaumseil (Hrsg.), *Transkulturelle Psychiatrie – Interkulturelle Psychotherapie* (S. 279–284). Heidelberg: Springer.

Yuditsky, S. & Kenyon, G. (1979). *Family needs study*. Ontario: Vanier College, Downsview. Unpublished manuscript.

Zimmermann, A. & Trabert, G. (Hrsg.). (2007). *Mir sagt ja doch (k)einer was! Informationsbroschüre für Kinder zum Thema Krebserkrankung* (2. Aufl.). Flüsterpost e. V., www.kinder-krebskranker-eltern.de.

Zimmermann, T. & Heinrichs, N. (2007). *Seite an Seite – eine gynäkologische Krebserkrankung bewältigen*. Göttingen: Hogrefe.

Anhang

Ergänzende therapeutische Techniken und Materialien	
Im Folgenden ist eine Auswahl von vor allem für den kinder- und jugendpsychiatrischen und -therapeutischen Bereich entwickelten Materialien aufgelistet, die auch bei der COSIP-Beratung Anwendung finden können.[19]	
Thermometer und Zirkuläres Fragen	Thermometer zur Skalierung von Stimmung, Ängsten, Gefühlen etc. Instruktion frei wählbar. Für Kinder und Jugendliche, aber auch für Erwachsene geeignet. Kann die Person sich selbst nicht einschätzen, empfiehlt sich hierbei das zirkuläre Skalieren mit Fragen wie z. B. „Wenn ich Deine Mutter fragen würde, was würde sie sagen, wo Du auf der Skala stehst?"
Cartoons (Crowley & Mills, 1989)	Comics, Bildergeschichten und Zeichentrickfilme haben im Leben von Kindern und Jugendlichen eine besondere Bedeutung. Mittels dieser Medien werden verschiedene Modelle von Möglichkeiten der Problemlösung vorgestellt. Kinder und Jugendliche, die sich oftmals mit dem Helden der Geschichte oder anderen handelnden Personen identifizieren, lernen so am Modell, wie dieser Schwierigkeiten und Probleme löst. In der Cartoon-Therapie erfahren Kinder/Jugendliche, wie sie sich eigene Ressourcen schaffen und damit angstbesetzte oder traumatisierende Erlebnisse bewältigen können.
Das Wunder	„Stell Dir vor, eine Fee kommt über Nacht und zaubert all Deine Probleme weg. Als Du am nächsten Morgen aufwachst, hat sich Dein Leben auf wundersame Weise verändert …" Kinder und Jugendliche werden anschließend gebeten, die Veränderungen zu beschreiben, wodurch Wünsche und Gefühle verbalisiert werden.
Drei-Wunsch-Probe	Auch hier fassen Kinder und Jugendliche anhand der Frage nach drei Wünschen ihre Zukunftsvorstellungen und Gefühle in Worte.
Gefühlskarten	Dient der Kommunikation über Gefühle v. a. mit Jugendlichen. Auf Karteikarten sind unterschiedliche Gefühle vermerkt. Der Jugendliche wird gebeten, seine spontanen Gedanken zu den selbst ausgesuchten Gefühlskarten zu formulieren.

---

19 Weiterführende Informationen zu den Techniken sind zu finden in Caby, F. & Caby, A. (2009): Die kleine Psychotherapeutische Schatzkiste. Dortmund: Borgmann. Die meisten Techniken sind nicht standardisiert.

Ergänzende therapeutische Techniken und Materialien	
Sorgensack	Beim „Sorgensack" handelt es sich um eine Externalisierungsmethode beispielsweise ein Arbeitsblatt, auf dem ein Sack abgebildet ist, der noch leer ist. Während des Gesprächs mit dem Kind (v. a. gut im ersten Gespräch) können Sorgen, Ängste und Nöte des Kindes herausgearbeitet werden.
Der sichere Ort	Eine Übung aus der Hypnotherapie, vor allem gut für Jugendliche geeignet. Die Übung soll ein Empfinden von Geborgenheit und Kraft durch einen sicheren Ort vermitteln. Im Anschluss kann der Ort, wenn gewünscht, auch noch gezeichnet werden.
Beziehungskreis	Der Beziehungskreis dient dem Erfassen von Ressourcen, des sozialen Netzes und der dort erhaltenen Unterstützung (Familie, Freunde, Kindergarten/Schule, Andere). Durch Eintragen von Distanzen können eigene Wertigkeiten verdeutlicht werden.

Leitfaden für die Dokumentation des Eltern-Erstgesprächs

1 Klärung des Rahmens

(50 Min., Gespräche mit Eltern/Kind, 3 bis 8 Sitzungen über 2 (bis 6) Monate, Settings, durch beide Seiten aktiv gestaltbare Gesprächssituation)

2 Name der Familie

Kinder: (Name, Geburtsdatum)

Datum des Gesprächs: Therapeut:

Gesprächsteilnehmer:

3 Anlass zur Vorstellung/Kontextklärung

Gibt es aktuellen Anlass zur (Wieder-)Vorstellung

(z. B. Wie sind Sie hierher gekommen? Wer hat Beratungsstelle empfohlen? Weiß Ihr Kind/wissen Ihre Kinder, dass Sie hier sind?)

4 Geäußerte Anliegen

4.1 Hauptanliegen, das Sie in Beratung geführt hat

4.2 Erwartungen, Anliegen, Wünsche

(z. B. Ich weiß bisher nur …

Was erhoffen Sie sich von dem Gespräch? Was soll in diesem Gespräch passieren, dass Sie sagen, es war gut? Was beschäftigt Sie als Eltern im Moment besonders?)

5 Eingangsszene

6 Geschichte der Erkrankung des Elternteils

6.1 Erkrankung/Erstdiagnose gestellt am:

6.2 Krankheitsbeginn:

6.3 Reaktion beider Elternteile auf Eröffnung der Diagnose

6.4 Behandlung/Krankenhausaufenthalte

(z. B. Gibt es einen Behandler, wo die Fäden zusammenlaufen?)

6.5 Bisherige Erfahrungen mit Behandlungen und Krankenhausaufenthalten

6.6 Reaktion beider Eltern auf Symptomverbesserungen oder -verschlechterungen

6.7 Prognose

(z. B. Was sagen die Ärzte über den Stand der Erkrankung? Wer hat die Prognose gestellt?)

6.8 Elterliche Copingdiagnose

(z. B. Wie und worüber (welche Themen vorwiegend) tauschen sich Eltern im Hinblick auf Erkrankung und Prognose aus?

Wie sprechen Eltern mit Vertrauten im sozialen Umfeld darüber?)

6.9 Beeinträchtigung durch die Erkrankung

individuell, sozial, beruflich

7 Aktuelle familiäre Situation

7.1 Wodurch ist die Familie im Alltag aktuell am meisten belastet?

7.2 Wie erleben die Eltern derzeit ihre Elternschaft und Elternrolle?

7.3 Welche Sorgen und Fragen beschäftigen die Eltern im Hinblick auf ihre Kinder?

7.4 Außengrenzen der Familie/Kontakte/Ressourcen

(z. B. Was hat Ihnen in den letzten Jahren (als Familie) Kraft gegeben?

Was ist in Momenten der Traurigkeit, Angst, ... hilfreich?

Gibt es Bereiche des Familienlebens, in denen Erkrankung keine Rolle spielt?

Welche zusätzlichen Aufgaben haben Kinder übernommen?)

7.5 Flexibilität des Familiensystems im Umgang mit divergenten Bedürfnissen

8 Geschichte/Genogramm-Anamnese

9 Kommunikation über die Erkrankung

9.1 Innerhalb des Erwachsenensystems

9.2 Mit den Kindern

(z. B. Was glauben Sie, wie es Ihrem Kind mit der Erkrankung/Situation geht?

Belastungen und Bewältigungsmöglichkeiten des Kindes aus Elternperspektive)

10 Psychischer Eindruck und elterliches Kompetenzerleben

10.1 Psychischer Eindruck vom kranken Elternteil

10.2 Psychischer Eindruck vom gesunden Elternteil

10.3 aktuelles Erleben der Elternschaft

11 Absprachen

11.1 Weiteres Vorgehen

11.2 Hinsichtlich der Vorbereitung des Kindes auf das Erstgespräch

Ist Vorstellung des Kindes gewünscht? (ab Alter 3 Jahre, bei mehreren Kindern: einzeln)

Vorbereitung des Kindes: es hat bereits ein Elterngespräch stattgefunden, Berater ist nicht für medizinische Behandlung da, sondern kümmert sich um „Sorgen" der Familie und des Kindes, Kinder werden allein in Beratung sein

Kind ist nicht in Beratung, weil die Eltern annehmen, es gehe dem Kind schlecht

Was wäre wenn ... (eröffnet Raum)

Falldokumentation

Familienmitglieder

Elternteil: _____

Elternteil: _____

Jüngstes Kind: _____

Zweitjüngstes Kind: _____

Drittjüngstes Kind: _____

Viertjüngstes Kind: _____

Datum	Teilnehmer (Familie)	Dauer (min)	Kontakt	Besonder-heiten	Therapeut
1.					
2.					
3.					
4.					
5.					
6.					
7.					
8.					
9.					
10.					
11.					
12.					
13.					
14.					

Erläuterungen

In den oberen Bereich können die Namen der einzelnen **Familienmitglieder** einge-
tragen werden:

In dem unteren Bereich findet die Dokumentation der einzelnen Kontakte statt. Jede
Zeile ist ein Kontakt, der mit der Familie stattgefunden hat, beginnend mit dem Erstkontakt.

→ **Datum:** Datum an dem der Kontakt stattgefunden hat.

→ **Teilnehmer:** Alle Familienmitglieder, die bei dem Kontakt anwesend waren.

→ **Dauer:** Die Dauer des Kontaktes in Minuten.

→ **Kontakt:** Welche Art von Kontakt hat stattgefunden? Diagnostisches Gespräch,
Elterngespräch, Kindgespräch, Familiengespräch, Abschlussgespräch, Beratung
am Telefon etc.

→ **Besonderheiten:** Jegliche Arten von Besonderheiten können in dieser Spalte no-
tiert werden, z. B. wenn Großeltern bei dem Kontakt anwesend waren etc.

→ **Therapeut:** Welche/r Therapeut/in, bei dem Kontakt anwesend war, wird in dieser
Spalte festgehalten.

		Beratungsfokus **für die Gespräche mit Eltern und Kind/Kindern**

Nachfolgend finden Sie mehrere Aussagen zu insgesamt 10 Bereichen bzgl. der Familie (F), der Eltern (E) und der Kinder (K), die im Fokus der folgenden Beratungsgespräche stehen können. Bitte schätzen Sie zunächst auf der Grundlage der diagnostischen Gespräche ein, inwieweit jede einzelne dieser Aussagen für die Familie/die Eltern/die Kinder zutreffend ist und kreuzen Sie entsprechend an.

Bitte benutzen Sie dafür diesen Antwortschlüssel:

1 = überhaupt nicht/niemals
2 = kaum/selten
3 = teilweise/manchmal
4 = überwiegend/meistens
5 = ganz genau/immer
6 = kann ich nicht beurteilen
7 = nicht anwendbar

			überhaupt nicht/ niemals	kaum/ selten	teilweise/ manchmal	überwiegend/ meistens	ganz genau/ immer	kann ich nicht beurteilen	nicht anwendbar
		Einschätzung der Familie							
❑	F1	**Kommunikation über die elterliche Erkrankung**							
		Die Betroffenen im Erwachsenensystem (Partner/ Freunde) sprechen offen miteinander über die Erkrankung.	①	②	③	④	⑤	⑥	⑦
		Eltern und Kind/er sprechen offen miteinander über die Erkrankung.	①	②	③	④	⑤	⑥	⑦
❑	F2	**Flexibilität im Umgang mit divergenten Bedürfnissen**							
		Die Familie ist im Umgang mit unterschiedlichen Bedürfnissen der einzelnen Familienmitglieder flexibel.	①	②	③	④	⑤	⑥	⑦
❑	F3	**Ausmaß der altersunangemessenen Parentifizierung**							
		Ein Kind übernimmt/Die Kinder übernehmen in altersunangemessener Weise Aufgaben oder Verantwortung von Erwachsenen.	①	②	③	④	⑤	⑥	⑦
		Einschätzung der Eltern							
❑	E1	**Elterliches Kompetenzerleben**							
		Der gesunde Elternteil fühlt sich im Umgang mit seinem Kind/seinen Kindern kompetent.	①	②	③	④	⑤	⑥	⑦
		Der kranke Elternteil fühlt sich im Umgang mit seinem Kind/seinen Kindern kompetent.	①	②	③	④	⑤	⑥	⑦

Einschätzung der Eltern	überhaupt nicht/ niemals	kaum/ selten	teilweise/ manchmal	überwiegend/ meistens	ganz genau/ immer	kann ich nicht beurteilen	nicht anwendbar
❏ **E2 Emotionale Verfügbarkeit der Eltern**							
Der gesunde Elternteil kann angemessen auf die Gefühle des Kindes/der Kinder eingehen.	①	②	③	④	⑤	⑥	⑦
Der kranke Elternteil kann angemessen auf die Gefühle des Kindes/der Kinder eingehen.	①	②	③	④	⑤	⑥	⑦

Bitte schätzen Sie die folgenden Aussagen für jedes Kind dieser Familie einzeln ein. Notieren Sie dazu bitte auch die Namen der Kinder in der Reihenfolge ihres jeweiligen Alters!

Einschätzung des Kindes/der Kinder	überhaupt nicht/ niemals	kaum/ selten	teilweise/ manchmal	überwiegend/ meistens	ganz genau/ immer	kann ich nicht beurteilen	nicht anwendbar
❏ **K1 Kognitives Verstehen**							
Das Kind weiß viel über die elterliche Erkrankung.							
❏ Kind 1 (jüngstes Kind, bitte Vornamen eintragen): ✎_____	①	②	③	④	⑤	⑥	⑦
❏ Kind 2 (zweitjüngstes Kind): ✎_____	①	②	③	④	⑤	⑥	⑦
❏ Kind 3 (drittjüngstes Kind): ✎_____	①	②	③	④	⑤	⑥	⑦
❏ Kind 4 (viertjüngstes Kind): ✎_____	①	②	③	④	⑤	⑥	⑦
Das Kind versteht die von den Erwachsenen gegebenen Informationen zur elterlichen Erkrankung bzw. deren Behandlung.							
❏ Kind 1	①	②	③	④	⑤	⑥	⑦
❏ Kind 2	①	②	③	④	⑤	⑥	⑦
❏ Kind 3	①	②	③	④	⑤	⑥	⑦
❏ Kind 4	①	②	③	④	⑤	⑥	⑦

Einschätzung des Kindes/der Kinder	überhaupt nicht/ niemals	kaum/ selten	teilweise/ manchmal	überwiegend/ meistens	ganz genau/ immer	kann ich nicht beurteilen	nicht anwendbar
❑ **K2 Legitimität eigener Bedürfnisse**							
Das Kind erlaubt sich, eigene Bedürfnisse zu haben.							
❑ Kind 1	①	②	③	④	⑤	⑥	⑦
❑ Kind 2	①	②	③	④	⑤	⑥	⑦
❑ Kind 3	①	②	③	④	⑤	⑥	⑦
❑ Kind 4	①	②	③	④	⑤	⑥	⑦
❑ **K3 Aktiver Bewältigungsstil**							
Das Kind weiß sich so zu helfen, dass es mit den Problemen, die durch die elterliche Erkrankung bzw. den Verlust des Elternteils entstehen, zurecht kommt.							
❑ Kind 1	①	②	③	④	⑤	⑥	⑦
❑ Kind 2	①	②	③	④	⑤	⑥	⑦
❑ Kind 3	①	②	③	④	⑤	⑥	⑦
❑ Kind 4	①	②	③	④	⑤	⑥	⑦
❑ **K4 Integration ambivalenter Gefühle**							
Das Kind kann ambivalente Gefühle gegenüber dem erkrankten bzw. verstorbenen Elternteil integrieren.							
❑ Kind 1	①	②	③	④	⑤	⑥	⑦
❑ Kind 2	①	②	③	④	⑤	⑥	⑦
❑ Kind 3	①	②	③	④	⑤	⑥	⑦
❑ Kind 4	①	②	③	④	⑤	⑥	⑦
❑ **K5 Antizipierende Trauerarbeit**							
Das Kind setzt sich bewusst mit dem möglicherweise bevorstehenden Tod des kranken Elternteils auseinander.							
❑ Kind 1	①	②	③	④	⑤	⑥	⑦
❑ Kind 2	①	②	③	④	⑤	⑥	⑦
❑ Kind 3	①	②	③	④	⑤	⑥	⑦
❑ Kind 4	①	②	③	④	⑤	⑥	⑦

Einschätzung der Familie nach Beratungsende

Wir möchten Sie bitten, die folgenden Aussagen danach einzuschätzen, inwieweit Sie für die Familie/die Eltern/die Kinder <u>zum aktuellen Zeitpunkt</u> (Ende der Beratung) zutreffen.

Bitte benutzen Sie dafür diesen Antwortschlüssel:
1 = überhaupt nicht/niemals
2 = kaum/selten
3 = teilweise/manchmal
4 = überwiegend/meistens
5 = ganz genau/immer
6 = kann ich nicht beurteilen
7 = nicht anwendbar

		überhaupt nicht/niemals	kaum/selten	teilweise/manchmal	überwiegend/meistens	ganz genau/immer	kann ich nicht beurteilen	nicht anwendbar
1	Die Betroffenen im Erwachsenensystem (Partner/Freunde) sprechen offen miteinander über die Erkrankung.	①	②	③	④	⑤	⑥	⑦
2	Eltern und Kind/Kinder sprechen offen miteinander über die Erkrankung.	①	②	③	④	⑤	⑥	⑦
3	Die Familie ist im Umgang mit unterschiedlichen Bedürfnissen der einzelnen Familienmitglieder flexibel.	①	②	③	④	⑤	⑥	⑦
4	Ein Kind übernimmt/Die Kinder übernehmen in altersunangemessener Weise Aufgaben oder Verantwortung von Erwachsenen.	①	②	③	④	⑤	⑥	⑦
5	Der gesunde Elternteil fühlt sich im Umgang mit seinem Kind/seinen Kindern kompetent.	①	②	③	④	⑤	⑥	⑦
6	Der kranke Elternteil fühlt sich im Umgang mit seinem Kind/seinen Kindern kompetent.	①	②	③	④	⑤	⑥	⑦
7	Der gesunde Elternteil kann angemessen auf die Gefühle des Kindes/der Kinder eingehen.	①	②	③	④	⑤	⑥	⑦
8	Der kranke Elternteil kann angemessen auf die Gefühle des Kindes/der Kinder eingehen.	①	②	③	④	⑤	⑥	⑦

	überhaupt nicht/ niemals	kaum/ selten	teilweise/ manchmal	überwiegend/ meistens	ganz genau/ immer	kann ich nicht beurteilen	nicht anwendbar

Bitte schätzen Sie die folgenden Aussagen für jedes Kind dieser Familie einzeln ein. Notieren Sie dazu bitte auch die Namen der Kinder in der Reihenfolge ihres jeweiligen Alters (jüngstes Kind zuerst)!

9 Das Kind weiß viel über die elterliche Erkrankung.

Kind 1 (jüngstes Kind, bitte Vornamen eintragen): ✎ _____	①	②	③	④	⑤	⑥	⑦
Kind 2 (zweitjüngstes Kind): ✎ _____	①	②	③	④	⑤	⑥	⑦
Kind 3 (drittjüngstes Kind): ✎ _____	①	②	③	④	⑤	⑥	⑦
Kind 4 (viertjüngstes Kind): ✎ _____	①	②	③	④	⑤	⑥	⑦

10 Das Kind versteht die von den Erwachsenen gegebenen Informationen zur elterlichen Erkrankung bzw. deren Behandlung.

Kind 1	①	②	③	④	⑤	⑥	⑦
Kind 2	①	②	③	④	⑤	⑥	⑦
Kind 3	①	②	③	④	⑤	⑥	⑦
Kind 4	①	②	③	④	⑤	⑥	⑦

11 Das Kind erlaubt sich, eigene Bedürfnisse zu haben.

Kind 1	①	②	③	④	⑤	⑥	⑦
Kind 2	①	②	③	④	⑤	⑥	⑦
Kind 3	①	②	③	④	⑤	⑥	⑦
Kind 4	①	②	③	④	⑤	⑥	⑦

12 Das Kind weiß sich so zu helfen, dass es mit den Problemen, die durch die elterliche Erkrankung bzw. den Verlust des Elternteils entstehen, zurechtkommt.

Kind 1	①	②	③	④	⑤	⑥	⑦
Kind 2	①	②	③	④	⑤	⑥	⑦
Kind 3	①	②	③	④	⑤	⑥	⑦
Kind 4	①	②	③	④	⑤	⑥	⑦

	überhaupt nicht/ niemals	kaum/ selten	teilweise/ manchmal	überwiegend/ meistens	ganz genau/ immer	kann ich nicht beurteilen	nicht anwendbar
13 Das Kind kann ambivalente Gefühle gegenüber dem erkrankten bzw. verstorbenen Elternteil integrieren.							
Kind 1	①	②	③	④	⑤	⑥	⑦
Kind 2	①	②	③	④	⑤	⑥	⑦
Kind 3	①	②	③	④	⑤	⑥	⑦
Kind 4	①	②	③	④	⑤	⑥	⑦
14 Das Kind setzt sich bewusst mit dem möglichen Tod des erkrankten Elternteils auseinander. (Nicht anwendbar, wenn der erkrankte Elternteil bereits verstorben ist.)							
Kind 1	①	②	③	④	⑤	⑥	⑦
Kind 2	①	②	③	④	⑤	⑥	⑦
Kind 3	①	②	③	④	⑤	⑥	⑦
Kind 4	①	②	③	④	⑤	⑥	⑦
15 Wenn Sie vor Beginn der Gespräche ein weiteres konkretes Beratungsziel für diese Familie oder für ein bestimmtes Familienmitglied bestimmt hatten, können Sie das Erreichen dieses Ziels hier einschätzen:							
Die Gespräche haben dazu beigetragen, dass …	①	②	③	④	⑤	⑥	⑦

Treatment Integrity

Therapeutenbogen

Dieser Fragebogen soll zu einer Reflexion über die eigene Beratung anregen und u. a. die Bandbreite flexibler Vorgehensweisen erfassen.

Bitte beantworten Sie die Fragen kritisch und möglichst detailgetreu anhand Ihrer klinischen Dokumentation.

Die Beratung umfasste:

	ja	nein		ja	nein
Elterngespräche	☐	☐	Kindgespräche	☐	☐
Familiengespräche	☐	☐	Geschwistergespräche	☐	☐
Sonstige Gespräche	☐	☐			

	trifft nicht zu	trifft zu	weiß nicht bzw. nicht beantwortbar
1. Ich habe zuerst ein Elterngespräch geführt, bevor ich angeboten habe, die Kinder zu sehen.	☐	☐	☐
2. Ich habe zu Beginn des Erstgesprächs das Anliegen der Eltern gezielt erfragt.	☐	☐	☐
3. Ich habe mit den Eltern im Erstgespräch geklärt, wie sie ggf. eine Vorstellung der Kinder im Vorfeld mit diesen besprechen können.	☐	☐	☐
4. Ich habe zu Beginn des Erstgesprächs mit den Kindern unser Beratungsangebot und meine Rolle erläutert.	☐	☐	☐
5. Ich habe den Eltern im Gespräch zu vermitteln versucht, dass sie in meinen Augen Experten für die Bedürfnisse ihrer Kinder sind.	☐	☐	☐
6. Ich habe im Rahmen der Erstgespräche den Familienmitgliedern klar gestellt, dass eine begrenzte Anzahl von Gesprächsterminen angeboten wird.	☐	☐	☐
7. Ich habe zu Beginn der Beratung angeboten, dass ich mit so vielen Sitzungen für die Familie da bin, bis sie meine Unterstützung nicht mehr brauchen.	☐	☐	☐
8. Nach den Erstgesprächen mit Eltern und Kind, habe ich alternative Vorgehensweisen für die weitere Settingwahl abgewogen.	☐	☐	☐
9. Ich habe mich nach Abschluss der Diagnostik konkret für 1–2 Beratungsziele entschieden.	☐	☐	☐
10. Das Festlegen konkreter Beratungsziele erschien mir bei dieser Familie nicht sinnvoll.	☐	☐	☐

	trifft nicht zu	trifft zu	weiß nicht bzw. nicht beantwortbar
11. Ich habe im Elterngespräch versucht, mir ein klares Bild von den Verarbeitungsstrategien der Eltern zu machen.	☐	☐	☐
12. Ich habe im Erstgespräch mit dem Kind/Jugendlichen erfragt, was ihm helfen kann, besser mit der Situation zurecht zu kommen.	☐	☐	☐

Gab es bei der Beratung dieser Familie eine Situation oder einen Einzelaspekt, in der bzw. bei dem eine manualgetreue Durchführung der Beratung nicht angemessen oder nicht praktikabel erschien?

ja	nein
☐	☐

Falls ja:

Bitte erläutern Sie kurz die betreffende Situation bzw. den Einzelaspekt und beschreiben Sie die vom Manual abweichende Vorgehensweise:

Situation/Einzelaspekt:

Gewählte abweichende Vorgehensweise:

Anmerkungen und Kommentare (optional):

Dokumentationsblatt: Entscheidungsschritte Settingwahl

Kriterien bewerten **Settingoption**

Leitfragen zu den Kriterien	Schritt 1						Schritt 2		
	Fam	K1	K2	K3	KM	KV	Setting-Option		
1. Bei wem liegt die Hauptbelastung?	O	O	O	O	O	O	F	K	E
2. Wer braucht professionelle Hilfe?	O	O	O	O	O	O	F	K	E
3. Wer kann an Gesprächen teilnehmen?	O	O	O	O	O	O	F	K	E
4. Wer will an Gesprächen teilnehmen?	O	O	O	O	O	O	F	K	E
5. Wer hat Ressourcen zur Bewältigung?	O	O	O	O	O	O	F	K	E
6. Wer profitiert in der helfenden Beziehung?	O	O	O	O	O	O	F	K	E
7. Mit wem ist ein relevanter Dialog möglich?	O	O	O	O	O	O	F	K	E
8. Auf wen fokussieren die Interventionsziele?	O	O	O	O	O	O	F	K	E

Settingempfehlung

	Kriterien	Schritt 3		
		F	K	E
1	Belastung	O	O	O
2	Bedarf	O	O	O
3	Fähigkeit	O	O	O
4	Motivation	O	O	O
5	Ressourcen	O	O	O
6	Helfende Beziehung	O	O	O
7	Dialogfähigkeit	O	O	O
8	Interventionsziele	O	O	O

Settingwahl

Schritt 4		
F	K	E

Die Arbeitsgruppen im Verbund „Psychosoziale Hilfen für Kinder krebskranker Eltern" (Projektverantwortliche *hervorgehoben*)

Universitätsklinikum Hamburg-Eppendorf, Klinik und Poliklinik für Psychiatrie und Psychotherapie des Kindes- und Jugendalters
Martinistr. 52
20246 Hamburg
PD Dr. phil. Insa Härtel
Dipl. Psych. Franziska Kühne
Dr. phil. Birgit Möller
Prof. Dr. med. Georg Romer
Dipl. Päd. Eva Willmann

Universitätsklinikum Hamburg-Eppendorf, Institut für Medizinische Psychologie
Martinistr. 52
20246 Hamburg
Dipl. Psych. Volker Beierlein
PD Dr. phil. Corinna Bergelt
M. Sc. Psych. Johanna Christine Ernst
Prof. Dr. med. Dr. phil. Uwe Koch-Gromus

Charité – Universitätsmedizin Berlin, Campus Virchow-Klinikum, Klinik für Psychiatrie, Psychosomatik und Psychotherapie des Kindes- und Jugendalters
Augustenburger Platz 1
13353 Berlin
Dipl. Psych. Anna-Lena Bierbaum
Dr. rer. nat. Peggy Dörr
Dipl. Psych. Daniel Führer
Dipl. Psych. Sabine Lange
Prof. Dr. med. Dipl. Psych. Ulrike Lehmkuhl
Dr. med. Heike Weschenfelder-Stachwitz
Dr. med. Andreas Wiefel (Facharzt für Kinder- und Jugendpsychiatrie, Bergmannstr. 5, 10961 Berlin)

Universitätsklinikum Leipzig, Klinik und Poliklinik für Psychiatrie, Psychotherapie und Psychosomatik des Kindes- und Jugendalters
Liebigstr. 20a
04103 Leipzig
Dipl. Psych. Stefanie Dieball
Prof. Dr. med. Kai von Klitzing
Dipl. Psych. Gabriele Koch
Dipl. Psych. Sascha Weis

Universitätsklinikum Leipzig, Selbständige Abteilung Medizinische Psychologie und Medizinische Soziologie
Philipp-Rosenthal-Str. 55
04103 Leipzig
Prof. Dr. rer. biol. hum. Elmar Brähler
Dr. phil. Jochen Ernst
Dr. rer. med. Heide Götze

Universitätsklinikum Heidelberg, Klinik für Kinder- und Jugendpsychiatrie
Blumenstraße 8
69115 Heidelberg
Prof. Dr. med. Romuald Brunner
Dipl. Psych. Juliane Groß
Dipl. Psych. Vanessa Jantzer
Dr. med. Fridrike Stute
Prof. Dr. med. Franz Resch

Universitätsklinikum Heidelberg, Klinik für Psychosomatische und Allgemeine Klinische Medizin
Im Neuenheimer Feld 410
69120 Heidelberg
Prof. Dr. med. Wolfgang Herzog
PD Dr. med. Monika Keller
Caroline Linn (Ärztin)
Bärbel Schuller-Roma (Ärztin)

Klinik für Kinder- und Jugendpsychiatrie und Psychotherapie der Medizinischen Fakultät der Otto-von-Guericke Universität Magdeburg am Städtischen Klinikum Magdeburg
Leipzigerstr. 44
39120 Magdeburg
Prof. Dr. med. Hans-Henning Flechtner
Dr. rer. nat. Kerstin Krauel
Dipl. Soz. Päd. Nadine Krause-Hebecker
Dipl. Psych. Andrea Simon

Ausgewählte Internetadressen

Für Kinder krebskranker Eltern:

- www.kinder-krebskranker-eltern.de: Flüsterpost e. V. Unterstützungsangebote für Kinder krebskranker Eltern
- www.hilfe-fuer-kinder-krebskranker.de: Beratungsangebote und Information
- www.dapo-ev.de/interessengruppen: Adressliste deutschlandweiter Beratungsstellen

Für trauernde Kinder und Jugendliche:

- www.nicolaidis-stiftung.de: Hilfsangebote für Witwen/Witwer und deren Kinder
- www.youngwings.de: Internetforum, betreuter Chatroom
- www.allesistanders.de: Angebote für trauernde Kinder und Jugendliche, betreuter Chatroom, Internetforum
- www.klartext-trauer.de: Infoseite für Kinder und Jugendliche, Internetforum, Sorgentelefon

Sachregister

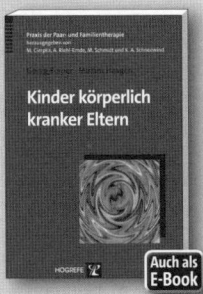
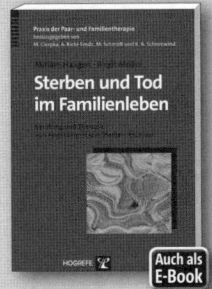
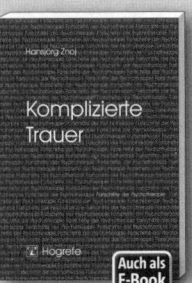
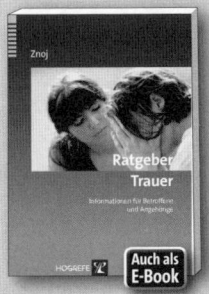
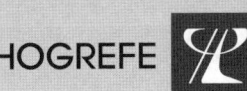

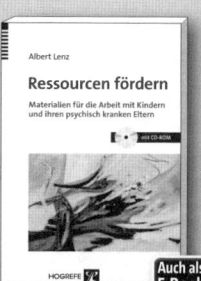
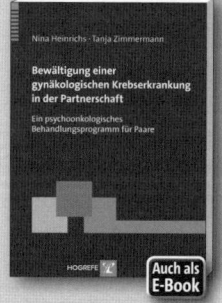
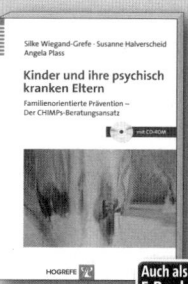
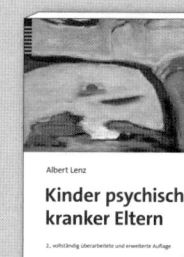
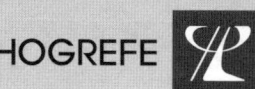